**全国高等卫生职业教育
护理专业"十三五"规划教材**

供护理、涉外护理、助产及相关专业使用

眼耳鼻咽喉口腔科护理

主　编　隋哲峰　周　平

副主编　江一铃　宋丽娟　李　冬
　　　　华中昌　吴少林

编　者　（以姓氏笔画为序）

马文娜　安庆医药高等专科学校

王　琦　呼伦贝尔职业技术学院

王园园　邢台医学高等专科学校

华中昌　湖南环境生物职业技术学院

江一铃　安庆医药高等专科学校

苏本香　呼伦贝尔职业技术学院

李　冬　湖北民族学院附属荆门市第一人民医院

吴少林　宜春职业技术学院

宋丽娟　呼伦贝尔职业技术学院

周　平　荆楚理工学院

赵丽丽　北京城市学院

赵焕英　邢台医学高等专科学校

胡　茜　荆楚理工学院附属荆门市中医医院

隋哲峰　呼伦贝尔职业技术学院

华中科技大学出版社
http://www.hustp.com
中国·武汉

内 容 提 要

本书是全国高等卫生职业教育护理专业"十三五"规划教材。

本书广泛听取临床医护人员的意见、建议,吸纳眼耳鼻咽喉口腔科护理的新知识、新理论,选取眼耳鼻咽喉口腔科常见病、多发病为主要内容,其中护理内容完全按照护理程序(护理评估、护理诊断及合作性问题、护理目标、护理措施、护理评价)编写,便于学生理解和与实践相结合。

本书适合于高等卫生职业院校护理、涉外护理、助产及其他相关专业学生使用。

图书在版编目(CIP)数据

眼耳鼻咽喉口腔科护理/隋哲峰,周平主编. —武汉:华中科技大学出版社,2018.1(2021.2重印)
全国高等卫生职业教育护理专业"十三五"规划教材
ISBN 978-7-5680-2874-5

Ⅰ. ①眼… Ⅱ. ①隋… ②周… Ⅲ. ①五官科学-护理学-高等职业教育-教材 Ⅳ. ①R473.76

中国版本图书馆 CIP 数据核字(2017)第 108468 号

眼耳鼻咽喉口腔科护理
Yan Er Bi Yanhou Kouqiangke Huli

隋哲峰　周　平　主编

策划编辑:罗　伟
责任编辑:孙基寿
封面设计:原色设计
责任校对:曾　婷
责任监印:周治超
出版发行:华中科技大学出版社(中国·武汉)　　电话:(027)81321913
　　　　　武汉市东湖新技术开发区华工科技园　　邮编:430223
录　　排:华中科技大学惠友文印中心
印　　刷:武汉科源印刷设计有限公司
开　　本:787mm×1092mm　1/16
印　　张:19　插页:3
字　　数:501千字
版　　次:2021年2月第1版第2次印刷
定　　价:48.00元

全国高等卫生职业教育
护理专业"十三五"规划教材

编委会

委 员（按姓氏笔画排序）

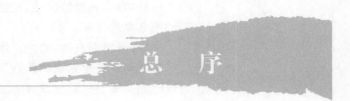

总　序

随着我国经济的持续发展和教育体系、结构的重大调整,职业教育办学思想、培养目标随之发生了重大变化,人们对职业教育的认识也发生了本质性的转变。我国已将发展职业教育作为重要的国家战略之一,作为高等职业教育重要组成部分的高等卫生职业教育也取得了长足的发展,为国家输送了大批高素质技能型、应用型医疗卫生人才。

为了更好地顺应我国高等卫生职业教育教学与医疗卫生事业的新形势,贯彻落实《国家中长期教育改革和发展规划纲要(2010—2020年)》中"以服务为宗旨,以就业为导向"的思想精神,以及国家《职业教育与继续教育2017年工作要点》的要求,充分发挥教材建设在提高人才培养质量中的基础性作用,同时,也为了配合教育部"十三五"规划教材建设,进一步提高教材质量,在认真、细致调研的基础上,在教育部高职高专医学类及相关医学类专业教学指导委员会专家和部分高职高专示范院校领导的指导下,我们组织了全国近40所高职高专医药院校的近300位老师编写了这套以工作过程为导向的全国高等卫生职业教育护理专业"十三五"规划教材,并得到了参编院校的大力支持。

本套教材充分体现新一轮教学计划的特色,强调以就业为导向、以能力为本位、以岗位需求为标准的原则,按照技能型、服务型高素质劳动者的培养目标,坚持"五性"(思想性、科学性、先进性、启发性、适用性)和"三基"(基本理论、基本知识、基本技能)要求,着重突出以下编写特点:

(1)紧扣新专业目录、新教学计划和新教学大纲,科学、规范,具有鲜明的高等卫生职业教育特色。

(2)密切结合最新高等职业教育护理专业课程标准,紧密围绕执业资格标准和工作岗位需要,与护士执业资格考试相衔接。

(3)突出体现"工学结合"的人才培养模式,以及课程建设与教学改革的最新成果。

(4)基础课教材以"必需、够用"为原则,专业课程重点强调"针对性"和"适用性"。

(5)内容体系整体优化,注重相关教材内容的联系和衔接,避免遗漏和不必要的重复。

(6)探索案例式教学方法,倡导主动学习。

这套新一轮规划教材得到了各院校的大力支持和高度关注,它将为新时期高等卫生职业教育的发展作出贡献。我们衷心希望这套教材能在相关课程的教学中发挥积极作用,并得到读者的青睐。我们也相信这套教材在使用过程中,通过教学实践的检验和实际问题的解决,能不断得到改进、完善和提高。

全国高等卫生职业教育护理专业"十三五"规划教材
编写委员会

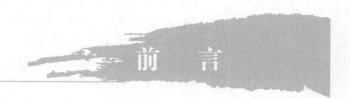

前　言

　　为适应我国高职高专护理专业教育改革与发展的需要,在华中科技大学出版社精心组织下,在护理专业课程改革系列教材编审委员会的指导下,我们编写了本书。

　　本书依据最新高等卫生职业教育护理专业教学标准和课程标准,参照国家护士执业资格考试大纲要求编写而成。本书编写的基本思路有如下五点。一是贯彻现代护理理念,以就业为导向,探索目标引领、案例引导模式,规范整体护理。二是贴近临床,按照实际需要编写,强调操作技能,同时以生物-心理-社会医学模式为指导,贯彻整体护理理念,理论联系实践,突出眼科、耳鼻咽喉科和口腔科常见病、多发病整体护理能力培养。本书由专任教师和临床医护人员共同编写,广泛听取临床医护人员的意见、建议,吸纳眼耳鼻咽喉口腔科疾病护理的新知识、新理论。三是在教材定位和内容选择上力求符合高职高专护理专业培养目标、人才规划和教学要求,在够用、实用的基础上,在应用基础医学、临床医学、人文社会科学知识的基础上,突出护理学专业特色。四是吸取国内外护理学发展的先进技术,同时立足于我国国情,使教材符合我国高职高专护理专业的课程特色,兼顾高技术技能型护理人才培养规格要求,选取眼耳鼻咽喉口腔科常见病、多发病为主要内容。五是强调全书结构体例规范,编写风格一致,内容科学严谨。

　　本书在教学内容编写上突出目标教学和案例引导教学,每章前均设有学习目标,同时以要点导航形式提示学习重点和难点,以此与教学目标相呼应。在疾病概述后、护理评估前简要引入典型的病例,便于学生对疾病的理解和后续护理程序的展开。护理内容完全按照护理程序编写(护理评估、护理诊断及合作性问题、护理目标、护理措施、护理评价),便于学生理解和与实践相结合。在护理措施中适当增加健康指导和心理护理的内容。书中引用较多的简图和彩图,既可以达到一目了然的效果,又可以在视觉上吸引学生阅读本书。在每章节后设有"直通护考"模块,以标准化试题模式进行目标检测,以加强学生的知识技能训练。

本书绪论由隋哲峰、华中昌编写；眼科护理部分（一至三章）由隋哲峰、赵丽丽、宋丽娟、王琦、吴少林编写；耳鼻咽喉护理部分（四至六章）由周平、李冬、赵焕英、胡茜、王园园编写；口腔护理部分（七至九章）由苏本香、马文娜、江一铃编写。

　　本书可供高职高专护理专业普通专科学生使用，也可供高等职业教育、成人高等教育学生和临床护理工作者参考使用。

　　本书借鉴和吸收了很多专家、学者的研究成果，得到各位编委所在学校领导的大力支持和指导，在此表示诚挚的谢意。本书全体编者都以高度认真负责的态度参与工作，但因水平和学识所限，书中难免存在疏漏和不当之处，请读者提出宝贵意见和建议，以求改进和完善。

编　者

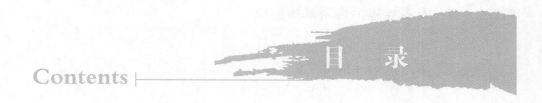

Contents 目 录

第 九 章　口腔科患者的护理

绪　论

一、眼耳鼻咽喉口腔科护理的概念及由来

"眼耳鼻咽喉口腔科护理"是护理专业专科护理的一门必修课,包括眼、耳鼻咽喉、口腔护理三部分,主要阐述眼、耳鼻咽喉和口腔科常见疾病的整体护理。主要任务是培养学生学习运用护理程序对眼、耳鼻咽喉和口腔常见患者进行系统化整体护理的能力及运用常用护理操作技术的能力。按护理程序,观察眼耳鼻咽喉口腔等器官的健康状况和疾病状态,然后进行护理评估,做出护理诊断及合作性问题,制定护理计划,提出预期目标和护理措施,通过评估至实施,探讨用护理学的技术方法,协同医生做好各种治疗护理工作,促使患者从疾病状态向健康状态转化。

本课程以前多称为"五官科护理",现代汉语词典对五官的解释为:耳目口鼻舌,通常指脸上的器官。生活中泛指脸的各部位,包括额、双眉、双目、鼻、双颊、唇、齿和颏。概念中不包括咽、喉、气管、食管,而现代耳鼻咽喉科学已经扩展到头颈部,这说明把这门涵盖较广的学科称"五官科护理"有点不准确,所以相关专家学者把这门课程称为"眼耳鼻咽喉口腔科护理"。这和目前的学科分类比较符合。近年公布的"学科分类与代码国家标准"中"护理学"是二级学科,三级学科为"专科护理学",三级学科中没有进一步细化;在临床医学中,眼科学、耳鼻咽喉科学、口腔医学三者同为二级学科。为了医护的紧密结合把这门课程命名为"眼耳鼻咽喉口腔科护理"比较符合学科划分的原则。虽然仍没有涵盖全部内容,但比"五官科护理"更为确切。

"五官科护理"虽然不能完美体现课程内容,但却承载着这门学科发展的历史。以中医学理论而言,五官指耳、目、鼻、唇、舌。《黄帝内经》之《灵枢》中明确记载:"鼻者,肺之官也;目者,肝之官也;口唇者,脾之官也;舌者,心之官也;耳者,肾之官也。"此理论流传至今。隋唐时期,太医署设耳目口齿科,这标志着五官科已从内外科分化出来,正式独立存在,这对五官科的发展具有重要意义。《备急千金要方》首次把眼耳鼻咽喉口齿疾病总称为"七窍病"。之后眼科学又逐渐独立分化,其标志是历史上第一部有影响的眼科专著《龙树眼论》。这部眼科专著始于南北朝,是我国最早见于目录文献记载的眼科书,为眼科名著。在西医方面,1851年,德国的Helmholtz发明了检眼镜,眼科学才真正独立成为一门学科。西医学、护理学传入我国后,人们以为西医也有五官概念,尤其是看到五官科诊治对象及分支名称和五官内容很接近,就把这门学科命名为"五官科"。事实上,五官科诊治对象历来不局限于五官,分支名称一直不与五官完全对应,传统上即有诊治口腔、咽腔和喉的喉科。随着学科门类的细化和内容的增加深入,学科名称的调整是一种必然趋势。

二、眼耳鼻咽喉口腔科护理涉及的疾病

眼耳鼻咽喉口腔科护理教学内容多,仅常见病、多发病就有80多种。本书只能对重点部

分进行详细介绍。

本书介绍的护理方法中,常见眼科疾病有眼睑炎、结膜炎、角膜炎、虹膜睫状体炎、近视、远视、老视、弱视、散光、沙眼、白内障、青光眼、糖尿病视网膜病变、视网膜中央动脉阻塞、视网膜脱落、中心浆液性视网膜病变、眼外伤等。耳部常见疾病有外耳道炎及疖、耳聋、神经性耳聋、鼓膜穿孔、急性化脓性中耳炎、梅尼埃病(美尼尔症)等。鼻部常见疾病有鼻前庭炎、鼻炎、鼻咽炎、慢性鼻炎、过敏性鼻炎、鼻出血等。咽喉常见疾病有慢性咽炎、急慢性咽喉炎、急性会厌炎、扁桃体发炎、喉炎、急性喉炎等。口腔常见疾病有龋病、牙髓病变、根尖周病、隐裂、牙周疾病、口腔黏膜疾病等。

各部位其他诸多疾病还有眼科的雪盲症、飞蚊症、眼干燥症、交感性眼炎、夜盲症、失明、色盲、虹膜异色症、视网膜色素变性等。耳部其他疾病有阿司匹林不耐受三联症、中耳癌、颞骨骨折、耳廓外伤、耳廓软骨膜炎、耵聍栓塞、大疱性鼓膜炎、聋哑症、耳源性脑积水、间断脉冲噪音损伤、鳃裂瘘管、潜水性内耳损伤、前庭神经炎、颞骨岩部炎、耳廓假性囊肿、外耳道真菌病、乳突炎、耳硬化症、晕动病、爆震性聋等。鼻部其他疾病有萎缩性鼻炎、鼻甲肥厚、鼻窦炎、鼻甲肥大、鼻息肉、酒糟鼻(酒渣鼻)、鼻硬结病、上颌窦牙源性囊肿、鼻窦气压伤、鼻骨骨折、嗜酸细胞增多性非变态反应性鼻炎、先天性后鼻孔闭锁、上颌窦后鼻孔息肉、血管运动性鼻炎、脑脊液鼻漏、鼻中隔穿孔、鼻石、干酪性鼻炎、过强反射性鼻炎、鼻瓣区狭窄、鼻部先天性畸形、鼻恶性肉芽肿等。咽喉其他疾病有咽异感症、鼻咽血管纤维瘤、腺样体肥大、急性舌扁桃体炎、口咽部粘连、粒性白细胞缺乏性咽峡炎、链球菌性咽炎、腭咽闭合不全、奋森咽峡炎、病毒性咽炎、白血病性咽峡炎、咽部感觉减退或丧失、咽部瘢痕狭窄、悬雍垂过长症、先天性鼻咽部狭窄及闭锁、咽部机械性创伤、咽部结核、咽后壁憩室、咽鼓管异常开放症、咽侧壁憩室、咽部灼伤、咽部硬结病、咽部异物、咽部麻风、咽部狼疮、咽肌痉挛、咽肌麻痹、咽角化症、咽囊炎、咽血管畸形、茎突综合征等。耳鼻咽喉相关常见疾病有哮喘、失眠症、面神经痛等。口腔外科疾病有唇颊系带修整、唇腭裂、颌面部肿瘤、创伤、炎症、种植牙等。口腔正畸:各种牙列不齐的矫治等。这些需要在以后的工作中继续学习。

三、眼耳鼻咽喉口腔科护理的特点

眼耳鼻咽喉口腔科护理疾病和全身性疾病密切相关。有些是全身性疾病的病因,有些是全身性疾病的结果,有些则是全身性疾病的一些表现。如:反复发作的扁桃体炎可引起 IgA 肾病;鼻窦长期化脓感染可成为"脓毒病灶",导致各种精神神经症状;化脓性中耳炎可引起各种颅内并发症;高血压病可引起鼻出血、视网膜病变;血液病可引起咽部溃疡;甲状腺功能亢进可引起眼球突出;心脏病可引起耳鸣;血管病可引起耳聋、视网膜血管阻塞;急性传染病如麻疹可引起口腔黏膜 Koplik 斑等。这些都是全身性疾病影响头面部诸器官的表现。

本门课程涉及人体的眼、耳、鼻、咽、喉等多个器官,比较特殊,各器官之间在解剖、生理和病理上,均有着密切的联系。这些器官之间可借自然孔道或黏膜延续而互相联通,因此此部位的疾病极易互相影响而扩散。鼻咽喉有共同的生理功能,构成上呼吸道。耳部只有在上呼吸道功能正常时,才能执行正常的功能,可见呼吸道对耳功能的影响非常显著。鼻和鼻窦的炎性改变,常可引起咽喉炎、中耳炎。鼻窦肿瘤常影响到眼眶、口腔。口腔某些牙齿疾病亦可影响到鼻窦等。

器官自身结构多比较精细,器官之间位置比较集中,疾病后果严重,护理难度大。咽喉多为深在和细小的腔洞,相互关联。眼球从解剖结构来看,既精密又脆弱,若发生炎症或外伤,常致视力减退或失明。如角膜异物取出后,若护理不当,则可发生感染致角膜溃疡,严重者还可发生角膜穿孔,因此围手术期护理难度较大。许多车祸伤、机器伤、爆炸伤损伤面积大、涉及器官多,易造成气道堵塞、呼吸困难、眼内出血、鼻出血等。对这些器官疾病治疗不及时,护理不当,稍有疏忽,即可导致严重护理事故,将会遗留永久性残疾如盲聋哑等,导致患者心理和生理的障碍,也给社会和家庭增加诸多负担。

有些眼耳鼻咽喉疾病与遗传因素和环境因素相关,也有些疾病由药物毒副作用引起,如耳毒性听力损害、药物性鼻炎、中毒性白内障、药物性白内障等。患者年龄差异大,老年患者多伴有心脑血管疾病、糖尿病等,儿童多情绪激动、逆反心理重,如果护理人员缺乏良好的职业素质、娴熟的操作技能、良好的沟通能力,容易引起患者及家属不满。

这些器官对人们的日常生活等影响极大。患病后不仅影响患者容貌,也关系到呼吸、吞咽、视物、听觉等,严重影响患者的生活质量。同时也会引起较大心理波动,影响医疗护理的进展和效果。因此学习和从事这门护理工作,必须树立整体观念,必须注意全身与局部的关系,以及了解药物史、家族史和环境因素等诸多因素。另外,作为其他专业护理人员也应了解和掌握基本的眼耳鼻咽喉口腔护理与全身性疾病的关系和规律。护理工作既有其一般规律性,又有各专科的特殊性,又相互联系,眼耳鼻咽喉的陈述占基本护理中所遇问题的三分之一。这些陈述包括一般重要感觉和生活功能,如视觉、听觉、嗅觉、味觉、饮食、呼吸和语言等。它们对人们的健康和正常生产关系是至关重要的,甚至是性命攸关的。所以将所有知识融会贯通,才能全面提高护理质量,更好地为患者服务。

四、眼耳鼻咽喉口腔科护理的发展

眼耳鼻咽喉口腔科护理在医学模式和护理模式转变的推动下,正发生着深刻的变化,已经由被动执行医嘱护理,转向面对患者的需要和出现的各种问题,主动促使其全面康复的护理;从单纯的疾病护理,扩展为对患者的生理、心理状态和良好的社会适应能力的整体护理;从局限在医院内的护理,开始走向为社区家庭人群健康服务的延伸护理。循证护理模式已经成为眼耳鼻咽喉口腔科疾病护理的发展导向,其意义在于确定护理措施时要以客观的临床研究资料为依据,制定科学的护理措施和对策,达到促进健康以及提高生命质量的目的。主要强化以下几方面的护理干预。①入院须知教育:患者入院后及时对其进行医院环境和制度的介绍,帮助患者了解医院。②健康教育:患者入院后,除提供有效、全面的常规护理外,还需加强与患者的沟通和交流,了解患者的需求,然后进行针对性指导,包括对患者家属的指导。③疼痛护理:对患者治疗情绪与依从性有很大影响,为保证其正常休息,积极配合治疗,多给予鼓励与帮助。④心理护理:多关心、安慰患者,帮助其消除不良情绪,增加战胜疾病的信心,同时适当地对家属进行心理指导。心理活动对疾病的影响越来越受到人们的普遍重视。心理护理对疾病的转归和患者的康复起着事半功倍的作用。

眼耳鼻咽喉口腔科护理知识和技术更新快,诊疗技术不断取得进步。互联网所起的作用不断扩大,大数据、互联网下诊治护理信息可以充分共享,远程护理指导成为现实。影像学数字化在疾病诊断中有不可替代的作用。根据结构影像表现可以初步对疾病进行诊断与鉴别。耳内镜、鼻内窥镜、电子喉镜成为近年耳鼻咽喉疾病诊断常用的工具。它能传出清晰可靠的图像,使医务人员能直观全面地观察病所,如病变黏膜和不易发现的微小、隐匿病变,提高疾病的诊治效率。还可辅助进行微创手术,其优势是创伤小、准确、安全,病灶清除彻底。窄带成像是以一种新型光谱图像增强技术,它可增强黏膜表层的血管与组织的图像清晰度,有助于鉴别喉部病变,提高病变诊断敏感性。

　　眼耳鼻咽喉口腔科护理紧跟临床医学的快速发展。我国眼科学研究取得重要进展,包括:真菌性角膜炎的创新理论及其技术应用;发现眼颅压力梯度增大是导致青光眼视神经损害的主要原因;单色光诱导屈光不正的作用机制可能为色觉信号和色差引起的离焦的交互作用;弱视诊断共识;眼眶外科内镜导航手术系统的研发和应用;先天性白内障基因突变相关发病机制研究;中国小儿视网膜疾病诊疗规范的兴起与推广。微创技术不断发展,快速诊断治愈各类眼耳鼻咽喉口腔慢性疾病成为新趋势。美国低温等离子、德国 STORZ 鼻内窥镜、CZT 8F 声频共振耳聋治疗仪、日本奥林巴斯纤维喉镜、德国蔡司手术显微镜等尖端设备,可治疗鼻炎、鼻息肉、咽喉炎、扁桃体炎、鼾症、耳鸣、中耳炎等几乎所有耳鼻咽喉科疾病,甚至可替代九成以上的耳鼻咽喉科开放手术。

　　随着人们生活水平的不断提高,医学技术的不断发展进步,眼耳鼻咽喉口腔科护理也会进一步提高完善,并越来越为人们所重视。

（隋哲峰　华中昌）

第一章　眼的应用解剖及生理

学习目标

知识目标：

1. 掌握角膜、虹膜、睫状体、视网膜、晶状体等生理解剖特点。

2. 掌握房水循环途径。

3. 熟悉巩膜、脉络膜、玻璃体的结构，眼的屈光系统、调节系统的组成。

4. 了解眼附属器保护眼球的意义。

能力目标：

1. 能独立识别分辨眼球的主要结构。

2. 能识别分辨眼附属器。

视觉系统包括眼球、眼附属器、视路和视中枢。眼球是视觉系统的重要组成部分，接受外界物体的光线成像于视网膜，通过视路传导至视中枢形成视觉。眼附属器则对眼球起保护、运动等作用。

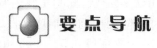

第一节　眼　　球

要点导航

重点： 眼球壁的三层结构的组成及特点，眼球内容物的组成及特点。

难点： 角膜的组织学构成，房水的产生及循环。

眼球（eye ball）近似球形（图 1-1）。正常成人眼球的前后径为 24 mm 左右，垂直径比水平径略短，约 23 mm。眼球位于眼眶内，前面有上、下眼睑保护；后面和四周有眶骨，周围有眶脂肪垫衬和眼肌等包绕保护；后面与视神经相连，通过眶筋膜、韧带与眶壁联系。眼球包括眼球壁和眼球内容物两部分（图 1-2）。

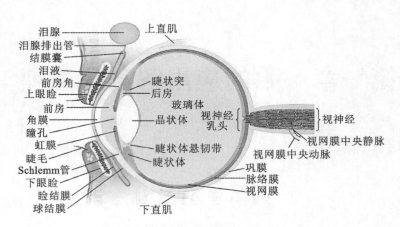

图 1-1　眼球解剖图

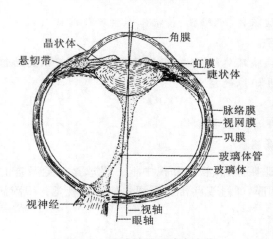

图 1-2　眼球壁及眼球内容物

一、眼球壁

眼球壁由外、中、内三层膜构成。

1. 外层　由致密坚韧的纤维组织构成,主要成分是胶原纤维,故称纤维膜。其前 1/6 为透明的角膜,后 5/6 为瓷白色不透明的巩膜,两者移行区称角膜缘,或角巩膜缘。眼球外层的主要生理功能是保护眼内组织、维持眼球形状,同时角膜还有透光和屈光的作用。

(1) 角膜(cornea)　位于眼球前部,稍向前呈半球状凸起,横径为 11.5～12 mm,垂直径为 10.5～11 mm,周边部厚约 1 mm,中央部厚 0.5～0.55 mm。其前表面的曲率半径约为 7.8 mm,后表面的曲率半径约为 6.8 mm。

在组织学上,角膜从外向内分为 5 层(图 1-3)。①上皮细胞层:由 5～6 层鳞状上皮细胞构成,无角化。此层再生能力强,损伤后能较快修复,且不留瘢痕,对细菌亦有较强的抵抗力。②前弹力层:为一层无细胞成分的均质透明薄膜,损伤后不能再生,痊愈后有瘢痕组织形成。③基质层:约占角膜全厚的 90%,由近 200 层排列规则的纤维薄板组成,损伤后不能再生,痊愈后由不透明的瘢痕组织代替,留下瘢痕。④后弹力层:为一层较坚韧的透明均质薄膜,对化学物质和细菌毒素抵抗力强。损伤后可再生。其弹性较好,角膜溃疡穿孔前常可见其膨出。⑤内皮细胞层:由单层六角形扁平细胞构成,具有角膜-房水屏障作用,对角膜正常生理及光学性能的保持有重要作用。损伤后常引起基质层水肿。此层亦不能再生，其缺损区由邻近的内皮细胞扩展和移行来填补。

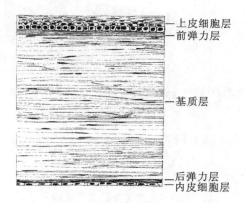

図 1-3　角膜组织学示意图

角膜的生理特点如下。①无色透明：无血管，透光作用好。②感觉敏锐：有丰富的三叉神经末梢分布。③弯曲度规则：相当于 48D 的凸透镜，屈光作用好。④代谢缓慢：无血管，营养主要来自房水、泪液及周围组织，故损伤后修复愈合较慢。⑤与邻近组织关系密切，患病时常互相影响。此外，在角膜的表面还有一层泪膜，但它不是生理膜。它具有防止角膜、结膜干燥和维持角膜光学性能的作用。角膜上皮、结膜上皮与泪膜共同构成了透明屈光的眼表组织，以保证正常视觉状态下的清晰视觉。

（2）巩膜（sclera）　由致密的胶原纤维和弹力纤维组成，质地坚韧，呈瓷白色，不透明。巩膜后部与视神经交界处分内外两层，外 2/3 移行于视神经鞘膜，内 1/3 由视神经纤维束穿出呈网眼状，称巩膜筛板。此板很薄，长期高眼压可使其向后凹陷，临床上称青光眼杯。巩膜的厚薄不一，为 0.3～1 mm，眼外肌附着处最薄，视神经周围最厚。其功能为保护眼内组织，维持眼球外形。

（3）角膜缘（limbus cornea）　角膜与巩膜的移行区，亦称角巩膜缘，宽 1.5～2.5 mm。角膜缘有血管网，营养角膜。此血管网包括两层，浅层由结膜血管分支构成，位于巩膜浅层，该处充血称睫状充血。角膜缘的角膜、巩膜与虹膜、睫状体形成的夹角即前房角（图 1-4）。小梁网和环形的 Schlemm 管位于此区，前房角、小梁网、Schlemm 管是房水排出的主要通道。临床上，内眼手术多在角膜缘区做切口。

2. 中层　眼球壁中层称葡萄膜，因其含有丰富的色素和血管，所以也称为色素膜或血管膜。葡萄膜主要起营养和遮光作用。由前向后分为虹膜、睫状体和脉络膜三部分。

（1）虹膜　呈圆盘状，位于角膜后、晶状体前，将眼球前部腔隙分隔成前、后眼房（图 1-5）。中国人的虹膜一般呈棕褐色。虹膜中央有一直径为 2.5～4 mm 的圆孔，称瞳孔。虹膜表面有辐射状高低不平的隐窝和褶皱，称虹膜纹理。虹膜与睫状体相连接处称虹膜根部，眼球挫伤时易从睫状体上离断。虹膜组织内有环行的瞳孔括约肌和放射状的瞳孔开大肌，分别受副交感神经和交感神经支配而产生缩瞳和散瞳作用。瞳孔随光线的强弱而改变其大小，以调节进入眼内的光线。光照下瞳孔缩小，称瞳孔直接对光反射。视近物时的缩瞳则称瞳孔调节反射。瞳孔大小还与年龄、屈光状态、精神状态等有关，交感神经兴奋时瞳孔散大。虹膜有丰富的三叉神经纤维末梢，严重炎症反应时，可引起剧烈的眼痛。

（2）睫状体　位于虹膜根部与脉络膜之间，宽 6～7 mm 的环状组织，其矢状面略呈三角

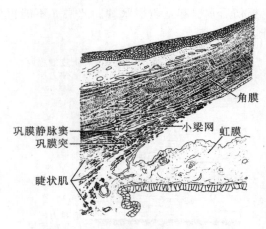

图 1-4　前房角的主要结构

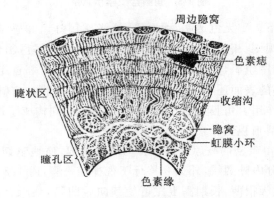

图 1-5　虹膜的微细结构

形。主要功能是调节晶状体和分泌房水。睫状体前 1/3 肥厚组织称睫状冠,内表面有 70～80 个纵行放射状突起,称睫状突,主要功能是产生房水;后 2/3 薄而平坦的组织为睫状体扁平部或称平坦部。扁平部处于脉络膜连接处,呈锯齿状,称锯齿缘。睫状体借助纤细的晶状体悬韧带(睫状小带)与其内侧的晶状体联系(图 1-6)。睫状体内有睫状肌,含有纵行、放射状和环形三种平滑肌纤维,受副交感神经支配。睫状肌收缩时,悬韧带松弛,晶状体借助于本身的弹性变凸,增加屈光能力,可看清近处物体;反之睫状肌舒张,悬韧带拉紧,晶状体凸度变小,屈光减小,可看清远处物体,此过程称为眼的调节作用。睫状体内也富含三叉神经末梢,炎症时眼痛明显。

(3) 脉络膜　前起睫状体锯齿缘,后止于视盘周围,介于视网膜与巩膜之间。脉络膜有丰富的血管,供血约占眼球血液总量的 65%。主要功能和作用是营养视网膜外层、晶状体和玻璃体。脉络膜中有丰富的色素细胞,起遮光作用。脉络膜无感觉神经分布,炎症时不引起疼痛。

3. 内层　眼球壁内层为视网膜,是一层透明的膜,前起锯齿缘,后止于视盘,外与脉络膜紧贴,内与玻璃体毗邻。视网膜由外层的色素上皮层和内层的神经感觉层组成,两者间有一潜在间隙,在病理情况下分开,称为视网膜脱离。在组织学上,视网膜神经感觉层由三级神经元组成(图 1-7)。最外层为第一神经元,称光感受器细胞。光感受器细胞有两种:一种是视锥细胞,主要集中在黄斑区,司明视觉和色觉,有精细辨别能力,形成中心视力;另一种是视杆细胞,分布在黄斑区以外的视网膜上,司暗视觉,形成周边视野。第二神经元为双极细胞,联络第一

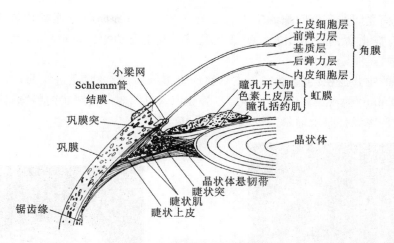

图 1-6　睫状肌及周围结构

与第三神经元。居于内层的第三神经元为神经节细胞,其轴突汇集在眼后极的视盘,穿出巩膜筛板组成视神经。

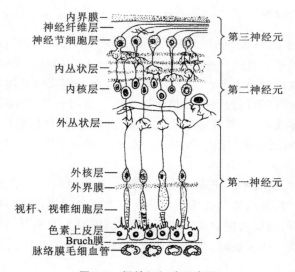

图 1-7　视神经细胞示意图

正常眼底可见如下结构:视盘,也称视神经乳头,位于眼球后极稍偏鼻侧,直径约为 1.5 mm,呈橙红色。其中央有一生理凹陷,无感光细胞,故在功能上无视觉,在正常视野中称为生理盲点。距视盘颞侧约 3 mm 处有一椭圆形淡黄色微凹陷区,称为黄斑,其直径为 1~3 mm,视锥细胞集中在该处,该区中央有一凹陷,称中心凹,是视力最敏锐之处。视盘上有视网膜中央动、静脉进入并发出分支分布于视网膜上(图 1-8)。

二、眼球内容物

眼球内容物包括房水、晶状体和玻璃体三种透明物质,三者与角膜一起构成眼的屈光系统。

1. 房水　无色透明的液体,充满于前、后房。前房是角膜后面与虹膜和瞳孔区晶状体前面之间的空隙,中央部深 2.5~3 mm,周围部渐浅,即前房角。后房是虹膜后面,睫状体内侧和晶状体前侧面之间的环形间隙。房水总量为 0.25～0.3 mL,约占眼球内容物的 4%,主要成分是水,含有氯化物、蛋白质、维生素、无机盐等。其主要功能为屈光,营养角膜、晶状体和玻璃体,维持眼内压。

房水循环的主要途径:由睫状突上皮细胞产生进入后房,经瞳孔进入前房,再从前房角经小梁网入 Schlemm 管,然后经集合管和房水静脉汇入巩膜表层的睫状前静脉,回到血液循环。另有很少量的房水经虹膜表面隐窝被吸收(图1-9)。

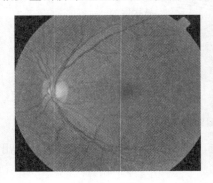

图1-8　眼底结构

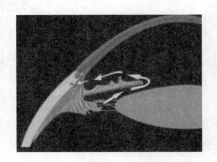

图1-9　房水循环示意图

2. 晶状体　富于弹性的双凸透明体。位于虹膜与玻璃体之间,借晶状体悬韧带与睫状体联系并固定其位置。晶状体直径 9～10 mm,厚 4～5 mm,由晶状体囊和晶状体纤维组成。晶状体纤维是构成晶状体的主要成分,一生中不断生成,囊下较新的纤维称晶状体皮质,较旧的纤维被挤向中心,中心密度增高而形成晶状体核。随年龄增长晶状体逐渐浓缩、增大,弹性减退而发生老视。晶状体无血管,其营养代谢主要来自房水。晶状体的功能为屈光,屈光力约为 +19D,并与睫状体共同完成眼的调节作用。晶状体也有一定的过滤紫外线的作用,对视网膜起到保护作用。

3. 玻璃体　透明的胶质体。充满于眼球后部 4/5 的空间。主要成分为水,占 98.5%～99.7%,含微量胶原纤维、蛋白质及酸性黏多糖。其功能为屈光,维持眼内压,并对晶状体、视网膜等周围组织有支持、减震作用。玻璃体无血管,其营养来自房水,因此代谢缓慢。玻璃体不能再生。当周围组织发生病变时,可影响其代谢,致其发生液化混浊。

第二节　视　路

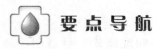 要点导航

重点:掌握视路的组成。

难点:视野缺损和视路损伤的关系。

视路是指视觉信息从视网膜到大脑枕叶视中枢的传导通路,包括视神经、视交叉、视束、外

侧膝状体、视放射和视中枢。

视神经按其部位可划分为眼内部、眶内部、管内部、颅内部四个部分。

视网膜神经节细胞的轴突汇集成视神经,入颅后在蝶鞍处形成视交叉。来自两眼视网膜鼻侧的纤维在此处相互交叉到对侧,与同侧的视网膜颞侧的纤维合成视束。视束终止到外侧膝状体,更换神经元后发出的纤维经过内囊、颞叶形成视放射,再到达大脑枕叶皮质纹状区的视中枢。

由于视网膜不同部位的纤维在视路各段排列不同,当视觉传导在某部位受损时,可出现特定的视野改变。临床上检查视野缺损的特征性改变,有助于中枢神经系统病变的定位诊断(图1-10)。

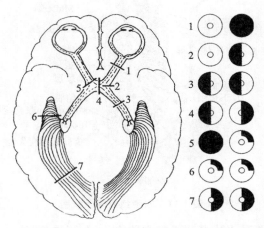

图 1-10　视路损伤和视野缺损关系示意图

视神经外面被神经鞘膜包裹,此鞘膜是由 3 层脑膜延续而来的,因此鞘膜间隙与颅内同名间隙是连通的。当颅内压增高时,常会伴有视神经乳头水肿。

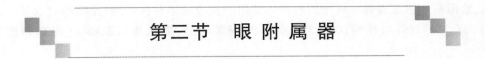

第三节　眼附属器

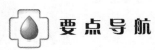

要点导航

重点:掌握眼睑、泪器的组成。

眼附属器包括眼睑、结膜、泪器、眼外肌和眼眶。其功能为保护和运动眼球。

一、眼睑

眼睑是覆盖在眼球表面的帘状组织,分为上眼睑(简称上睑)和下眼睑(简称下睑)。其游离缘称睑缘,有睫毛、皮脂腺、汗腺和睑板腺开口。上睑遮盖角膜上部 1～2 mm。上睑、下睑睑缘之间的裂隙为睑裂,其内外连接处分别称内眦和外眦。上睑、下睑睑缘近内眦部各有一乳头状隆起,称泪阜,泪阜上有一小孔,称泪点。眼睑的主要生理功能是保护眼球,反射性闭睑(瞬目运动)可防止各种损伤;一般性瞬目运动则可使泪液均匀地分布于眼表,保持角膜光洁。眼睑的组织学结构从外向内分5层(图1-11)。

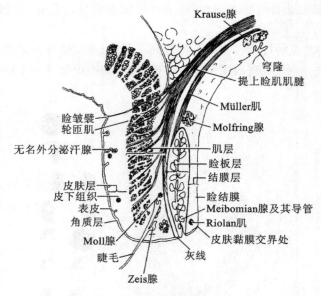

图 1-11　眼睑组织学示意图

1. 皮肤层　眼睑皮肤是人体最薄柔的皮肤之一,易形成褶皱。

2. 皮下组织层　由疏松结缔组织和少量的脂肪组成,有利于运动,但易引起水肿和皮下淤血。

3. 肌层　此层包括眼轮匝肌、提上睑肌、Müller 肌。眼轮匝肌呈环形,由面神经支配,司眼睑闭合;面神经麻痹时,眼睑闭合不良。提上睑肌由动眼神经支配,司开启眼睑;动眼神经麻痹,上睑会下垂。Müller 肌受交感神经支配,兴奋时睑裂特别开大。

4. 睑板层　由富含弹力纤维的致密结缔组织构成的半月状结构,是眼睑的支架。其内含有与睑缘垂直排列的睑板腺。开口于睑缘,分泌类脂质,参与构成泪膜,对眼球表面起润滑作用。

5. 睑结膜层　紧贴于睑板后面的透明黏膜。上睑结膜距睑缘 2 cm 处,有一与睑缘平行的浅沟,称睑板下沟,常为细小异物存留之处。

二、结膜

结膜为一层薄而半透明的黏膜,表面光滑且富有弹性,覆盖在眼睑后面和前部巩膜表面。按所在部位分为三部分:紧贴于睑板内面的为睑结膜,和睑板紧密相连不能推动;覆盖于眼球前部巩膜表面的为球结膜,与巩膜表面的球筋膜疏松相连,易推动,球结膜下注射即在此部位进行;球结膜和睑结膜的移行部分为穹隆结膜,松弛多皱,便于眼球活动。三种结膜形成的囊状间隙称为结膜囊,在前面开口于睑裂。结膜囊生理情况下是一个潜在间隙。

结膜上有副泪腺,可分泌浆液,有杯状细胞分泌黏液,两者共同参与构成泪膜。结膜的感觉受三叉神经支配。

结膜血管来自眼睑动脉和睫状前动脉。睑动脉弓穿过睑板分布于睑结膜、穹隆结膜和距角膜缘 4 mm 以外的球结膜,此动脉称结膜后动脉,充血时称结膜充血。睫状前动脉在角膜缘 3～5 mm 处,一支入巩膜,另一支前行组成血管网分布于球结膜,称结膜前动脉。角膜缘血管网充血时称睫状充血。两种充血对眼部炎症的诊断有重要意义。结膜血供丰富,抵抗力强,损伤后修复愈合快。球结膜血管是唯一不借助仪器可以肉眼直接观察到的血管。

三、泪器

泪器包括泪腺和泪道两部分(图 1-12)。

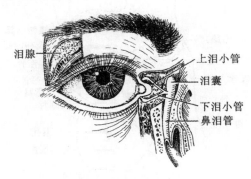

图 1-12　泪器示意图

1. 泪腺　位于眼眶外上方的泪腺窝内,通过 10～12 根排泄导管,开口于外上穹隆结膜。副泪腺位于穹隆结膜下。

2. 泪道　包括上、下泪点,泪小管,泪囊和鼻泪管。其中泪小管先垂直于睑缘行走 1～2 mm,然后再转水平向鼻侧走行,上、下泪小管可连合成总泪管,亦可分别注入泪囊。泪囊位于内眦韧带后面,泪骨的泪囊窝内。其上方为盲端,下方连鼻泪管。长 10～12 mm,宽 2～3 mm。鼻泪管位于骨性鼻泪管内,长约 18 mm。

泪液经排泄进入结膜囊,依靠瞬目运动分布于眼球前表面,大部分被蒸发,多余部分通过泪小管以虹吸作用进入泪道,排向鼻腔。如果泪道堵塞,可引起溢泪症。

泪液为弱碱性透明液体,含有溶菌酶、免疫球蛋白 A(IgA)、补体系统、β溶素和乳铁蛋白、电解质(钠、钾、氯等)成分。泪液除具有湿润眼球作用外,还具有清洁和杀菌作用。当眼部受到有害刺激时,泪腺反射性分泌大量泪液,冲洗和稀释有害物,保护眼球。同时形成光滑的光反射面。

四、眼外肌

眼外肌是司眼球运动的横纹肌,每眼有上、下、内、外四条直肌和上、下两条斜肌。四条直肌和上斜肌均起自于眶尖部视神经孔周围的总腱环,分别止于距角膜缘不同距离的前部巩膜上。下斜肌则起源于眶壁的内下侧,止于眼球赤道部后外方巩膜上。除上斜肌受滑车神经支配、外直肌受外展神经支配外,其余四条眼外肌均受动眼神经支配。内、外直肌使眼球向肌肉收缩的方向运动。上、下直肌除使眼球上、下转动外,同时还有内旋内转、内转外旋的作用。上、下斜肌的主要功能是使眼球内旋和外旋,其次,下斜肌的功能是使眼球下转、外转,上斜肌的功能是使眼球上转、内转。

五、眼眶

眼眶为四边锥形的骨性空腔,由额骨、蝶骨、筛骨、腭骨、泪骨、上颌骨、颧骨参与构成,底朝前,尖向后(图 1-13)。成人眶深 4～5 cm。眼眶除容纳眼球、视神经、眼外肌、泪腺、血管、神经外,还有眶脂肪充填,对眼球起保护作用。眶的四壁只有外侧壁较坚硬,其余骨质很薄,内侧壁最薄。眼眶壁上有以下主要结构:一管、一孔、两裂。

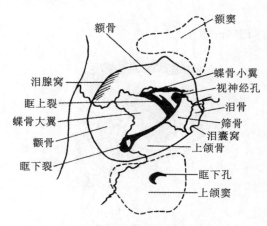

图 1-13　眼眶的结构示意图

1. 视神经管　位于眶尖部,内有视神经。

2. 眶上裂　在眶上壁与眶外壁间,与颅中窝相通。

3. 眶下裂　位于眶外壁与眶下壁间,有眶下神经、眶下动脉及眶下静脉通过。

4. 眶上孔(眶上切迹)　在眶上缘内 1/3 处。内有眶上神经、第五脑神经第一支通过。在眼眶深部,距眶尖约 1 cm 处的视神经与外直肌间,有一睫状神经节。眼球手术时常阻滞麻醉该神经节,起到镇痛和略降眼压的作用。

第四节　眼的血液循环及神经支配

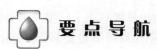

要点导航

难点:眼的血管和神经支配。

一、血液循环

(一) 动脉

动脉系统供应来自颈外和颈内动脉系统。颈内动脉从颅内海绵窦起始处发出眼动脉,经视神经孔到达眶内,分视网膜中央血管系统和睫状血管系统(图 1-14)。

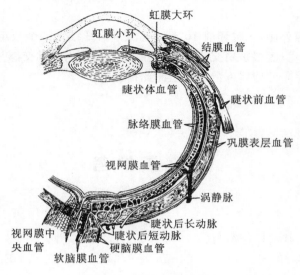

图 1-14 眼的血供示意图

1. 视网膜中央动脉 在眼球后 9～12 mm 处从视神经中央进入,从视乳头出,分为鼻上支、鼻下支、颞上支、颞下支动脉,走行于视网膜神经纤维层内,逐级分之达周边部,营养视网膜内层组织。

2. 睫状动脉 分为睫状后短动脉、睫状后长动脉、睫状前动脉,分别营养脉络膜、视网膜外层、睫状体、虹膜、角膜、巩膜表层和前部结膜。

（二）静脉

与眼动脉伴行,主要有视网膜中央静脉、涡静脉、睫状前静脉,汇入眼上、下静脉后汇入颈内静脉。眼上静脉、眼下静脉与面静脉、海绵窦、鼻腔静脉、翼静脉丛都有丰富的血管吻合,并且缺乏静脉瓣,血液可以互相流通,因此鼻、唇处的疖肿禁忌挤压,以免扩散至颅内,引起颅内并发症。

二、神经支配

（一）视神经

传导视觉,内容可见视路。

（二）运动神经

1. 动眼神经 支配上、下、内直肌,下斜肌,上睑提肌,主司眼球运动和开大睑裂。

2. 滑车神经 支配上斜肌,使眼球内旋、下转、外转。

3. 外展神经 支配外直肌,使眼球外转。

4. 面神经 支配眼轮匝肌,使眼睑闭合。

5. 自主神经 交感神经支配瞳孔开大肌,司瞳孔散大。副交感神经支配瞳孔括约肌和睫状肌,参与缩瞳和调节作用。

（三）感觉神经

三叉神经的分支,第一支眼神经;第二支上颌神经,司眼球和眼睑的感觉;第三支下颌神经。

（四）睫状神经节

位于眶深部视神经外侧，总腱环前 10 mm 处。节前纤维由三个根组成，长根来自鼻睫状神经，司眼球的一般感觉；短根是副交感神经；交感根来自颈内动脉交感丛，支配瞳孔开大肌和眼球血管舒缩。眼内手术的球后麻醉就是阻断此神经节。

（隋哲峰　吴少林）

 直通护考

选择题

A 型题

1. 眼球近似球形，其前后径约为（　　）。

　A. 21 mm 　　　　B. 22 mm 　　　　C. 24 mm 　　　　D. 28 mm 　　　　E. 32 mm

2. 不构成眼球壁的组织是（　　）。

　A. 角膜 　　　　B. 结膜 　　　　C. 巩膜 　　　　D. 葡萄膜 　　　　E. 视网膜

3. 屈光系统不包括下列哪项？（　　）

　A. 角膜 　　　　B. 房水 　　　　C. 晶状体 　　　　D. 玻璃体 　　　　E. 虹膜

4. 关于角膜的说法正确的是（　　）。

　A. 呈竖椭圆形 　　　　　　B. 前后曲率半径相等 　　　　　　C. 营养主要来自空气

　D. 各方向子午线曲度都相等 　　　E. 屈光度相当于＋43D 凸透镜

5. 下列有关角膜的解剖特征的选项，哪项是错误的？（　　）

　A. 透明、屈光 　　　　　　B. 表层丰富的感觉神经末梢 　　　　　C. 无血管

　D. 上皮细胞再生能力强 　　　E. 内皮细胞含有色素

6. 角膜组织再生能力强，对细菌亦有较强抵抗力的是（　　）。

　A. 上皮细胞层 　　　　　　B. 前弹力层 　　　　　　C. 基质层

　D. 后弹力层 　　　　　　E. 内皮细胞层

7. 巩膜最薄处位于（　　）。

　A. 角巩膜缘 　　　　　　B. 赤道部 　　　　　　C. 与视神经连接处

　D. 眼外肌附着处 　　　　E. 筛板部

8. 下列有关晶状体的解剖生理特征的选项，哪项是错误的？（　　）

　A. 扁圆形双凸透明体 　　　B. 屈光、调节 　　　　　　C. 无血管

　D. 界于角膜与玻璃体之间 　　E. 界于虹膜与玻璃体之间

9. 黄斑中心凹视力最敏锐是由于（　　）。

　A. 该处神经纤维较密集 　　　B. 该处有大量视杆细胞 　　　　C. 该处有大量视锥细胞

　D. 该处离视盘近 　　　　　E. 该处是神经纤维汇总处

10. 眼球中起"暗房"作用的是（　　）。

　A. 视网膜 　　　B. 葡萄膜 　　　C. 角膜 　　　D. 巩膜 　　　E. 角膜和巩膜

11. 司明视觉和色觉的细胞是（　　）。

A. 色素上皮细胞　　　　　　　B. 双极细胞　　　　　　　C. 神经节细胞

D. 视锥细胞　　　　　　　　　E. 视杆细胞

12. 感受弱光的细胞是（　　　）。

A. 色素上皮细胞　　　　　　　B. 双极细胞　　　　　　　C. 神经节细胞

D. 视锥细胞　　　　　　　　　E. 视杆细胞

13. 视盘为视野上生理盲点所对应的部位，主要原因为该处（　　　）。

A. 仅有视杆细胞而无视锥细胞　　　　　　B. 无色素上皮

C. 无视网膜　　　　　　　　　　　　　　D. 仅有神经纤维而无视细胞

E. 视细胞被中央动静脉遮盖

14. 泪液中的黏液是由哪种组织或细胞分泌的？（　　　）

A. 泪腺　　　　　　　　　　　B. 副泪腺　　　　　　　　C. 睑板腺

D. 结膜杯状细胞　　　　　　　E. 睑缘腺

15. 有关晶状体的描述，错误的是（　　　）。

A. 形如双面凹透镜　　　　　　B. 位于虹膜与玻璃体之间　　C. 具有调节作用

D. 由囊膜、皮质、核组成　　　E. 具有屈光作用

16. 泪膜的构成由表浅向深部依次为（　　　）。

A. 类脂层、水样层、黏液层　　　　　　　B. 黏液层、类脂层、水样层

C. 水样层、黏液层、类脂层　　　　　　　D. 类脂层、黏液层、水样层

E. 以上均不是

17. 角膜最主要的功能是（　　　）。

A. 维持眼球一定形态　　　　　B. 保护眼内组织　　　　　C. 维持一定眼内压

D. 构成眼的屈光系统　　　　　E. 调节进入眼内光线量

18. 房水是由什么产生的？（　　　）

A. 虹膜　　　　　　　　　　　B. 视网膜　　　　　　　　C. 睫状体扁平部分

D. 睫状冠　　　　　　　　　　E. 睫状突

19. 以下哪一项不属于泪器结构？（　　　）

A. 泪小点　　　B. 泪阜　　　C. 泪小管　　　D. 泪囊　　　E. 鼻泪管

20. 自然光照下瞳孔直径为（　　　）。

A. 1～2 mm　　B. 2～3 mm　　C. 3～3.5 mm　D. 2.5～4 mm　E. 4～4.5 mm

X 型题

1. 角膜组织有再生作用的有（　　　）。

A. 上皮细胞层　B. 前弹力层　　C. 基质层　　　D. 后弹力层　　E. 内皮细胞层

2. 结膜囊的组成包括（　　　）。

A. 角膜缘　　　B. 泪阜　　　C. 睑结膜　　　D. 球结膜　　　E. 穹隆结膜

3. 房水的生理功能有（　　　）。

A. 屈光　　　　　　　　　　　B. 营养视网膜　　　　　　C. 营养角膜、晶状体

D. 营养玻璃体　　　　　　　　E. 维持眼内压

4. 以下结构中没有血管的是（　　　）。

A. 角膜　　　　B. 晶状体　　　C. 玻璃体　　　D. 视网膜　　　E. 脉络膜

5. 视网膜上的组织结构包括（　　　）。

A. 视盘　　　B. 黄斑　　　C. 锯齿缘　　　D. 中心凹　　　E. 血管

6. 以下有关角膜营养来源的选项正确的是(　　)。

A. 泪液　　　B. 房水　　　C. 大气中摄氧　　D. 周围血管网　　E. 淋巴液

7. 房水流出途径包括(　　)。

A. 后房和前房　B. Schlemm 管　　C. 小梁网　　D. 房水静脉　　E. 巩膜内静脉网

8. 生理盲点具有以下哪些特点?(　　)

A. 为视神经盘在视野上的投影　　　　　　　B. 为绝对性暗点

C. 为相对性暗点　　　　　　　　　　　　　D. 位于注视点外侧

E. 以上都不是

第二章 眼科患者的护理概述

第一节 眼科患者的护理评估、常用护理诊断及合作性问题

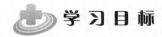

学习目标

知识目标:

1. 掌握眼科患者的护理评估。
2. 掌握眼科患者的常用护理诊断及合作性问题。
3. 熟悉眼科患者的基本特征。

能力目标:

1. 能完成眼科患者的护理评估。
2. 能正确运用眼科患者需要的常用护理诊断及合作性问题。

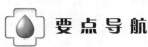

要点导航

重点: 1. 能够描述眼科患者的护理评估内容。

2. 眼科患者的常用护理诊断及合作性问题。

难点: 1. 判断眼科患者护理诊断及合作性问题。

2. 系统地收集资料,对资料的价值作出判断,做好眼科患者的全面评估。

一、基本特征

眼部疾病护理的基本特征如下。

(1) 症状体征突出,如视功能障碍、眼痛、溢泪、角膜混浊等。

(2) 心理症状明显,如焦虑、烦躁、恐惧、悲观、孤独、绝望、自卑等。

(3) 多伴有全身相关病变,如:糖尿病并发白内障、视网膜病变(微动脉瘤和出血);高血压动脉硬化并发眼底出血。

(4) 护理体检以眼部为主,如视功能检查、眼附属器检查、眼前段检查、眼底检查、眼压检

查等。

二、护理评估

眼科患者的护理评估是有计划、系统地收集资料,并对资料的价值进行判断,以了解患者健康状况的过程,是确定护理问题和制定护理计划的依据,并为护理科研积累资料。在评估时,护士不但要了解患者的身体状况,还要关心患者的心理、社会、文化、经济等状况;不但要评估患者的眼部状况,还要了解全身状况才能作出全面的评估。眼科患者的护理评估包括如下内容。

(一) 健康史

1. 既往病史　许多全身性疾病都可能在眼部表现出症状和体征,如:高血压可引起高血压性视网膜病变;糖尿病可引起糖尿病性白内障、糖尿病性视网膜病变等;颅内占位性病变可引起视神经盘水肿和视神经萎缩;甲状腺功能亢进可引起眼球向前突出;重症肌无力可引起上睑下垂、复视、眼外肌运动障碍等症状。因此要认真询问患者的既往病史。另外,某些眼部疾病可引起或加重另一种相关性眼病,如:虹膜睫状体炎可继发青光眼,也可引起并发性白内障和眼球萎缩;高度近视眼可并发视网膜脱离眼球穿通伤,内眼手术后健眼有发生交感性眼炎的可能。

2. 药物史　许多药物可引起眼部疾病,如:长期应用糖皮质激素可引起慢性开角型青光眼和白内障,诱发或加重单纯疱疹病毒性角膜炎;长期服用氯丙嗪可发生晶状体和角膜的改变;少数患者服用洋地黄后可引起视物模糊及视物变色。

3. 家族遗传史　与遗传有关的眼病在临床上也较常见,如:先天性色觉异常是一种性连锁隐性遗传病;视网膜色素变性是较常见的遗传性致盲眼病之一。

4. 职业与工作环境　了解患者的工作环境对诊断某些眼病有重要帮助。接触紫外线可发生电光性眼炎;长期接触三硝基甲苯、X 线、γ 射线等可导致白内障。

5. 诱因　许多因素可引起眼病的发作,如:情绪激动、过度疲劳、暗室停留时间过长、局部或全身应用抗胆碱药物等可诱发急性闭角型青光眼的发作;剧烈咳嗽、便秘可诱发球结膜下出血。

(二) 身体状况

1. 常见症状

(1) 视力障碍　包括视力下降、视物模糊、眼前黑影飘动、视物变形、视野缩小、复视等,也可伴有眼痛。见于眼部多种疾病如视网膜脱离、白内障、青光眼、视神经炎、视网膜中央动脉或静脉阻塞、玻璃体出血、眼外伤、角膜炎、虹膜睫状体炎等。视力障碍易引起患者恐惧、紧张等心理问题;视力下降到一定程度会严重影响患者的自理能力,从而影响患者的自尊和价值感,易引起悲观、抑郁等严重心理问题。

(2) 眼部感觉异常　包括眼干、眼痒、眼痛、异物感、畏光流泪等。多见于急性结膜炎或角膜炎,结膜、角膜异物,青光眼、急性虹膜睫状体炎等。

(3) 眼外观异常　包括眼红、眼部分泌物增多,眼睑肿胀、水肿、肿块、突眼、瞳孔发白或发黄等。可见于各种炎症或过敏反应,先天性白内障、视网膜母细胞瘤等,也可为全身性疾病的眼部表现。

2. 常见体征　由于不同的眼病引起的眼部改变不同,在眼部的不同解剖部位可见不同的异常体征。

（1）眼部充血 可分为结膜充血、睫状充血和混合充血三种类型；结膜充血最为常见，是眼部充血最常见的原因，眼部充血也因睫状充血引起。

（2）视力下降 一般就中心视力而言。借助视力表可检查患者的视力情况，正常视力一般在 1.0 以上。一过性视力下降一般 24 h 内可恢复。常见原因有体位性低血压、视网膜中央动脉痉挛等。视力突然下降，不伴有眼痛见于视网膜动脉或静脉阻塞、缺血性视神经病变、玻璃体出血、视网膜脱离等疾病；视力突然下降伴有眼痛见于急性闭角型青光眼、虹膜睫状体炎、角膜炎等；视力逐渐下降不伴有眼痛见于白内障、屈光不正、开角型青光眼等；视力下降而眼底正常见于球后视神经炎、弱视等疾病。

（3）眼压升高 可通过指压或眼压计来测量确定，眼压升高常见于青光眼患者。

（4）眼球突出 眼球突出度超出正常范围，可用眼球突出计测量。可因眶内肿瘤、鼻窦炎症或肿瘤、眶内血管异常、甲状腺功能亢进等因素引起。

其他常见的体征还包括角膜上皮脱落、角膜混浊、前房变浅、晶状体混浊、玻璃体积血、视网膜脱离、杯盘比例异常等。眼科护士应仔细评估患者的异常症状和体征，以便得出正确的护理诊断及合作性问题。

（三）辅助检查

视功能检查包括视力、对比敏感度、暗适应、色觉、立体视觉、视野和视觉电生理检查等。影像学检查包括眼超声检查、CT 检查、磁共振检查和眼科计算机图像分析等。辅助检查可帮助护理人员进一步明确患者的疾病和阳性体征。

（四）心理-社会状况

视觉的敏锐与否对工作、学习和生活有很大的影响，因此眼病患者的恐惧、焦虑、紧张等心理问题较明显，相同疾病的不同患者以及同一患者在疾病的不同发展阶段心理问题都会有所不同，因此护士应及时、准确地评估患者的心理状态，给予相应的护理。

三、常用检查方法

眼部检查一般要求按一定顺序进行，先右眼后左眼，由外到内，由前到后，可避免遗漏某些病变。检查时可在自然光线下进行，也可在手电筒照明下进行，临床上更常用的是裂隙灯显微镜，可以观察眼部细微病变。在患有传染性眼病时，则应先检查健眼，后检查患眼，以免交叉感染。

（一）眼附属器检查

1. 眼睑 观察有无红肿、淤血、气肿、瘢痕或肿物；有无内翻或外翻，两侧睑裂是否对称，上睑提起及睑裂闭合是否正常，睫毛是否整齐，方向是否正常，有无倒睫，根部有无充血、鳞屑或溃疡。

2. 泪器 观察泪腺区有无红肿触痛，泪小点有无外翻或闭塞，泪囊区有无红肿压痛或瘘管，挤压泪囊有无分泌物自泪小点溢出。判断泪道有无阻塞及阻塞的部位可行泪道冲洗，用带有钝圆针头的注射器由下泪小点注入生理盐水，如诉有水流入口、鼻或咽部，表示泪道通畅。若液体不能进入鼻腔而反流，说明泪道有阻塞，根据液体反流部位可判断阻塞的部位。

3. 结膜 将眼睑向上、向下翻转，检查睑结膜及穹隆部结膜，观察有无充血、乳头肥大、滤泡增生、瘢痕、溃疡、睑球粘连，有无异物或分泌物。检查球结膜时，观察有无充血、水肿，特别注意区分睫状充血与结膜充血,有无出血、异物、色素沉着或新生物等。

4. 眼球位置及运动 观察两眼位置是否相同,有无眼球震颤和斜视。眼球大小有无异常、有无突出或内陷。检测眼球突出方法可用 Hertel 突眼计,将突眼计的两端卡在被检者眶外缘,嘱其向前平视,从反光镜中读出两眼角膜顶点投影在标尺上的读数,记录为眼球突出度。中国人眼球突出度正常平均值为 12～14 mm,两眼差不超过 2 mm。检查眼球运动时,嘱患者向八个方向注视,以了解眼球向各方向转动有无障碍。

5. 眼眶观察 两侧眼眶是否对称,眶缘触诊有无缺损、压痛或肿物。

（二）眼前段检查

检查的一般顺序为巩膜、角膜、前房、虹膜、瞳孔及晶状体。

1. 巩膜 观察有无黄染、充血、结节、隆起及压痛。

2. 角膜 观察角膜直径大小、弯曲度、透明度,表面是否光滑,有无异物、新生血管及混浊（瘢痕或炎症）,知觉如何,有无角膜后沉着物。

为检查角膜上皮有无缺损或溃疡,可用无菌的 1%～2% 荧光素钠溶液滴于下穹隆部结膜上,或用灭菌的荧光素钠滤纸置于结膜囊内进行染色。在裂隙灯显微镜下通过钴蓝色滤光片观察,正常角膜不着色,上皮缺损或溃疡的部位呈黄绿色。

角膜知觉的检查,可从消毒棉签拉出一条纤维,用其尖端从被检者侧面触及角膜,如不引起瞬目反射,或两眼所需触力有明显差别,则表明角膜知觉减退。多见于疱疹病毒所致的角膜炎或三叉神经麻痹者。

3. 前房 观察房水有无混浊、积血、积脓以及前房的深度。若用手电筒观察前房深度,可由外眦处侧照向内眦,如鼻侧虹膜全被照亮,为深前房,如鼻侧虹膜仅被照亮 1 mm 或更少,则为浅前房,有发生闭角型青光眼的潜在危险。

4. 虹膜 观察颜色、纹理,有无新生血管、萎缩、结节,有无与角膜或晶状体粘连,有无根部离断及缺损,有无震颤等。

5. 瞳孔 观察瞳孔大小,两侧瞳孔是否等大、等圆,位置是否居中,边缘是否整齐。正常成人瞳孔在弥散自然光线下直径为 2.5～4 mm,幼儿及老年人稍小。检查瞳孔的各种反射对于视路及全身性疾病的诊断有重要意义。直接对光反射是指在暗室内用手电筒照射受检眼,其瞳孔迅速缩小的反应。间接对光反射是指在暗室内用手电筒照射一眼,另一眼瞳孔迅速缩小的反应。当眼注视近处目标时,瞳孔缩小、双眼内聚,同时伴有调节,称为近反射。

6. 晶状体 观察透明度和位置,有无混浊和脱位。

（三）眼后段检查

对玻璃体、视网膜、脉络膜和视神经盘进行检查,常用检查设备有直接检眼镜和间接检眼镜。观察玻璃体有无出血、混浊,视网膜、脉络膜有无出血、水肿、脱离等,视神经盘有无水肿、萎缩等。

（四）裂隙灯显微镜检查法

裂隙灯显微镜(slit lamp microscope)为眼科最常用的检查工具之一(图 2-1),可放大 10～16 倍,不但用于眼前部组织的检查,也可以用于检查眼后部组织的病变,可协助眼病的诊断或治疗。

1. 目的

（1）检查眼前节改变,如结膜、巩膜、角膜、前房、虹膜、晶状体和前部玻璃体。

（2）附加前房角镜、前置镜、三面镜，可检查前房角、玻璃体和眼底。

（3）裂隙灯显微镜是进行眼内激光治疗时重要的辅助设备。

2. 用物准备 裂隙灯显微镜、电源，各种辅助镜，如前房角镜、前置镜、三面镜等。

3. 操作步骤

（1）调整好裂隙灯显微镜高度，使患者头部舒适地固定于颌架上，眼部正好位于观察平面。

（2）打开光源，检查者左手撑开患者眼睑进行检查，常用的是直接照明法，即将灯光焦点与显微镜焦点联合对在一起，将光线投射在结膜、巩膜、角膜或虹膜上，可细微地观察该部位的病变。根据观察的需要可调节裂隙的宽度、光线强度和投射角度，一般光源投射角度与眼球成 30°～60°，光线越窄，切面越细，组织层面越分明。根据检查需要还有弥散光线照明法、后部照明法、间接照明法等。

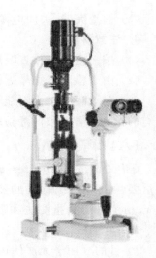

图 2-1 裂隙灯显微镜

（3）检查完毕，关闭电源，罩上防尘罩。

4. 注意事项

（1）要求在暗室内使用。

（2）避免长时间用强光照射患眼。

（3）检查好后应随时关闭电源开关，避免长时间持续使用导致裂隙灯灯泡过热烧坏。

（4）注意保持仪器清洁，定期清洁和消毒，下巴托垫尽量使用一次性的，防止交叉感染。

（五）直接检眼镜检查法

直接检眼镜为眼科最常用的检查工具之一，检查所见眼底为正像，放大约 16 倍（图 2-2，彩图 1）。

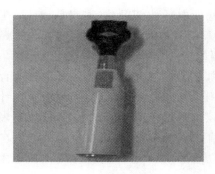

图 2-2 直接检眼镜

1. 目的 直接检眼镜用于检查玻璃体和视网膜病变。

2. 用物准备 直接检眼镜、电源。

3. 操作步骤

（1）在暗室中，患者取坐位，向正前方注视。

（2）检查双眼时一般先检查右眼，后检查左眼。检查右眼时，检查者站在被检查者的右侧，用右手持检眼镜，用右眼观察，检查左眼时则相反。

（3）首先检查屈光间质有无混浊，将镜片拨到 +8～+10 D，距被检眼 10～20 cm，将检眼镜灯光射入瞳孔，如屈光间质混浊，则红色反光中出现黑影，此时嘱患者转动眼球，如黑影移动方向与眼动方向一致，表明混浊位于晶状体前方，如相反，则位于晶状体后方，如不动则为晶状体混浊。

（4）然后进行眼底检查，让患者双眼平视前方，尽量将检眼镜靠近被检眼前，将镜盘拨到 0 处，如有屈光不正，调拨镜片至看清眼底为止。要检查周边部眼底，可嘱患者向各个方位转动眼球，同时检眼镜也随之作相应倾斜进行检查。

（5）检查完毕,关闭电源。

4. 注意事项

（1）按一定顺序检查眼底,以防遗漏。

（2）由于检眼镜很靠近被检眼,注意不要碰到睫毛。

（3）对于瞳孔较小不能看清眼底者,或需要检查周边眼底时,可散大瞳孔后检查。

（4）定期清洁和消毒检眼镜。

（六）眼压测量法

眼压(intraocular pressure)是眼球内容物作用于眼球内壁的压力,眼压测量是青光眼诊治的重要项目之一,眼压的正常范围为 $10 \sim 21$ mmHg($1.3 \sim 2.8$ kPa)。眼压测量方法(tonometry)分为指测法和眼压计测量法,眼压计测量法包括压陷式、压平式和非接触式三类。

1. 指测法

1）目的　用于无法使用眼压计进行眼压测量时估计眼压的方法。

2）操作方法　嘱被检查者睁眼向下注视,检查者以双手的中指和无名指固定于被检查者前额,两手食指尖放在上睑皮肤上,两指交替轻压眼球,根据手指感到的眼球波动力的大小来判断眼压的高低。轻度、中度和重度增高分别记为 $T+1$、$T+2$、$T+3$,轻度、中度和重度降低分别记为 $T-1$、$T-2$ 和 $T-3$。

3）注意事项

（1）指测法只能粗略估计眼压,且需要以临床经验为基础,需精确数值时,应用眼压计测量。

（2）初学者可触压自己的前额、鼻尖和嘴唇,体会高、中、低三种眼压手感。

2. 压陷式眼压计测量法（图 2-3）

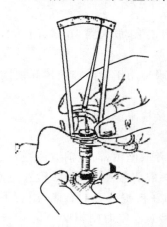

图 2-3　压陷式眼压计

1）目的　协助青光眼的诊断,观察青光眼的治疗效果。

2）用物准备　压陷式眼压计、1％丁卡因溶液、75％酒精棉球、干棉球、抗生素眼液。

3）操作步骤　受检者取低枕仰卧位,测量前滴1％丁卡因溶液作表面麻醉,用75％酒精棉球消毒底盘,待充分干燥后开始测量。嘱受检者两眼向正上方注视自己的手指,使角膜恰在正中央。检查者用左手拇指和食指轻轻分开被检者的上、下睑,固定于上、下眶缘,右手持眼压计支架,将眼压计底盘垂直放于角膜中央,读出眼压计指出的刻度数,按换算表计算出眼压值。当指针读数小于3时,应更换更重的砝码。测量完毕,滴抗生素眼液防止感染。同时嘱受检者2 h内不用手揉眼,以防角膜上皮脱落。

4）注意事项

（1）在测量前应校对眼压计,确保其指针位于"0"位。

（2）眼部有急性炎症(如结膜炎、角膜炎等)和穿孔伤者禁忌测量眼压。

（3）测量时切勿加压于眼球,以免影响准确性。

（4）测量前应使用酒精棉球消毒,防止交叉感染。消毒后,应用干棉球擦拭干净或待充分干燥后再使用,以免残留酒精损伤角膜上皮。

3. 非接触式眼压计测量法 这是一种不直接接触眼球的测量方法,利用可控的空气脉冲,使角膜压平到一定的面积,通过监测系统感受角膜表面反射的光线,并记录角膜压平到某种程度的时间,将其换算为眼压。这种方法避免了直接接触角膜可能导致的交叉感染及可能对角膜造成的损伤,且操作简便、快捷。

1)目的 同压陷式眼压计测量法。

2)用物准备 非接触式眼压计。

3)操作方法 患者取坐位,头置于头架上,前额紧靠头架。嘱患者睁大睑裂注视仪器内的红色指示点。检查者调整仪器操纵杆,聚焦清晰后按动操纵杆的气体触发器,显示屏上即出现眼压读数。连续测量 3 次,取平均值,即为眼压测量值。对于自动非接触式眼压计,只需对焦好即能自动进行眼压测量,新的仪器还可自动对焦测量。

4)注意事项

(1)检查前要先告知患者检查过程中有气流冲击眼球,略有不适,但无疼痛,使患者放松并配合检查。

(2)如果显示屏不显示数字,可能是注视不准、泪液过多或瞬目等原因造成的,可调整后重新测量。

(3)对固视不良者不适合用此方法测量眼压。

4. 压平眼压计测量法 常用 Goldmann 压平眼压计,需安装在裂隙灯显微镜上测量,患者取坐位。根据压平角膜一定面积所需的压力来测算眼压,在测量时仅使角膜压平而不下陷,所以不受球壁硬度的影响,准确性较压陷式眼压计和非接触式眼压计高。

1)目的 同压陷式眼压计测量法。

2)用物准备 Goldmann 压平眼压计、裂隙灯显微镜、1％丁卡因溶液、75％酒精棉球、干棉球、抗生素眼液等。

3)操作方法 患者取坐位,下巴放在裂隙灯显微镜颌托上,点 1％丁卡因溶液表面麻醉后,结膜囊内放入荧光素纸片或滴入少许荧光素钠滴眼液,通过裂隙灯显微镜上钴蓝色滤光片观察,在眼压计测压头刚好接触角膜正中部位,上、下两个半环内缘正好发生接触时,记录此时的读数,乘以 10 即为眼内压(mmHg)。

4)注意事项

(1)检查前先告知患者检查过程中的注意事项,使患者配合检查。

(2)眼部有急性炎症(如结膜炎、角膜炎等)和穿孔伤者禁忌测量眼压。

(3)测量前应使用酒精棉球消毒测压头,防止交叉感染。消毒后,应用干棉球擦拭干净或待充分干燥后再使用,以免残留酒精损伤角膜上皮。

四、视功能检查

视功能检查包括视觉心理物理学检查(如视力、视野、色觉、暗适应、立体视觉、对比敏感度)及视觉电生理检查两大类。

(一) 视力

视力(visual acuity)分为远、近视力,是测量分辨二维物体形状和位置的能力,代表黄斑中心凹的视觉敏锐度,正常人视力一般在 1.0 或以上。

1. 远视力检查法

1)目的

(1)了解视网膜黄斑中心凹处的视觉敏锐度。

（2）辅助眼科疾病诊断。

2）用物准备　标准对数视力表（图 2-4）、遮眼器、视标指示棒、平面反射镜。

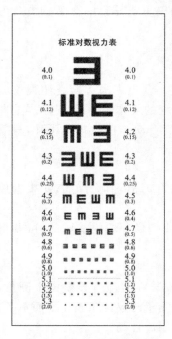

图 2-4　标准对数视力表

3）操作步骤

（1）受检者距离视力表 5 m，如空间距离小于 5 m，可使用平面反射镜。

（2）先查右眼后查左眼，由上向下指示视标，让被检者在 5 s 内说出或指出缺口方向。

（3）如被检者在 5 m 处不能辨认最大视标，则让其慢慢走近视力表直至看清，按实际检查距离换算后记录。换算方法为 $d/5×0.1$，d 为看清最大视标时被检者与视力表的距离。如在 2 m 处能看清最大视标，则视力为 $2/5×0.1=0.04$。

（4）如被检者在 1 m 处不能辨认最大视标，则让其背窗而坐，检查人员在暗背景前伸出手指，指距等于指宽，让被检者辨认手指数目，并记录能辨认指数的最远距离，如"数指/30 cm 或 CF/30 cm"。

（5）如被检者在眼前 5 cm 处仍不能辨认手指数目，检查人员可用手在其眼前慢慢摆动，并记录辨认手动的最远距离，如"手动/30 cm 或 HM/30 cm"。

（6）如被检者不能辨认手动，则在暗室中检查其能否感知手电亮光，光定位检查通常检测 9 个方位，呈"米"字形。用"＋"和"－"表示光源定位的阳性和阴性。如各方位光感均消失，记为"无光感"。

4）注意事项

（1）视力表应有充足的光线照明，使用灯箱视力表时，视力表白底的亮度应达 80～320 cd/m²。

（2）被检眼应与 1.0 视标在同一高度。

（3）戴镜者应先测裸眼视力，然后再测戴镜视力和记录矫正眼镜度数。

（4）检查视力时应使用遮眼器，用后应消毒。遮挡眼睛时避免压迫眼球，防止被检眼斜看、眯眼或偷看。

2. 近视力检查法

1）目的　同远视力检查法。

2）用物准备　近视力表、遮眼器。

3）操作步骤　在充足照明下，根据所使用的近视力表上要求的检查距离放置近视力表，通常检查距离为 30 cm 或 40 cm，如在该处不能看见最大字符也可移近检查，记录时需标明实际距离。

4）注意事项

（1）视力表应有充足的光线照明。

（2）一般先检查右眼，后检查左眼。

（3）使用遮眼器遮挡眼睛时避免压迫眼球。

（4）记录时需标明实际距离。

（二）视野检查法的护理配合

视野（visual field）是指眼向前注视时所见的空间范围，它反映了黄斑以外的视网膜功能，即周边视力。

1. 目的　视野检查法用于眼病的协助诊断和判断疾病发展情况，常用于青光眼、神经系统疾病等的诊治。常用视野计进行检查（图2-5，彩图2）。

2. 适应证　视野检查法适用于各种需要判断周边视力有无异常的眼病，如青光眼、视神经病变、黄斑病变等。

3. 检查方法

（1）视野检查根据检查方法的不同分为动态和静态两种。①动态视野检查：用不同大小的视标，从周边不同方位向中心移动，记录被检者刚能感受到视标出现的位置。②静态视野检查：在视屏的各个设定点上，由弱至强增加视标亮度，患者刚能感受到的亮度即为该点的视网膜敏感度阈值。电脑控制的自动视野计，使检查快捷、规范。

（2）根据检查的部位不同分为中心视野检查和周边视野检查，距注视点30°以内的范围称为中心视野，30°以外的范围为周边视野。

4. 护理配合

（1）检查前详细告诉患者检查目的及具体操作方法，使患者理解和配合。

（2）告诉患者在检查过程中要始终保持眼盯住前方注视点不动，转动眼球会使检查结果不准确。

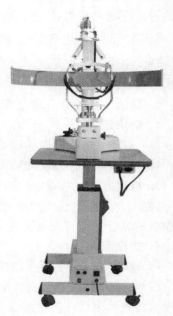

图 2-5　视野计

（三）色觉检查法

色觉为人眼的辨色能力，从事许多工作如美术、交通运输、医学、化学、军事工作等必须具备正常的色觉。色觉异常按轻重程度可分为色弱和色盲。色盲以红绿色盲最常见，可能是先天性的，也可是后天因某些眼病或颅脑疾病所致。色觉检查有假同色图（即色盲本）检查、色相排列法和色觉镜，以假同色图检查法最为常用。

1. 目的

（1）判断人眼辨色能力是否正常。

（2）白内障患者术前检查，可以测定黄斑视锥细胞功能估计术后效果。

2. 用物准备　准备"色盲检查图"，合适的光线环境。

3. 操作步骤　在明亮的自然光线下，检查距离为40～50 cm，先用示教图，教以正确方法，再依次检查，做出诊断。一般双眼同时检查，要求在5 s内读出图中的图形或数字。按每图的说明判断患者为正常或异常，若为异常，进一步分辨其为全色盲、绿色盲、红色盲、红绿色盲或色弱。

4. 注意事项

（1）检查应在自然光线下进行，避免阳光直射，不用人工光源。

（2）每图辨认时间不超过5 s。

（3）检查图应保持清洁、完好，污染或褪色则不能使用。

（四）暗适应

当从明处突然进入暗处时，起初一无所见，随后渐渐能看清暗处的物体，眼的这种对光敏感度逐渐增加，对暗处发生适应的过程称为暗适应（dark adaptation）。暗适应检查可用于诊断各种可引起夜盲的疾病，如视网膜色素变性、维生素 A 缺乏症等。最简单的检查方法是采用对比法即自适应正常的检查者与被检者同时进入暗室，比较两人能辨认周围物体的时间，如被检者适应的时间明显延长，则表示其适应能力差。

（五）视觉电生理检查的护理配合

视觉电生理检查是应用视觉电生理仪测定视网膜被光照射或图像刺激时产生的生物电活动来了解视觉功能。

1. 目的 视觉电生理检查用于了解视网膜、视神经及视路功能。

2. 适应证

（1）需要了解视网膜和视神经功能者。

（2）白内障、角膜病、玻璃体出血等屈光间质混浊患者术前检查，以判断术后视力预后。

3. 检查方法 视觉电生理检查包括视网膜电图、眼电图和视觉诱发电位。视网膜电图为视网膜综合电位变化，常用于视网膜色素变性等的辅助诊断。眼电图主要代表视网膜色素上皮细胞的综合功能。视觉诱发电位主要用于检查神经节细胞以上至大脑皮层视中枢功能。

4. 护理配合

（1）检查前详细告诉患者检查目的、具体操作方法，使患者理解和配合。

（2）视网膜电图电极为角膜接触式，检查前应告诉患者，尤其是儿童患者，使其配合完成检查。检查结束后点抗生素眼药水预防感染。

五、其他检查

（一）眼底血管造影检查的护理配合

眼底血管造影是将造影剂从肘静脉注入，利用特殊滤光片和眼底照相机，拍摄其随血液在眼底血管内流动及灌注的过程。眼底血管造影分为荧光素血管造影（fundus fluorescein angiography，FFA）和吲哚青绿血管造影（indocyanine green angiography，ICGA）两种。荧光素血管造影以荧光素钠为造影剂，主要反映视网膜血管的情况；吲哚青绿血管造影以吲哚青绿为造影剂，反映脉络膜血管的情况。

1. 目的 眼底血管造影用于了解视网膜和脉络膜血管情况，协助眼底疾病的诊断和治疗。

2. 适应证

（1）各种眼底血管性病变，如糖尿病视网膜病变、静脉阻塞等。

（2）视网膜和脉络膜病变。

3. 检查方法 患者充分散瞳后，将造影剂从肘静脉快速注入，注射后 5～8 s 开始拍摄，根据疾病的不同确定拍摄时间。

4. 护理配合

（1）造影之前向患者解释检查的基本过程和注意事项，取得理解和配合。

（2）检查前应详细询问患者有无全身性疾病病史，包括高血压史、心脏病史、过敏史及肝肾疾病史。对于有严重全身性疾病者，慎行检查。

（3）少数患者注射荧光素后会出现恶心、呕吐、荨麻疹等过敏反应,告诉患者不要紧张,稍作休息,常可恢复,必要时也可给予抗过敏药物。

（4）操作室应备氧气、抢救车等基本的抢救物品,以备发生严重过敏反应时进行抢救使用。

（5）需告知患者,检查后数小时尿液变黄是荧光素钠排出的结果,消除患者紧张。

（二）眼部超声波检查的护理配合

1. 目的　眼部超声波检查用于眼球生物测量、了解眼内及眶内病变性质,协助眼部疾病的诊断和治疗。

2. 适应证

（1）眼球生物测量(角膜厚度、眼轴长度等)。

（2）检查玻璃体视网膜病变的部位、程度和性质。

（3）屈光介质混浊时探查和定位眼内异物。

（4）眼内肿瘤的诊断。

（5）眼眶病变的诊断。

（6）眼和眶部血流动力学检测。

（7）介入超声:超声引导肿瘤穿刺活检等。

3. 检查方法　眼部超声检查包括 A 型超声检查、B 型超声检查和彩色多普勒成像。

（1）A 型超声检查　显示探测组织每个声学界面的回声,为一维图像。可精确测量轴向距离,多用于测量角膜厚度、眼轴长度及人工晶状体屈光度计算。

（2）B 型超声检查　为二维声学切面图像。实时动态扫描可提供病灶的位置、大小、形态及与周围组织的关系,用于眼部疾病的诊断。

（3）彩色多普勒成像　利用多普勒原理,将血流特征以彩色的形式叠加在 B 型灰阶图上,红色表示血流流向探头(常为动脉),蓝色为血流背向探头(常为静脉)。以血流彩色作为指示、定位、取样及定量分析。可检测眼动脉、视网膜中央动脉、睫状后动脉血流以及眼内、眶内肿瘤等。

4. 护理配合　检查之前向患者解释检查的基本过程和注意事项,取得理解和配合。A 型超声测量眼轴长度时,应告诉患者检测中保持眼球不动,检查者超声探头保持与角膜正好接触,不能压迫眼球。

（三）光学相干断层成像术

光学相干断层成像术(optical coherence tomography,OCT)为一种新的光学诊断技术,采用波长 850 nm 的激光进行视网膜断层扫描,主要用于黄斑水肿、裂孔的测量及青光眼视网膜神经纤维层(RNFL)厚度的测量。

（四）超声生物显微镜检查

超声生物显微镜(ultrasound biomicroscopy,UBM)检查是利用超高频超声技术(40～100 MHz),观察眼前断面图像的一种影像学检查。其穿透力差,仅用于眼前段的疾病诊断,常用于闭角型青光眼、睫状环阻滞型青光眼、眼前段肿瘤及外伤的诊断。

六、常用护理诊断及合作性问题

护理诊断及合作性问题是关于个人、家庭或社区对现存的或潜在的健康问题或生命过程所产生的反应的一种临床判断,护理诊断及合作性问题提供了选择护理干预的基础,以达到护士职责范围的预期结果。眼科患者常见的护理诊断及合作性问题如下。

(1) 感知紊乱　如视力障碍,与眼部病变有关。

(2) 焦虑　与可能的视力丧失、担心预后不良或觉察到慢性病影响生活方式等因素有关。

(3) 恐惧　与担心视力丧失有关。

(4) 自理能力缺陷　与视功能障碍或术后双眼遮盖等因素有关。

(5) 有受伤的危险　与视功能障碍有关。

(6) 知识缺乏　缺乏病情、眼部护理、药物治疗、手术治疗、安全措施、活动限制以及跟踪随访等的相关知识。

(7) 急性疼痛　与眼压升高、急性炎症反应、眶压增高等因素有关。

(8) 慢性疼痛　与眼压升高、炎症反应或缝线刺激等因素有关。

(9) 个体或家庭处理治疗方案不当的危险　与治疗计划复杂、治疗的副作用多、健康服务系统复杂、个体或家庭缺乏治疗的相关知识等有关。

(10) 组织完整性受损　由眼外伤所致。

(11) 有感染的危险　与机体抵抗力低下或局部创口破坏了组织的完整性以及预防感染措施不当等因素有关。

(12) 便秘　与长期卧床、活动减少、精神紧张或生活习惯改变等因素有关。

(13) 有持家能力障碍的危险　与视力受损引起的履行日常活动的能力下降有关。

(14) 有社交隔离的危险　与害怕受伤或处于陌生环境的窘迫有关。

(15) 自尊降低　与视力问题降低自理能力有关。

(16) 自我形象紊乱　与疾病、外伤、手术等引起的眼部结构和功能的改变有关。

(17) 潜在并发症　眼压升高、眼内出血、角膜水肿、葡萄膜炎、化脓性眼内炎、移植片排斥等。

(18) 舒适改变　与眼部刺激症状如眼异物感、烧灼感、畏光、流泪、痒、干以及眼疲劳等有关。

(赵丽丽)

直通护考

选择题

A 型题

1. 下列有关视力检查法的叙述,不正确的是(　　)。

A. 远视力检查距视力表 5 m

B. 近视力检查距视力表 30 cm

C. 若患者距视力表 2 m,方能看清视力表上 0.1,则该人视力为 0.04

D. 若走到距视力表 1 m 处仍不能辨认最大字符缺口方向,则改查手动

E. 若不能正确判断手动,则改查光感

2. 近视力检查,被检查者距视力表(　　　)。

A. 5 m　　　　　B. 3 m　　　　　C. 1 m　　　　　D. 30 cm　　　　　E. 眼前

3. 距视力表2.5 m处看清最大视标,其视力为(　　　)。

A. 0.02　　　　B. 0.04　　　　C. 0.05　　　　D. 0.06　　　　E. 0.1

4. 结膜充血的特点不正确的是(　　　)。

A. 是结膜炎最基本的特征　　　　　　　　B. 近角膜缘充血明显

C. 充血为鲜红色　　　　　　　　　　　　D. 用手指推动结膜时,血管随之移动

E. 滴入0.1%肾上腺素充血消失

5. 自然光线下正常成年人瞳孔的直径为(　　　)。

A. 1.5~2 mm　　　　　　　　B. 2~4 m　　　　　　　　C. 2.5~4 mm

D. 4~5 mm　　　　　　　　　E. 5~6 m

6. 两眼突出度相差多少为异常?(　　　)

A. 1 mm　　　　　B. 2 mm　　　　　C. 3 mm　　　　　D. 4 mm　　　　　E. 5 mm

第二节　眼科护理管理及常用护理技术

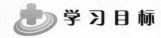

学习目标

知识目标:

1. 掌握眼科门诊的管理、眼科病房管理的内容。

2. 掌握眼科常用护理技术。

3. 熟悉眼科暗室管理、眼科激光室的管理。

4. 了解常用眼科护理注意事项。

能力目标:

1. 能运用所学的知识进行眼科常用护理操作。

2. 能根据泪道冲洗的结果来判断泪道堵塞的部位。

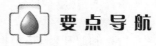

要点导航

重点:1. 眼科门诊的管理、眼科病房管理的内容。

　　　　2. 能准确叙述滴眼药和涂眼药膏的方法。

难点:1. 眼科病房管理的内容。

　　　　2. 眼科护理常用技术操作的步骤。

一、护理管理

（一）眼科护士的素质要求

眼睛为五官之首，心灵之窗。视力低下会直接影响生活质量，给患者的学习、工作带来许多困难，而且眼科患者以老年人居多，常常在患病后会出现猜疑、脾气急躁。作为一名眼科护士，除了应具备丰富的专业知识，熟练的操作技术和高尚的医德外，还应具备良好的心理素质及护德修养。

1. 高尚的职业道德　眼科护士的职业道德突出表现为无私的奉献和博大的爱心，视患者如亲人，以患者之忧而忧，以患者之乐而乐，真正做到以患者为中心。

2. 扎实的专业知识和整体护理观　眼科护理工作的主要对象是眼科患者，护士除了要有丰富的眼科护理经验外，更要有以人的健康为中心的整体护理观。护理的着眼点不仅仅在于"病"，而应当强调"人"，从人的身心和社会需要出发来考虑患者的健康和护理问题。

3. 敏锐的观察力　护士在与患者接触时，应细心观察病情。通过直接或间接方式了解患者，运用视觉、听觉、触觉等来获得患者资料，及时发现新问题及潜在的危险。由于眼是人体最重要的感觉器官，所以患眼病时的痛苦感受尤为显著，容易使人产生紧张、焦虑和恐惧心理。

4. 良好的沟通技巧　首先要尊重患者，认真倾听患者的意见和要求；然后利用丰富的专业知识，解答患者的提问；最后与患者建立信任感，这是沟通的基础。眼科患者因视力障碍，容易产生悲观、消极心理。因此护理视力低下和失明的患者时，要根据患者个人性格特点，以亲切的语音和语调，传递关心和爱心。

5. 健康稳定的情绪　在护理工作中护士要始终保持稳定的情绪，以乐观、和善、友爱的态度影响患者，以积极的言行感染患者。要让患者意识到心理因素对生理调节的影响，使患者学会自我调节，始终处于心情舒畅、乐观向上的最佳状态。

（二）眼科门诊的管理

眼科门诊护理的主要任务是做好开诊前准备，安排患者就诊，协助医生进行检查、治疗，做好健康教育与护理指导等。

1. 诊室卫生　应注意诊室卫生，做到清洁、整齐、明亮、通风，同时，每日开诊前准备好洗手消毒液及擦手毛巾或一次性擦手纸巾。

2. 诊室物品　检查医疗计算机，并使计算机处于工作状态。准备好诊查桌上的物品，包括聚光手电筒、放大镜、近视力表、无菌荧光素钠溶液、丁卡因溶液、抗生素眼药水、散瞳及缩瞳眼药水、消毒玻璃棒，以及消毒干棉球、棉签、酒精棉球等，同时，备好文具、病历纸、处方笺、住院证、各种检查单、化验单及治疗单等办公用品。

3. 就诊秩序　按病情特点及挂号先后次序进行分诊。急症患者如眼化学伤者，应随到随诊；对年老体残患者安排提前就诊。

4. 协助检查　协助医生做好视力检查和眼压测量；根据医嘱给患者点散瞳眼药水，以便做眼部检查。对双眼视力低下行动障碍者应给予护理照顾，检查时护士应站在患者一侧，引导前行，并协助患者上检查床，以配合医生进行检查。

5. 健康教育　利用壁报、板报、电视等形式，宣传常见眼病防治知识。

6. 护理指导　根据患者具体情况，运用护理知识，给予生活、用药及预防等方面必要的护理指导，需要时登记预约复诊时间。

（三）暗室管理

暗室是眼科的特殊检查环境,眼部许多精细检查要在暗室进行,室内有许多精密检查仪器,因此加强暗室护理管理非常重要。

1. 环境 暗室内地面应不反光、不打滑,墙壁为深灰色或墨绿色,窗户应设置遮光窗帘,以保证室内黑暗状态,利于使用眼科仪器进行细微观察。

2. 加强暗室清洁卫生 保持室内空气流通及相对干燥,以免损坏室内仪器。

3. 合理放置仪器 暗室常设仪器有裂隙灯显微镜、检眼镜、灯光视力表、验光仪、镜片箱等,应合理安放,以利于操作和患者安全。

4. 制定仪器使用规程 暗室内精密仪器的使用、保养严格按规程操作,镜头、镜片等光学仪器配件,可用擦镜纸或 95％乙醚轻拭污渍。

5. 避免患者发生意外 患者对暗室环境感到陌生,应给予护理指导和帮助,以避免发生意外事故。

6. 水电管理 每天下班前,应把暗室内各种检查仪器从工作位恢复到原位,切断电源,加盖防尘罩,并关好水龙头、门窗等。

（四）眼科激光室的管理

激光器的安全使用应引起每位医护人员的注意。一方面激光器属于贵重的精密仪器,使用不当会缩短其使用寿命;另一方面激光能量密度很高,对人体皮肤和眼睛容易造成意外伤害。

1. 激光室的一般要求

（1）激光室应有警告标志,无关人员不要随意进出。工作室要关好门窗,安装特殊的玻璃或遮光窗帘,以防激光透出伤人。

（2）激光室墙壁不宜使用反光强的涂料,工作区内应避免放置具有镜面反射的物品。激光操作尽量在暗室内进行,一方面减少激光的反射,另一方面可保持患者瞳孔散大,便于治疗。

2. 激光器的安全使用

（1）激光器应安装锁具,防止非工作人员操作。保证激光器的输出系统正确连接,各种附属设备都处于正常工作状态后才开始使用激光。

（2）激光器内部有很多精密的光学元件,使用时应防潮、防尘。不要在激光器上放置饮料或其他液体。

（3）如使用光纤输出,应注意光纤不要被折断或重压。手术台上要注意无菌操作。激光器使用的间隔中,应将激光器的输出置于"备用（Standby）"位置。

3. 工作人员的安全防护

（1）防护用具 进行激光治疗时,工作人员应戴用专门针对所使用激光波长的有周边防护的防护眼罩,或在裂隙灯、间接检眼镜、手术显微镜的光路中插入遮挡激光的滤过镜片。对超过安全阈值的激光,要穿上白色工作服,戴手套,不要让激光直射皮肤并防止反射、散射光照射皮肤。

（2）加强安全教育 激光对工作人员造成意外伤害最多的是眼睛和皮肤,对眼睛可引起永久性角膜混浊、白内障、视网膜损伤而导致视力严重受损甚至失明;对于皮肤则可造成皮肤的红斑、丘疹、水疱、炭化和汽化。因此对工作人员应加强安全教育,注意自我保护。

4. 防火 激光室必须放置灭火装置。激光治疗过程中,不要将激光对准含酒精的液体、干燥的棉花、敷料等易燃物品照射;手术区不要滴用含酒精的麻醉药;尽量不要使用易燃的麻醉气体。

（五）眼科病房的管理

（1）保持病房安静、整洁、舒适和安全。

（2）保持病房清洁卫生,室内不准吸烟,注意通风。

（3）患者的安全管理 为眼科病房管理的重点。因眼科患者均有视力障碍,识别危险能力低,故应着重预防患者跌倒、烫伤、危险物品伤害等。具体管理措施包括:统一病房摆设,室内物品摆放要考虑到患者视力障碍,固定位置,不得随意悬挂物品,热水瓶要妥善放置。危险物品如刀子、剪刀等,要尽量远离。走廊和过道不可摆放任何障碍物,以免碰撞。卫生间坐便器旁应设扶手,地面应防滑,以防患者摔倒。

（4）病房内应设置专门的检查室,作为患者眼科检查和换药用。检查室内应备好眼科常用检查用具,如裂隙灯、视力表,还应备好敷料、常用眼药水（膏）等。

（5）做好护理安全管理,预防差错事故。眼科各种眼药制剂较多,每个患者用药种类不一,加之患者左右眼用药常常不同,因此,在为患者用药时要严格执行核对制度,严防用错药。另外,针对眼科患者住院周期短、手术频率高、床位周转快的特点,做好患者手术安全管理工作、患者的健康教育以及术后随访管理工作。

（6）做好消毒隔离质量管理工作 包括眼药水使用的管理、滴眼药水的规范操作、医生换药时的无菌操作规范、特殊感染患者的隔离规范、患者用眼卫生的自我保健教育等,从各个环节预防院内感染的发生。

二、常用护理技术

（一）滴眼药法

1. 目的

（1）用于预防、治疗眼部疾病。

（2）用于散瞳、缩瞳及表面麻醉等。

2. 用物准备 治疗盘内放置滴眼液、消毒棉签等。

3. 操作步骤

（1）操作前洗手,并核对患者的姓名、眼别、药物的名称、药物的浓度,水制剂应观察有无变色和沉淀。

（2）患者取坐位或仰卧位,头稍向后仰并向患侧倾斜,用棉签擦去患眼分泌物。

（3）用左手食指或棉签拉开患者下睑,右手持滴管或眼药水瓶将药液点入下穹隆的结膜囊内（图2-6）。

（4）用手指将上睑轻轻提起,使药液在结膜囊内弥散。

（5）用棉签擦去流出的药液,嘱患者闭眼 5～10 min。

4. 注意事项

（1）滴药时,滴管口或瓶口距离眼部 2～3 cm,勿触及睑缘、睫毛和手指,以免污染。

（2）滴药时勿压迫眼球,尤其是有角膜溃疡和角膜有伤口的患者。

（3）滴入阿托品类药品时,应压迫泪囊部 2～3 min,以免鼻腔黏膜吸收引起中毒。

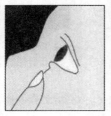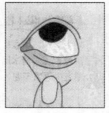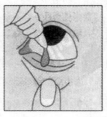

图 2-6　滴眼药水示意图

（4）特别注意核对散瞳剂与缩瞳剂、腐蚀性药物，切忌滴错，以免造成严重后果。

（5）同时滴数种药液时，先滴刺激性弱的药物，再滴刺激性强的药物。眼药水与眼药膏同时用时先滴眼药水后涂眼药膏，每次每种药需间隔 5～10 min。

（二）涂眼药膏法

1. 目的

（1）防治眼部疾病，通常在睡前和手术后使用。

（2）用于眼睑闭合不全、绷带加压包扎前需保护角膜以及需做睑球分离的患者。

2. 用物准备　眼药膏、消毒圆头玻璃棒、消毒棉签、眼带。

3. 操作步骤

（1）涂眼药膏前洗手，并核对患者的姓名、眼别、药物的名称和浓度。

（2）用左手食指或棉签拉开患者下睑，嘱患者向上方注视，右手将眼药膏先挤去一小段，将眼药膏挤入下穹隆，或用玻璃棒蘸眼药膏少许，将玻璃棒连同眼药膏平放于穹隆部。

（3）嘱患者闭眼，同时转动玻璃棒，沿水平方向抽出。

（4）按摩眼睑使眼药膏均匀分布于结膜囊内，不要将睫毛连同玻璃棒一同卷入结膜囊内。

（5）必要时给患者加戴眼带。

4. 注意事项

（1）涂眼药膏前检查玻璃棒有无破损，如有破损应弃去。

（2）玻璃棒用后及时消毒以备用。

（3）涂管装眼药膏时，管口勿触及睫毛及睑缘。

眼药膏比眼药水在结膜囊内停留时间长，作用时间久，可减少用药次数，但眼药膏影响视力，应在睡前或手术后使用。

（三）结膜囊冲洗法

1. 目的

（1）清除结膜囊内的异物、酸碱化学物质和脓性分泌物。

（2）手术前清洁结膜囊。

2. 用物准备　玻璃洗眼壶或冲洗用吊瓶、受水器、消毒棉球、冲洗液。

3. 操作步骤

（1）患者取坐位或仰卧位，头偏向一侧。

（2）受水器紧贴患眼侧颊部或颞侧。

（3）擦净眼分泌物及眼药膏。

（4）分开上、下睑，冲洗液先冲洗眼睑皮肤，然后再冲洗结膜囊。

（5）冲洗上穹隆部时翻转眼睑，嘱患者向下看，冲洗下穹隆部时嘱患者向上看，同时眼球向各个方向转动，轻轻推动眼睑，充分冲洗结膜各部。

（6）用消毒棉球拭净眼睑及颊部水滴。

（7）将受水器内的污水倒出，消毒后备用。

4. 注意事项

（1）冲洗时，洗眼壶距眼 3～5 cm，不可接触眼睑及眼球。

（2）冲洗液不可直接冲在角膜上，也不可进入健眼。

（3）冬天冲洗液应适当加温。

（4）化学伤冲洗应充分暴露上、下穹隆部，反复多次冲洗，防止化学物质残留。

（5）如有大块异物不易冲去，可用消毒棉签擦去，冲洗液要足够，冲洗时间不少于 15 min。

（6）有眼球穿通伤及较深的角膜溃疡者禁忌冲洗。

（四）泪道冲洗法

1. 目的

（1）泪道疾病的诊断、治疗。

（2）内眼手术前清洁泪道。

2. 用物准备　注射器、泪道冲洗针头、泪点扩张器、丁卡因滴眼液、消毒棉签和冲洗用液体，必要时准备泪道探针等。

3. 操作步骤

（1）操作前洗手，并核对患者的姓名和眼别。

（2）患者取坐位或仰卧位。

（3）压迫泪囊将其中的分泌物挤出，然后用蘸有丁卡因滴眼液的消毒棉签夹于上、下泪点间，闭眼 3 min。

（4）用泪点扩张器扩张泪小点。

（5）左手轻轻牵拉下睑，嘱患者向上方注视，右手持注射器将针头垂直插入泪小点 1～1.5 mm，再水平方向向鼻侧插入泪囊至骨壁（图 2-7）。

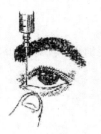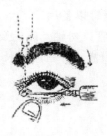

图 2-7　泪道冲洗示意图

（6）取坐位者，嘱患者低头；取仰卧位者，嘱患者头偏向患侧，将针稍向后退，注入药液。通畅者，注入液体自鼻孔流出或患者自诉有水流入口中；如注入液体通而不畅，有液体从鼻腔滴出，提示鼻泪管狭窄；如进针时阻力大，冲洗液体由原泪点或上泪点溢出，说明泪总管阻塞；如针头可触及骨壁，但冲洗液体逆流，鼻腔内无水，提示鼻泪管阻塞；冲洗后，泪小点有脓性分泌物溢出，为慢性泪囊炎；冲洗时如发现下睑肿胀，说明发生假道或针头误入皮下，必须停止注水。

（7）点抗生素眼药水。

（8）记录冲洗情况，包括从何处进针，有无阻力，冲洗液的流通情况及是否有分泌物等。

4. 注意事项

（1）如进针遇有阻力，不可强行推进。

（2）若下泪点闭锁，可由上泪点冲洗。

（3）勿反复冲洗，避免黏膜损伤或粘连引起泪小管阻塞。

（4）急性炎症和泪囊有大量分泌物时不宜进行泪道冲洗。

（五）球旁注射法

1. 目的　球旁注射法可提高局部组织内的药物浓度，起到消炎、抗感染的作用。

2. 用物准备　注射器、5 号半针头、用于注射的药物、消毒液、消毒棉签等。

3. 操作步骤

（1）操作前洗手，并核对患者的姓名、眼别、药物的名称及剂量。

（2）患者取坐位或仰卧位，取坐位者头略后仰。

（3）常规消毒眼睑周围皮肤。

（4）嘱患者向内上方注视，左手持棉签在眶下缘中、外 1/3 交界处定位进针点，右手持注射器经皮肤刺入眶内，紧靠眶下壁垂直刺入 1 cm 左右，固定好针头，轻轻抽吸见无回血时，将药液缓慢推入。也可在颞上方或颞下方经球结膜进针。

（5）左手固定好针旁皮肤，缓慢拔针，用消毒棉签压住针眼至无出血为止。

4. 注意事项

（1）不宜用一次性注射针头。

（2）如遇到阻力，不可强行进针，可稍稍拔出针头，略改变方向时再进针。

（3）针头的斜面应向上，防止损伤眼球，切忌针头在眶内上下左右捣动，以免损伤血管和神经。

（4）注射过程中要观察眼部情况，如有眼睑肿胀、眼球突出，提示有出血症状，应立即拔针，给予加压包扎或用数块大纱布或眼垫用手按压至止血为止，必要时全身应用止血药。

（六）球后注射法

1. 目的　球后注射法是通过眼睑皮肤或下穹隆，经眼球下方进入眼眶的给药方式，用于眼底部给药及内眼手术前麻醉。

2. 用物准备　注射器、球后注射针头、注射药物、2％碘酒、75％酒精、消毒棉签、纱布眼垫、胶布和绷带等。

3. 操作步骤

（1）注射前洗手，并核对患者的姓名、眼别、药物的名称及剂量。

（2）患者取坐位或仰卧位，常规消毒眼睑周围皮肤。

（3）嘱患者向鼻上方注视，并保持眼球不动。在眶下缘中、外 1/3 交界处将注射器针头垂直刺入皮肤 1～2 cm，沿眶壁走行，向内上方倾斜 30°针头在外直肌与视神经之间向眶尖方向推进，进针 3～3.5 cm，抽吸无回血，缓慢注入药液（图 2-8）。

（4）拔针后，嘱患者闭眼并压迫针眼 1 min。

（5）轻轻按摩眼球，涂抗生素眼药膏，包扎。如出现暂时的复视现象，是药物麻痹眼外肌或运动神经所致，一般 2 h 后症状即可缓解。

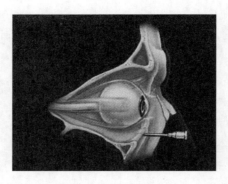

图 2-8　球后注射示意图

4. 注意事项

（1）进针时如有阻力或碰及骨壁不可强行进针。

（2）注射后如出现眼球突出、运动受限为球后出血,应加压包扎。

（3）眼前部有化脓性感染的患者禁忌球后注射。

（七）球结膜下注射法

1. 目的　将抗生素、皮质类固醇、散瞳剂等药物注射到结膜下,提高药物在眼局部的浓度,延长药物的作用时间,同时刺激局部血管扩张,使其渗透性增加,有利于新陈代谢和炎症吸收。常用于治疗眼前段疾病。

2. 用物准备　注射器、针头、注射的药物、0.5%～1%丁卡因溶液、消毒棉签、纱布眼垫、胶布、抗生素眼药膏等。

3. 操作步骤

（1）注射前洗手,并核对患者的姓名、眼别、药物的名称及剂量。

（2）患者取坐位或仰卧位。

（3）患眼用 0.5%～1%丁卡因溶液表面麻醉 2 次,间隔 3～5 min。

（4）左手分开眼睑,不合作者可用开睑器开睑,右手持注射器,颞下方注射时嘱患者向上方注视,颞上方注射嘱患者向下方注视,针头与角膜切线方向平行避开血管刺入结膜下,缓慢注入药液（图 2-9）。

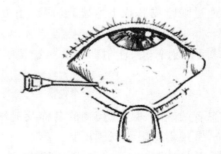

图 2-9　球结膜下注射示意图

（5）注射后涂抗生素眼药膏,戴眼带。

4. 注意事项

（1）结膜有明显感染者、有出血倾向者,以及眼球有穿通伤口未缝合者不宜进行结膜下注射。

（2）注射时针头勿指向角膜；多次注射应更换注射部位；为角膜溃疡患者注射时勿加压于眼球。

（3）注射散瞳类药物时应注意观察患者的全身状况，并在注射后 20 min 观察瞳孔是否散大。

（4）刺激性强并易造成局部坏死的药物忌结膜下注射。

（八）剪眼睫毛法

1．目的　剪眼睫毛法用于眼科手术前准备。

2．用物准备　剪刀、眼药膏或凡士林、无菌棉签、生理盐水、消毒棉球和眼垫。

3．操作步骤

（1）操作前洗手，并核对患者的姓名和眼别。

（2）患者取仰卧位。

（3）在剪刀的两叶涂上眼药膏或凡士林，以便粘住剪下的睫毛。

（4）嘱患者向下看，用手指压住上睑皮肤，使睑缘稍外翻，剪去上睑睫毛；嘱患者向上看，手指压下睑皮肤，使下睑轻度外翻，剪去下睑睫毛。

（5）将剪下的睫毛不断用眼垫擦拭干净，以防落入结膜囊内。

（6）剪刀用后消毒备用。

4．注意事项

（1）剪睫毛时，嘱患者安静，头部固定不动；动作要轻柔，防止伤及角膜和睑缘皮肤。

（2）如有眼睫毛落入结膜囊内，应立即用湿棉签拭出或用生理盐水冲洗干净。

（九）眼部加压包扎法

1．目的

（1）使包扎敷料固定牢固。

（2）局部加压，起到止血作用。

（3）对于术后浅前房者，局部加压包扎，促进前房形成。

（4）预防角膜溃疡穿孔。

（5）部分眼部手术以后，减少术眼活动，减轻局部反应。

2．用物准备　20 cm 绷带纱条 1 根（双眼加压包扎不必），眼垫，眼药膏，胶布，绷带等。

3．操作步骤

（1）操作前洗手，并核对患者的姓名和眼别。

（2）患者取坐位，患眼涂眼药膏，盖眼垫。

（3）单眼包扎者，在健眼眉中心布置 1 根长约 20 cm 绷带纱条。绷带头端向健眼，经耳上方由枕骨粗隆下方绕向前额，绕头 2 周后再经患眼由上而下斜向患侧耳下，绕过枕骨至额部。再如上述绕眼数圈，最后将绷带绕头 1～2 周后用胶布固定，结扎眉中心部的绷带纱条。

（4）如为双眼包扎，则绷带按"8"字形包扎双眼。起端如以右侧为起点（左侧也可），耳上部绕 1～2 周后，经前额向下包左眼，由左耳下方向后经枕骨粗隆绕至右耳上方，经前额至左耳上方，向后经枕骨粗隆下方至右耳下方，向上包右眼成"8"字形状。如此连续缠绕数周后再绕头 2 圈，用 2 根胶布上下平行固定。

4．注意事项

（1）包扎时不可过紧或过松，切勿压迫耳廓及鼻孔。

（2）固定点必须在前额部,避免患者仰卧或侧卧时引起头部不适或摩擦造成绷带松脱。

（十）结膜囊细菌培养法

1. 目的　查出结膜囊内的细菌,便于诊断和治疗。

2. 用物准备　含无菌棉签的培养管、酒精灯、无菌棉签。

3. 操作步骤

（1）操作前洗手,并核对患者的姓名和眼别。

（2）患者取卧位或坐位。

（3）左手持无菌棉签牵拉患者下睑皮肤,右手用无菌培养管内的无菌棉签在患者的下穹隆部擦拭。

（4）将培养管口在酒精灯火焰上消毒,将无菌棉签放回培养管内,送检。

4. 注意事项

（1）严格执行无菌操作技术。

（2）采集的标本及时送检。

（十一）麦粒肿切开排脓法

1. 目的　排出脓液,使炎症消退。

2. 用物准备　尖刀片、引流条、无菌手套、无菌镊子、眼带、胶布、抗生素眼药膏等。

3. 操作步骤

（1）患者取仰卧位。

（2）外麦粒肿切开时可不用麻醉,局部消毒后,左手手指固定病灶两侧的皮肤,右手在波动感的低位处用尖刀片,平行于睑缘方向切开脓点处皮肤,排出脓液,用棉签擦净。如脓液黏稠,切开后不易自然排出,可用无菌镊子撑开脓腔,使脓液排出。如脓肿较大且脓液较多应放置引流条。

（3）内麦粒肿切开时先滴药使表面麻醉,然后翻转眼睑,用左手拇指固定睑缘,尖刀片对准脓点与睑缘垂直方向切开脓点处睑结膜,让脓液流出,并用无菌棉签擦净。结膜囊内涂抗生素眼药膏并包扎(图 2-10)。

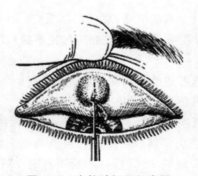

图 2-10　麦粒肿切开示意图

4. 注意事项

（1）脓肿尚未充分形成时,不要切开。

（2）切开后不可挤压,防止感染扩散,引起眼睑蜂窝织炎。

（赵丽丽）

直通护考

选择题

A 型题

1. 行泪道冲洗时如针头可触及骨壁,但冲洗液逆流,鼻腔内无水,提示(　　)。

A.泪总管阻塞　B.鼻泪管阻塞　C.慢性泪囊炎　D.鼻泪管狭窄　E.急性泪囊炎

2. 中心视野的范围为(　　)。

A.10°以内　　　B.15°以内　　　C.20°以内　　　D.25°以内　　　E.30°以内

3. 冲洗泪道时,水从上泪点流出,其阻塞部位可能在(　　)。

A.上泪小点　　B.下泪小管　　C.鼻泪管　　　D.以上均是　　E.以上均不是

4. 患者,女,45 岁,右眼流泪 2 年,泪囊区稍肿起,压迫囊有脓液自下泪点流出,诊断为(　　)。

A.急性泪囊炎　B.慢性泪囊炎　C.泪囊囊肿　　D.泪囊肿瘤　　E.泪道狭窄

5. 缺血性视神经病变的典型视野缺损为(　　)。

A.中心暗点　　　　　　　B.旁中心暗点　　　　　　　C.水平视野缺损

D.垂直偏盲性视野缺损　　E.生理盲点扩大

第三章 眼科患者的护理

第一节 眼睑及泪器疾病患者的护理

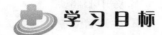

学习目标

知识目标:

1. 能正确描述睑腺炎、睑板腺囊肿、急性泪囊炎、慢性泪囊炎的概念。

2. 能正确描述睑腺炎、睑板腺囊肿、睑内翻和倒睫、睑外翻、眼睑闭合不全、上睑下垂、急性泪囊炎、慢性泪囊炎患者的护理评估。明确治疗要点,合理设计实施护理措施。

能力目标:

1. 运用所学的知识为睑腺炎及急性泪囊炎患者制定护理计划。

2. 根据所学知识判断泪道冲洗时泪道是否通畅及可能的阻塞部位。

眼睑和泪器具有保护眼球的重要功能,也易受微生物、风沙、化学物质的侵袭,发生炎症反应,虽然一般发病不会影响视力,但因其多发而影响生活质量,对眼球和颅内也有感染的危险性,因此需要积极对其疾病进行护理防治。

一、睑腺炎

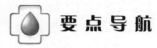

要点导航

重点:睑腺炎的概念。

难点:睑腺炎的护理措施。

睑腺炎(hordeolum)又称麦粒肿,是眼睑腺体的急性化脓性炎症。按其感染的腺体部位不同,可分为外睑腺炎和内睑腺炎。睫毛毛囊或其附属皮脂腺、汗腺感染者称外睑腺炎;睑板腺内感染,则称为内睑腺炎。该病以青少年多见。治疗原则:早期局部湿热敷,应用抗生素眼药水或眼药膏。重症者全身应用有效的抗生素。脓肿形成后切开排脓。

案例引导

　　患者,女性,20 岁。主诉:右眼无痛性肿物半个月,伴红痛 2 天。现病史:半月前无意中发现右上睑内有一米粒大小的硬结,因无任何不适,故未就医。2 天前突感右眼胀痛,并见硬结处发红而今来院就诊。既往史:健康。眼科检查:视力正常,右眼上睑中央皮下触及一豆粒大小之硬结,局部红肿明显并有压痛。睑结膜面见一紫红色隆起物。问题:

　　1. 该患者如何进行护理?

　　2. 该患者是否会发生并发症,应该如何对其进行健康教育以预防并发症的发生?

【护理评估】

（一）健康史

　　大多为葡萄球菌,主要是金黄色葡萄球菌感染眼睑腺体而引起。营养不良、屈光不正及糖尿病患者较易罹患。

（二）身体状况

　　1. 症状、体征　初起眼睑红肿、刺痒感,继之眼睑红、肿、热、痛剧烈。可伴同侧耳前淋巴结肿大。如果并发眼睑蜂窝织炎或败血症,可伴有寒战、发热、头痛、恶心、呕吐等全身中毒症状。

　　（1）外睑腺炎　炎症反应集中在睑缘睫毛根部,开始时红肿范围较弥散,硬结形成后压痛明显。如感染靠近外眦,易引起眼睑及球结膜明显水肿。发病 2～3 天后,红肿局限,硬结软化后形成脓肿,多在中央位置形成脓点(图 3-1,彩图 3),脓点常破溃于皮肤面。破溃后症状明显减轻,多在 1 周左右自行吸收消退而痊愈。

　　（2）内睑腺炎　炎症局限于睑板腺内,红肿较局限,疼痛较外睑腺炎明显剧烈,在睑结膜面出现黄白色脓点(图 3-2,彩图 4),破溃于结膜囊内,病程较长的少数患者亦可破溃于皮肤面。整体病程与外睑腺炎类似。

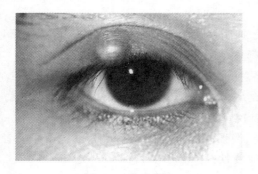

图 3-1　外睑腺炎

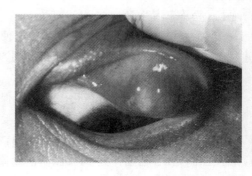

图 3-2　内睑腺炎

　　2. 并发症　眼睑蜂窝织炎、海绵窦脓毒血栓等。

（三）心理-社会状况

部分患者因局部脓肿疼痛不适,出现焦虑情绪,影响生活和工作。尤其在脓肿未破溃以前,部分患者常自行挤压,增加并发症的发生。护士应评估患者对疾病的认知程度以进行健康教育。

【护理诊断及合作性问题】

（1）急性疼痛　与眼睑腺体的急性炎症有关。

（2）潜在并发症　眼睑蜂窝织炎、海绵窦感染、败血症等。

（3）知识缺乏　缺乏睑腺炎自我护理知识。

（4）情绪改变　与疼痛影响生活工作有关。

【护理目标】

对睑腺炎患者,护理目标为:①患者疼痛减轻直至消失;②患者掌握了睑腺炎的护理知识;③无并发症发生。

【护理措施】

1. 指导患者　耐心听取患者对疼痛的陈诉,能对患者解释疼痛的原因,给予心理支持与安慰,指导患者放松的技巧。

2. 指导患者热敷　热敷可以促进血液循环,早期有助于炎症的消散和疼痛的减轻。每天3次,每次15～20 min,温度一般在40 ℃。能促进血液循环,利于炎症消散,减轻疼痛。常用的热敷有三种。①热气敷法:在装满开水的保温瓶口覆盖一层消毒的纱布,患者眼部靠近瓶口,并将干净的双手围成桶状,使热气集中在眼部,温度通过距离瓶口的长度调节,以患者能接受为度,避免烫伤。每天3次,每次15～20 min。②干热敷法:用装有2/3的热水袋,外裹消毒的纱布或毛巾,将其置于患眼。温度在40 ℃左右,避免烫伤。每天3次,每次15～20 min。③湿热敷法:嘱患者闭眼,在患眼部涂上凡士林,再将消毒的湿热纱布拧干盖上,温度以患者能耐受为度,避免烫伤。每天2～3次,每次5～10 min,每次更换2～4次。

3. 遵医嘱用药　指导患者使用抗生素眼药水和眼药膏,眼药水每天4～6次,睡前涂眼药膏。重症者全身使用抗生素。

4. 脓肿形成后切开排脓　外睑腺炎应在皮肤面与睑缘平行切开,使其与眼睑皮纹一致,减少瘢痕形成;内睑腺炎则在睑结膜面与睑缘垂直切开,以免过多地伤及睑板腺管。必要时可放置引流条。脓肿尚未成熟时,不要过早切开和挤压,以免炎症扩散,引起败血症或海绵窦脓毒血栓,危及患者生命。

5. 发生并发症的处理　应全身尽早使用足量的抑制金黄色葡萄球菌为主的广谱抗生素,并对脓液或血液进行细菌培养及药敏试验,以便选择更敏感的抗生素。

6. 健康指导

（1）加强卫生宣传,避免用眼疲劳。保证睡眠充足,养成良好的卫生习惯,不用脏手擦眼。

（2）睑腺炎脓肿未成熟前,嘱患者不要挤压或针挑,以免炎症扩散引起颅内及全身感染。

（3）反复发作者,应积极治疗原发病,如睑缘炎、慢性结膜炎或屈光不正等。有糖尿病者应加强控制,并让患者了解积极控制治疗原发病的重要性。

【护理评价】

经过治疗和护理,评价患者是否达到如下三点:①疼痛感减轻,引流排脓后疼痛感消失;②掌握睑腺炎的护理知识;③无并发症发生。

二、睑板腺囊肿

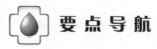

要点导航

重点：掌握睑板腺囊肿的并发症的预防护理。

睑板腺囊肿（blepharitis）又称霰粒肿，是常见的眼睑炎症，是睑板腺分泌物潴留引起的特发性无菌性慢性肉芽肿性炎症。常见于青少年及中壮年，以上睑居多，亦可有双眼或上睑、下睑同时单个或多个发生。治疗原则：小而无症状的睑板腺囊肿可自行吸收，无需治疗，较大者可手术切除。

 案例引导

　　王某，高中学生。主诉：晨起洗漱觉得左眼有不适感，自己观察发现左上睑有肿胀，无疼痛感。检查可见左上睑有圆形结节，结膜面颜色紫红。未见其他症状和体征。问题：

　　对此患者应如何进行护理？

【护理评估】

（一）健康史

可能因慢性结膜炎、睑缘炎引起睑板腺导管口阻塞，或睑板腺分泌功能旺盛，致腺体分泌物潴留在睑板内，而对周围组织产生慢性刺激所引起。

（二）身体状况

1. 症状　较小的囊肿无明显自觉症状。较大者可有眼睑异物感，重坠感。

2. 体征　在眼睑皮下可触及大小不一的无痛性圆形结节，与皮肤不粘连，相应的睑结膜面呈紫红色或灰红色病灶（图3-3）。小的囊肿可自行吸收，但多数囊肿可缓慢长大，亦可由结膜面自行破溃，排出胶样内容物，形成暗红色肉芽组织。如继发性化脓性细菌感染，临床表现与内睑腺炎相似。对于复发性或老年人睑板腺囊肿，应警惕睑板腺癌的可能。

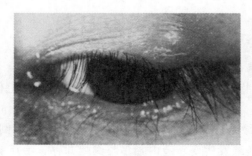

图 3-3　睑板腺囊肿

（三）辅助检查

对于老年人或反复发作的睑板腺囊肿患者，应将切除的标本送病理检查，以排除睑板腺癌的可能。

（四）心理-社会状况

评估患者有无焦虑情绪；对于反复发作者，注意是否情绪低落、对治疗缺乏信心；了解患者及家属对所患疾病的认识。

【护理诊断及合作性问题】

（1）有继发感染的危险　与睑板腺囊肿有关。

（2）潜在并发症　感染。

（3）知识缺乏　缺乏睑板腺囊肿的防治知识。

（4）心理改变　影响生活、工作。

【护理措施】

（1）对稍大的睑板腺囊肿，指导患者局部热敷，或遵医嘱向囊肿内注入糖皮质激素促进吸收。

（2）如继发感染，处理方法与内睑腺炎相同。

（3）不能吸收的大且有症状的睑板腺囊肿应在局部麻醉下行睑板腺囊肿刮除手术。手术使用睑板腺囊肿夹夹住囊肿处眼睑，并将其翻转，使囊肿固定于夹子的环圈内，刀尖与睑缘垂直，切开囊肿，用小锐匙彻底刮除囊肿内容物，并剪除囊壁，以防复发。

（4）对患者进行心理疏导，正确面对疾病。

（5）健康指导

①指导青少年注意眼部卫生，及时清洁，饮食宜清淡，忌辛辣刺激性食物。

②老年患者反复发作睑板腺囊肿应排除睑板腺癌。

③继发感染时，切忌挤压和针挑。

④使患者对本疾病有较为充分的认识。

【护理评价】

经过治疗和护理，进行如下评价：①睑板腺囊肿得到了及时有效处理；②无继发感染发生；③患者能进行自我护理如热敷、滴药等；④心情平稳，积极面对疾病。

三、睑内翻及倒睫

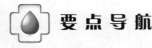

重点：学习睑内翻的病因分类，学习倒睫的治疗护理措施。

睑内翻（entropion）是指睑缘向眼球方向内卷，部分或全部睫毛倒向眼球的一种眼睑结构位置异常。

倒睫（trichiasis）是睑缘结构位置正常，睫毛的位置异常，睫毛倒向眼球，刺激角膜和球结膜而引起一系列角膜、结膜继发病变。睑内翻多与倒睫并存。治疗要点：根据倒睫情况选择治疗方法：①如果倒睫1～2根，用拔睫毛镊子拔除。②电解倒睫：进行彻底治疗时，常选择电解方法破坏倒睫的毛囊。③手术治疗：瘢痕性睑内翻必须手术治疗。

睑内翻按病因和发病机制常分为三种。

1. 先天性睑内翻(congenial entropion)　主要见于婴幼儿,女性多于男性。下睑内翻,大多数是由于内眦赘皮牵拉,体质肥胖及鼻根部发育不够饱满所致。也有些是由睑缘部眼轮匝肌发育过度或睑板发育不全引起。

2. 瘢痕性睑内翻(cicatricial entropion)　上、下睑均可发生。由睑结膜和睑板瘢痕性收缩弯曲所引起,常见于沙眼瘢痕期,也可发生于结膜烧伤、结膜天疱疮及白喉性结膜炎等病之后。

3. 痉挛性内翻(spastic entropion)　主要发生在下睑,由于眼轮匝肌痉挛收缩所致,多见于老年人。因老年人皮肤松弛,以致失去牵制眼轮匝肌纤维的收缩作用,加上眶脂肪减少,使眼睑后面缺乏足够的支撑。此外,结膜炎、角膜炎的刺激,长期将眼包扎过紧,小眼球、无眼球等均可诱发本病。

案例引导

患者,女性,76 岁,因"右眼异物感 2 个月"入院。患者于 2 个月前开始出现右眼异物感、流泪,偶尔伴畏光,未曾处理,到医院门诊求治,门诊以"右眼下睑内翻"收住入院,拟手术治疗。查体:右眼裸眼视力 0.5,左眼裸眼视力 0.8,双眼睑皮肤松弛,右眼下睑内翻伴倒睫,结膜稍充血,双眼鼻侧球结膜肥厚增生长入角膜约 1 mm。

问题:

1. 患者的护理诊断及合作性问题有哪些?

2. 应如何进行合理的护理?

【护理评估】

（一）健康史

了解患者眼部疾病史,如沙眼、结膜炎和角膜炎等;有无眼化学外伤史;婴幼儿出生时有无睑内翻等。

（二）身体状况

先天性睑内翻常为双侧,痉挛性和瘢痕性睑内翻多为单侧。常见症状为异物感、畏光、流泪、眼睑痉挛等。检查可见睑缘向眼球方向内卷,睫毛内卷,倒向眼球,刺激角膜,角膜上皮可脱落(图 3-4,彩图 5)。若继发感染,可发展为角膜溃疡。长期不愈,则角膜新生血管形成,视力下降。

（三）心理-社会状况

评估患者因眼部刺痛、异物感、畏光、流泪、眼睑痉挛等引起的心理焦虑,以及对患者学习、工作的影响。

【护理诊断及合作性问题】

（1）舒适的改变　与眼痛、异物感有关。

（2）有感染的危险　角膜炎、角膜溃疡。

（3）相关知识缺乏　缺乏倒睫、睑内翻的自我保健知识。

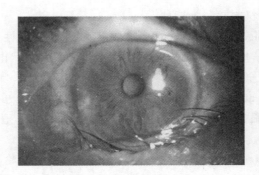

图 3-4　睑内翻及倒睫

（4）焦虑/恐惧　与担心预后有关。

（5）有窒息的危险　与全麻麻醉方式有关。

【护理目标】

睑内翻和倒睫患者的护理目标：①患者的眼痛及异物感等不适症状有所缓解；②患者未发生相关并发症，或并发症发生后能得到及时的治疗与处理；③患者焦虑/恐惧程度减轻，能配合治疗及护理；④患者全麻术后未发生窒息等并发症；⑤患者能掌握睑内翻、倒睫的保健知识。

【护理措施】

（1）及时去除眼部不适的原因。如仅有 1～2 根倒睫，可用镊子拔除，或采用较彻底的治疗方法即睫毛电解法，通过电解破坏倒睫的毛囊，减少倒睫睫毛再生机会。

（2）如睑内翻症状明显，可用胶布法或缝线法在眼睑皮肤面牵引，使睑缘向外复位。

（3）手术护理　大量倒睫和睑内翻者，遵医嘱做好手术矫正准备，按眼部手术常规护理。

（4）遵医嘱给予抗生素眼药水滴眼，预防角膜炎发生。

（5）做好心理护理，缓解患者焦虑心理，积极配合治疗。

【护理评价】

经过治疗和护理，评价患者能否达到如下几点：①异物感、畏光、流泪、眼睑痉挛等症状减轻或消失；②无并发症发生，或并发症得到有效治疗；③患者情绪平稳，积极配合治疗；④患者对本疾病有一定的了解。

四、睑外翻

 要点导航

重点：睑外翻及其并发症的护理。

睑外翻（ectropion）是指睑缘向外翻转离开眼球，睑结膜不同程度地暴露在外。眼睑闭合不全，又称兔眼（lagophthalmos）。睑外翻常合并眼睑闭合不全。治疗要点是手术矫正睑外翻，恢复睑缘正常位置，及时消除睑结膜暴露。

按病因与发病机制常分为以下几种。

1. 瘢痕性睑外翻　多因眼部外伤、烧伤等引起眼睑皮肤瘢痕收缩。

2. 老年性睑外翻　因下睑皮肤松弛使睑缘不能紧贴眼球所致。

3. 麻痹性睑外翻　面神经麻痹使眼轮匝肌失去张力，下睑因重力而下垂，可导致睑外翻。

案例引导

　　患者,女性,76 岁,主诉:眼前有异物感,痒痛、流泪。检查:眼睑皮肤松弛;结膜有轻度充血;视力左 0.8,右 1.0。检查可见内睑缘游离于眼球。问题:

　　患者护理诊断及合作性问题是什么? 应如何处理?

【护理评估】

　　1. 健康史　了解患者有无眼部外伤史,如眼部创伤、烧伤、化学伤等;了解患者有无神经系统疾病,如面神经麻痹史;老年人要注意询问平时擦泪习惯。

　　2. 身体状况　轻度睑外翻患者常有溢泪症状;重度患者由于长时间的睑结膜不同程度暴露在外,可引起结膜充血、干燥、肥厚及角化;最后导致角膜上皮脱落、溃疡,角膜新生血管形成及角膜瘢痕形成,出现不同程度的视力障碍(图 3-5,彩图 6)。

　　3. 心理-社会状况　睑外翻患者因外观受影响,容易产生自卑、孤独,不愿意与他人交往,所以护士应评估患者的心理状况,了解疾病对患者的工作、生活和学习的影响。

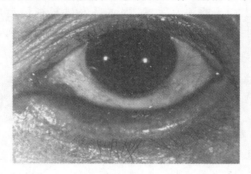

图 3-5　睑外翻

【护理诊断及合作性问题】

　　(1) 舒适受损　溢泪与睑外翻有关。

　　(2) 潜在并发症　暴露性角膜炎或溃疡、角膜干燥症。

　　(3) 心理改变　与外貌改变及对生活工作的影响有关。

【护理目标】

　　①患者自觉舒适,溢泪症状减轻;②患者无并发症发生,或并发症得到有效治疗和护理;③患者心情平稳,积极配合治疗、面对生活。

【护理措施】

　　(1) 遵医嘱眼部滴用抗生素眼药水,防止角膜炎发生。

　　(2) 合并眼睑闭合不全者,除用抗生素预防感染外,还可用眼垫遮盖,或用"湿房"保持角结膜的湿润。

　　(3) 指导患者正确揩拭泪液的方法:用手帕由下睑往上揩,以免向下擦拭加重睑外翻。

　　(4) 睑外翻患者因颜面仪容受损,常产生自卑感,应对患者心理状态进行评估,多与患者交谈,进行心理疏导,使其正确对待疾病,配合治疗。

（5）需要手术的患者,介绍手术的目的和基本方法,具体操作按照手术护理常规进行。

【护理评价】

经过治疗和护理进行如下评价。①患者自觉溢泪症状减轻;②患者无并发症发生,或并发症得到有效治疗;③患者情绪稳定,能积极配合护理治疗。

五、泪囊炎

要点导航

重点:1. 掌握慢性泪囊炎的症状和体征。

2. 学习掌握泪囊炎的护理措施。

泪囊炎为眼科常见疾病,是泪囊黏膜的慢性炎症,多发于中老年女性,单侧多见,病程缓慢。在眼外伤或施行内眼手术时易引起感染而危及眼球。多由于鼻泪管的狭窄或阻塞,泪液滞留于泪囊内,伴发细菌感染引起,多单侧发病。常见致病菌有肺炎链球菌、白色念珠菌。该病的发病与沙眼、慢性鼻炎、鼻中隔偏曲、鼻息肉、泪道外伤等有关。常见的有急性泪囊炎、慢性泪囊炎、新生儿泪囊炎。先天性上睑下垂手术治疗效果颇佳。后天性者,应积极治疗致病原因。动眼神经麻痹所致的上睑下垂不宜手术,因术后发生复视可造成生活困难。患者应情绪稳定,积极治疗。治疗原则:使用抗生素滴眼液控制感染;泪道冲洗;必要时手术治疗,泪囊鼻腔吻合术是常用手术方式。

案例引导

患者,女性,53 岁。主诉:左眼流眼泪 2 年余。现病史:2 年前患者左眼开始流眼泪,近几个月来眼泪变混浊,擦眼泪时发现内眼角有脓液出现,伴有眼红,但无眼痛,无视物障碍,无畏寒、发热等症状。检查:左、右眼视力均为 1.0;左下睑内眦部皮肤潮红、粗糙;挤压泪囊区有黏液样分泌物自下泪小点流出。左眼结膜充血明显,角膜透明,前房深,房水清,瞳孔圆,对光反射存在,晶状体透明,眼底无明显异常。双泪道冲洗:右泪道通畅,左眼冲洗液自上、下泪小点反流,伴有黏液脓性分泌物。问题:

1. 根据以上病情作出诊断。

2. 拟定护理措施。

【护理评估】

1. 健康史　了解患者的病情发展史、治疗经过和治疗效果。慢性泪囊炎患者常因溢泪前来就诊,但治疗效果不满意,随后泪囊部出现肿块。

2. 身体状况(症状与体征)　主要是溢泪,检查时可见内眦部皮肤潮红、湿疹、结膜充血,指压泪囊区可有黏液或脓性分泌物自泪小点溢出(图 3-6,彩图 7)。行泪道冲洗时,有冲洗液及分泌物自上、下泪小点反流。分泌物大量潴留时,泪囊扩张,可形成泪囊黏液囊肿。急性期患眼可有充血、流泪,可伴有发热、畏寒等全身症状。新生儿泪囊炎,出生后 6 周溢泪和眼分泌物增多,压泪囊区可有黏液或脓性黄白色分泌物自泪小点溢出。

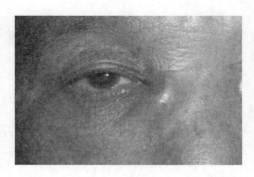

图 3-6 泪囊炎

3. 辅助检查 分泌物涂片染色,可确定病原微生物;X 线泪道造影检查可了解内囊的大小及阻塞部位。

4. 心理-社会状况 慢性泪囊炎对视力影响不大,往往会被患者忽视而缺乏对其潜在危害性的认识,或因慢性泪囊炎迁延不愈而丧失治疗信心。

【护理诊断及合作性问题】

(1)舒适改变 如溢泪、疼痛,与泪囊炎有关。

(2)知识缺乏 缺乏对慢性泪囊炎危害性的了解,缺乏防治知识。尤其是儿童患者,自身不能表述和护理,患儿家长也缺少护理知识和经验。

(3)潜在并发症 角膜炎、眼内感染等。

【护理目标】

①患者自觉溢泪症状改善或消失;②患者无并发症发生或并发症得到及时处理治疗。

【护理措施】

1. 急性期 指导正确热敷和理疗,缓解疼痛,应用有效的抗生素,注意药物反应。急性期切忌泪道探通和冲洗;脓肿形成切忌挤压,以避免炎症扩散。

2. 局部用药 指导患者正确应用抗生素眼药水滴眼,每天 4~6 次。在泪道冲洗后使用抗生素眼药水。每次滴药前,按压泪囊区,排出分泌物,再滴抗生素眼药水。

3. 泪道冲洗 用生理盐水或加用抗生素眼药水进行泪道冲洗,每周 1~2 次。

4. 手术护理

(1)术前护理 向患者解释目的和方法,消除紧张、恐惧心理。术前 3 天使用抗生素眼药水进行泪道冲洗,保证术前的清洁、引流。术前 1 天用麻黄素收缩鼻黏膜。解释泪囊鼻腔吻合术的基本过程和手术的目的。

(2)术后护理 术后半卧位,减少术区出血;术区伤口加压包扎 2 天,注意观察伤口渗血情况,可以局部冷敷;注意鼻塞物是否松动,勿牵拉填塞物,勿用力擤鼻涕;术后第 3 天冲洗泪道,保持泪道畅通,术后第 7 天拆除皮肤缝线,拔去引流管,嘱患者遵医嘱定期检查。

5. 健康指导 对患儿可由家属进行泪囊局部按摩,沿鼻泪管自上而下,然后滴药,利于炎症的引流和药物吸收。

6. 心理护理 向患者讲解疾病的危害性及相关治疗知识,消除患者顾虑,积极配合治疗。

7. 健康指导

(1)提高患者对疾病的认识,及早治疗沙眼、睑缘炎等疾病,预防慢性泪囊炎的发生。

(2)积极治疗慢性泪囊炎,预防角膜炎和眼内感染等并发症的发生。

【护理评价】

通过治疗和护理,评价患者能否达到:①自觉溢泪症状改善或消失;②无并发症发生;③情绪稳定,护理治疗效果明显。

(宋丽娟 王 琦)

直通护考

选择题

A 型题

1. 睑腺炎最常见的致病菌是(   )。

A. 链球菌 B. 金黄色葡萄球菌 C. 莫-阿双杆菌

D. 绿脓杆菌 E. 真菌

2. 睑板腺囊肿的病因是(   )。

A. 细菌感染 B. 真菌感染 C. 睑板腺分泌过旺

D. 睑板腺出口阻塞 E. 睑板腺变性

3. 老年人睑板腺囊肿术后复发,首先应排除(   )。

A. 手术未切除干净 B. 瘢痕组织增生 C. 睑板腺癌的可能

D. 继发感染 E. 正常现象

4. 外睑腺炎切开部位及方向是(   )。

A. 皮肤面,与睑缘垂直 B. 皮肤面,与睑缘平行 C. 睑结膜面,与睑缘垂直

D. 睑结膜面,与睑缘平行 E. 以上均不是

5. 睑板腺囊肿刮除术,切口应在(   )。

A. 皮肤面,与睑缘垂直 B. 皮肤面,与睑缘平行 C. 睑结膜面,与睑缘垂直

D. 睑结膜面,与睑缘平行 E. 以上均不是

6. 哪项体征不为睑腺炎所具有?(   )

A. 睑结膜面形成肉芽肿 B. 红肿 C. 压痛

D. 可出现脓点 E. 炎症可向颅内扩散

7. 关于睑板腺囊肿,错误提法是(   )。

A. 俗名霰粒肿 B. 无明显症状 C. 应尽早切除

D. 慢性肉芽肿增生 E. 以上均不是

8. 对眼球存在潜在威胁的眼病是(   )。

A. 外睑腺炎 B. 睑板腺囊肿 C. 内睑腺炎 D. 慢性泪囊炎 E. 以上均不是

9. 睑腺炎的护理,特别要注意的是(   )。

A. 热敷 B. 涂眼药膏 C. 滴眼药水

D. 全身应用抗生素 E. 切忌挤压或用针挑

10. 慢性泪囊炎最常见的致病菌是(   )。

A. 肺炎双球菌 B. 大肠杆菌 C. 变形杆菌

D. 脑膜炎双球菌 E. 绿脓杆菌

X 型题

1. 睑腺炎治疗正确的是（　　　）。

A. 早期局部热敷　　　　　　　B. 使用敏感抗生素　　　　　C. 脓肿形成后及时挤压排脓

D. 超短波理疗　　　　　　　　E. 早期局部冷敷

2. 关于慢性泪囊炎描述正确的是（　　　）。

A. 一种较常见的眼病　　　　　　　　　　B. 与鼻泪管狭窄或阻塞有关

C. 泪囊部继发细菌感染　　　　　　　　　D. 泪道冲洗时泪小点有黏性脓液流出

E. 多见于中老年女性

3. 鼻腔泪囊吻合术后护理要点有（　　　）。

A. 半坐卧位　　　　　　　　　　　　　　B. 出血量较多者面颊部冰敷

C. 勿自行扯出鼻腔纱条及用力擤鼻涕　　　D. 1‰的麻黄碱滴鼻

E. 术后第 3 天开始冲洗泪道

第二节　结膜病患者的护理

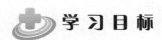

知识目标：

1. 能熟记急性细菌性结膜炎、沙眼的定义。

2. 能正确描述急性细菌性结膜炎、病毒性结膜炎、沙眼、翼状胬肉患者的护理评估、治疗和护理措施。

能力目标：

1. 能够给结膜炎患者进行护理，掌握淋球菌感染患者护理的注意事项。

2. 能够掌握实施沙眼患者的护理措施。

结膜表面大部分可以与外界环境接触，容易受各种病原微生物的侵袭和物理、化学因素的刺激。正常情况下，结膜组织具有一定的防御能力。但当全身或局部防御能力减弱或致病因素过强时，将使结膜组织发生急性或慢性炎症，统称为结膜炎。结膜炎是最常见的眼病之一。较多见的是细菌性和病毒性结膜炎。

一、急性细菌性结膜炎

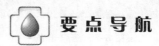

重点： 1. 急性细菌性结膜炎的病因及分类。

　　　　2. 掌握急性细菌性结膜炎的护理措施。

急性细菌性结膜炎(acute bacterial conjunctivitis)是细菌感染引起的急性结膜炎症的总称,可通过接触传播,具有流行性,以脓性分泌物为主要特征。临床上可分为急性卡他性结膜炎和超急性结膜炎(淋球菌性结膜炎)。治疗原则:冲洗结膜囊,局部和全身应用敏感抗生素,防止交叉感染。

按病因及发病机制常见的有以下几种。

1. 急性卡他性结膜炎　俗称"红眼病",常见的致病菌为肺炎链球菌、葡萄球菌等,是急性亚急性细菌性结膜炎的总称。多见于春秋季节,传染性强,可造成流行。

2. 超急性化脓性结膜炎　俗称"脓漏眼",多由奈瑟淋球菌感染所致,传染性极强,破坏力大。多发生于新生儿,常因产妇患有淋菌性阴道炎而在分娩过程中感染,成人主要因接触自身或他人淋菌性尿道炎的分泌物而感染。

案例引导

患者,13岁,因晨起后双眼红痛,分泌物增多,怕光、流泪来医院就诊。通过了解到该患者每天下午去游泳,同学中有红眼病史。检查:双眼视力1.0,结膜高度充血,有点状出血,结膜囊有较多的浆液性分泌物。问题:

结膜炎为什么俗称"红眼病"? 应如何护理?

【护理评估】

(一)健康史

评估患者有无传染性眼病接触史,用眼卫生习惯。淋球菌性结膜炎患者应了解其有无淋球菌性尿道炎病史;新生儿患者应了解其母亲有无阴道炎病史。

(二)身体状况(症状和体征)

1. 急性卡他性结膜炎　多发于春秋季节,可以散发或流行于家庭、学校或其他集体场所。起病急,双眼同时或先后发病。患者自觉有明显的灼热感、异物流泪等刺激症状。视力一般不受影响。检查:眼睑肿胀,结膜充血显著,呈鲜红色,重者可有点片状出血(图3-7)。本病一般有自限性,发病3～4天达高峰,以后逐渐减弱,10～14天可痊愈。

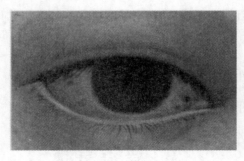

图3-7　结膜出血

2. 淋球菌性结膜炎　发病极快,多双眼受累。新生儿出生后2～5天发病。表现为畏光、流泪、眼睑水肿等,可有假膜形成。早期分泌物为浆液性或血性,后转为大量脓性(故称"脓漏眼")。严重病例可并发角膜溃疡、穿孔、眼内炎等。患者常伴有耳前淋巴结肿大。

（三）辅助检查

结膜刮片、分泌物图片可发现大量多形核白细胞和细菌,对重症及顽固者要做细菌培养,有全身症状者可进行血培养。

（四）心理-社会状况

患者因起病急、充血严重、分泌物多等,大多表现为焦虑、恐惧情绪;因缺乏传染性结膜炎的消毒隔离措施,有造成传染流行的可能,造成人群的恐慌。患者被孤立,使患者感到孤独、恐惧。

【护理诊断及合作性问题】

（1）舒适改变 眼痛、异物感、灼热感等。

（2）潜在并发症 角膜溃疡、角膜穿孔。

（3）有传播感染的危险 与细菌性结膜炎的传染有关。

（4）知识缺乏 缺少结膜炎的相关知识。

（5）心理改变 与疼痛、工作生活受影响、社会孤立有关。

【护理目标】

急性细菌性结膜炎患者的护理目标是患者能够:①自觉疼痛减轻或消失;②无角膜炎症、溃疡和穿孔等并发症发生;③自觉执行消毒隔离措施,患者及家属无交叉感染发生;④情绪稳定,积极进行治疗护理配合。

【护理措施】

1. 结膜囊冲洗

常用生理盐水冲洗,或用3%的硼酸冲洗。淋球菌性结膜炎选用1:5000青霉素溶液冲洗。注意患者头偏向患侧,避免交叉感染。冲洗动作要轻柔,避免角膜损伤。有假膜的,要去除假膜再行冲洗。

2. 遵医嘱留取结膜囊内分泌物 用以做细菌培养及药物敏感试验。严格按消毒程序操作,避免医患感染。

3. 局部用药 遵医嘱选用2～3种敏感抗生素滴眼液同时频繁交替滴眼,急性期1～2 h一次;淋菌性结膜炎可每半小时一次;每种药水之间间隔5 min以上。睡前涂抗生素眼药膏。

4. 全身用药 淋球菌性结膜炎或较重的急性结膜炎除局部用药外,还要全身用大剂量青霉素或阿奇霉素等。

5. 淋菌性结膜炎护理 淋菌性结膜炎严禁热敷或包盖双眼,包盖双眼时分泌物不易排出,眼部温度升高可使细菌繁殖加速。健侧眼应加眼罩进行保护,避免交叉感染。

6. 健康指导

（1）急性期患者需隔离,勿去公共场所,以免成为传染源。做好消毒隔离工作。

（2）严格注意个人卫生和集体卫生。经常洗手,勿用脏手拭眼。个人用品专人专用;毛巾、手帕等生活用品要经常沸水烫洗消毒。医疗器械要严格消毒,一次性医疗用品要按专业程序彻底烧毁。

（3）患有淋菌性阴道炎的产妇,婴儿出生时涂红霉素软膏,以预防新生儿淋球菌性结膜炎。

【护理评价】

通过治疗和护理,评价患者能否达到:①疼痛减轻或消失;②无角膜炎症、溃疡和穿孔等并发症发生;③无交叉感染发生;④情绪无较大波动。

二、病毒性结膜炎

 要点导航

重点:1. 掌握病毒性结膜炎的预防传播。

2. 掌握病毒性结膜炎的护理措施。

病毒性结膜炎(viral conjunctivitis)是常见的结膜感染性疾病,可由多种病毒感染所致,传染性强,有自限性,可散发,也可引起流行,在世界上引起过大流行,好发于夏秋季节。临床上以流行性角膜结膜炎、流行性出血性结膜炎多见。病因及发病机制:流行性角膜结膜炎由腺病毒 8 型、19 型、29 型和 37 型引起。其中以腺病毒 8 型最常见,常造成暴发流行,其他多散发。流行性出血性结膜炎由 70 型肠道病毒引起,A24 型柯萨奇病毒偶可引起。治疗原则:以局部抗病毒治疗为主,如合并细菌感染,再加用抗生素眼药。

 案例引导

患者,男性,16 岁。主诉:眼痛红肿,视物模糊,分泌物增多。班级近日内也有同学出现类似情况。检查:结膜充血明显,分泌物水样。耳前淋巴结肿大。问题:

1. 此患者的临床诊断是什么?

2. 应如何护理?

3. 护理中应注意什么?

【护理评估】

（一）健康史

(1) 询问患者有无病毒性眼病的接触史,或近期是否到过疫区。

(2) 询问患者发病时间,正确评估其潜伏期。

（二）身体状况

1. 流行性角膜结膜炎 潜伏期为 5～7 天,常双眼先后发病。患眼灼热,异物感,有清水样分泌物。结膜明显充血、水肿(图 3-8)。耳前淋巴结肿大、压痛。发病数天后可出现点状角膜浸润,多位于角膜中央部位,并伴有畏光、流泪、视物模糊等情况。角膜损害持续时间长,可达数月或数年。

2. 流行性出血性结膜炎 本病传染性极强,是一种暴发流行的自限性眼部传染病。潜伏期短,18～48 h,病程短,5～8 天。自觉眼痛畏光、流泪、异物感、眼痛。眼睑肿胀,结膜高度充血、水肿,球结膜点状或片状出血,也可遍及全眼球,多数患者有滤泡形成,伴耳前淋巴结肿大。结膜损害常与结膜炎症同时消退。

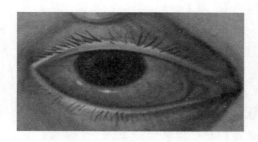

图 3-8 结膜充血、水肿

（三）辅助检查

结膜刮片可见单核细胞增多。病毒培养可分离出病毒。PCR 检查诊断可加快和明确诊断。

（四）心理-社会状况

评估患者因被实行接触隔离后的心理状态，以及患病对工作、学习的影响。

【护理诊断及合作性问题】

（1）舒适改变　异物感、眼痛等。

（2）知识缺乏　缺乏病毒性结膜炎的相关防治知识。

（3）心理改变　紧张、焦虑、恐惧等症状出现。

【护理目标】

对病毒性结膜炎患者的护理目标如下：①患者眼部疼痛减轻或消失；②患者及家属无交叉感染发生。

【护理措施】

（1）生理盐水冲洗结膜囊，局部冷敷和使用血管收缩剂。

（2）遵医嘱选用抗病毒药，每 30～60 min 滴眼一次；可选 2～3 种药交替滴眼，如 0.1% 疱疹净、0.5% 无环鸟苷、0.2% 阿糖胞苷等。角膜基质浸润者可酌情使用糖皮质激素。有细菌感染可能的要预防性应用抗生素或磺胺类眼药。

（3）本病属于丙类传染病，发现病例按规定报疾病预防控制中心。

（4）其他可参照细菌性结膜炎的护理。

（5）健康指导：注意隔离及卫生，预防传染及流行。具体可参照急性细菌性结膜炎。

【护理评价】

通过治疗和护理，评价患者能否达到：①疼痛减轻或消失；②无角膜炎症、溃疡和穿孔等并发症发生；③无交叉感染发生；④情绪稳定，积极配合治疗护理工作。

知识链接

免疫性结膜炎是结膜对外界过敏原的一种超敏性免疫反应，又称变态反应性结膜炎。临床上常见春季角膜结膜炎和泡性结膜炎。春季角膜结膜炎是一种反复发作、季节性、速发型过敏性角膜结膜病，多在春夏季节发病，有自限性。眼部奇痒，畏光、流泪、异物感，大量黏液性分泌物。泡性结膜炎属于迟发性过敏反应。有明显角膜刺激症状，球结膜出现灰红、灰白色微小结节性隆起。

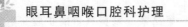

三、沙眼

 要点导航

重点：1. 学习掌握沙眼的症状体征。

2. 掌握沙眼的预防和护理措施。

沙眼（trachoma）是由沙眼衣原体引起的一种慢性传染性结膜角膜炎，因其在睑结膜表面形成粗糙不平的沙粒样外观，故称"沙眼"。多见于卫生条件差的地区。曾是我国主要的致盲眼病之一，目前仍然是许多发展中国家的致盲眼病。病因及发病机制：沙眼多由于 A、B、C 或 Ba 抗原性沙眼衣原体感染角膜所致，通过接触污染物间接传播。急性多见于儿童和青少年，潜伏期 5～14 天，一般起病缓慢。通过直接或间接接触患眼分泌物而传染，常见的介质是水、苍蝇、手、衣物等。反复感染可使病情加重。治疗原则：以局部长期使用抗生素滴眼液为主，急性或重症沙眼应联合应用全身抗生素。

 案例引导

患者，男性，农民。主诉：自觉眼内干涩、有异物感 1 个多月，几年内有过几次同样情况，近日加重，来院就诊。检查：结膜充血，上、下穹隆结膜有滤泡和少量乳头状增生，可见瘢痕样结构。问题：

沙眼的主要特点是什么？应注意哪些卫生保健问题？

【护理评估】

（一）健康史

询问患者有无沙眼接触史，了解患者居住条件和个人卫生习惯。

（二）身体状况

1. 急性期　多为双眼发病，患眼有异物感、眼涩、畏光、流泪及少量黏液或黏脓性分泌物。结膜明显充血，睑结膜乳头增生，上、下穹隆部结膜布满滤泡。如未治愈，1～2 个月后进入慢性期。

2. 慢性期　临床所见沙眼通常多处在慢性期。一般无明显不适，或仅有眼痒、异物感、干燥或无症状。检查可见上睑结膜和上穹隆部结膜出现活动性病变，乳头增生（细小颗粒状红色凸起）、滤泡（黄白色半透明小泡多见），角膜炎上方有新生血管似垂帘状向下侵入角膜，称角膜血管翳（图 3-9），此为沙眼特异性改变。病变过程中乳头、滤泡逐渐为结缔组织所代替，形成瘢痕（图 3-10），此表示沙眼进入退行性病变阶段。

分期方法：我国在 1979 年制定了沙眼的分期方法。

Ⅰ期：上穹隆和上睑结膜血管模糊充血，结膜乳头与滤泡并存，有血管翳。

Ⅱ期：上睑结膜除有滤泡活动性病变外，还有角膜血管翳，兼有瘢痕形成。

Ⅲ期：上睑穹隆部活动性病变完全消失，代之以瘢痕，无传染性。

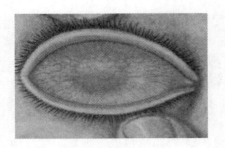

图 3-9　血管翳

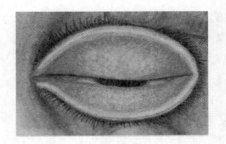

图 3-10　结膜瘢痕

将角膜分为四等分,血管翳侵入上 1/4 以内者为(P+),达到 1/4~1/2 者为(P++),达到 1/3~3/4 者为(P+++),超过 3/4 者为(P++++)。

角膜血管翳分级示意图见图 3-11。

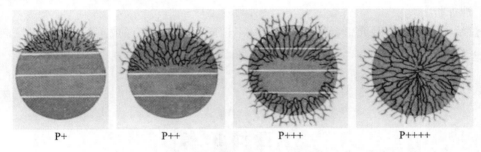

P+　　　　　　P++　　　　　　P+++　　　　　　P++++

图 3-11　角膜血管翳分级示意图

3. 并发症　重症沙眼可引起严重的并发症和后遗症而致盲,如睑内翻、倒睫、上睑下垂、睑球粘连、慢性结膜炎、角膜混浊等。

（三）辅助检查

结膜刮片检测可找到包涵体,荧光抗体染色法可测定沙眼衣原体抗原。

（四）心理-社会状况

评估患者心理状况,沙眼患者心理状况比较复杂,部分患者认为沙眼病程长、容易复发,对治疗丧失信心;也有部分患者症状不明显,对治疗不重视,缺乏坚持治疗的毅力。

【护理诊断及合作性问题】

（1）舒适改变　如有眼部刺激症状,与其感染程度有关。

（2）感知紊乱　视力障碍,角膜血管翳形成。

（3）潜在并发症　睑内翻倒睫、上睑下垂、睑球粘连等。

（4）知识缺乏　缺乏相关防治知识。

【护理目标】

沙眼患者的护理目标为,患者:①眼部不适症状减轻或消失;②消毒隔离措施到位,无交叉感染发生;③掌握了必要的沙眼预防知识;④无并发症发生。

【护理措施】

1. 局部滴药　0.1%的利福平眼液、10%~15%的磺胺醋酰钠、0.5%的新霉素眼液等,每日 4~6 次,坚持用药 1~3 个月。重症遵医嘱长期用药。睡前用红霉素或四环素眼膏涂眼。

2. 全身治疗　急性期患者或严重患者,应同时口服强力霉素、阿奇霉素、红霉素等药物,疗程 3~4 周。

3. 机械疗法　乳头、滤泡较多者可协助医生进行乳头摩擦术或滤泡挤压术。

4. 手术治疗　对沙眼导致的后遗症及并发症进行相应的手术治疗。护理参照眼部手术护理常规,并向患者解释手术过程、方法及注意事项,使患者积极配合治疗。

5. 健康指导

(1) 向患者指导沙眼的危害性,重视沙眼的防治,沙眼病程长,易复发,应坚持用药积极治疗,一般用药6～12周,严重者需要用药半年以上。

(2) 指导患者及家属做好隔离消毒。通常用煮沸法或75％酒精进行消毒。游泳池、浴池和理发店应特别注意做好卫生监管。

(3) 手术矫正沙眼的倒睫,防止倒睫毛摩擦角膜进一步引起视力丧失。

(4) 抗生素治疗活动性沙眼感染人群,定期检查和治疗。

(5) 养成良好的卫生习惯,洗面和清洁眼部,毛巾和脸盆专人专用,不用脏手揉眼。

【护理评价】

通过治疗和护理,评价患者能否达到:①不适感、疼痛感减轻或消失;②无并发症发生;③无交叉感染发生;④视力在一定程度有所恢复。

(宋丽娟)

直通护考

选择题

A型题

1. 急性结膜炎所表现的充血是(　　)。

A. 睫状充血　　B. 结膜充血　　C. 混合充血　　D. 局限性充血　　E. 以上均不是

2. 沙眼退行性病变的特征是(　　)。

A. 滤泡增生　　B. 乳头肥大　　C. 血管模糊　　D. 瘢痕形成　　E. 以上均不是

3. 不属于急性卡他性结膜炎的症状体征是(　　)。

A. 异物感　　B. 视力下降　　C. 灼热感　　D. 结膜充血　　E. 脓性分泌物

4. 下列急性结膜炎的护理措施哪项是错误的?(　　)

A. 热敷,包盖　　　　　B. 频滴抗生素眼药水　　　　　C. 涂眼药膏

D. 冲洗　　　　　　　E. 做好消毒隔离

5. 超急性细菌性结膜炎最常见的病因是(　　)。

A. 淋球菌　　　　　　B. 绿脓杆菌　　　　　　C. 金黄色葡萄球菌

D. 肺炎双球菌　　　　E. 链球菌

6. 有"脓漏眼"之称的是(　　)。

A. 成人淋球菌性结膜炎　　　　　　B. 新生儿淋球菌性结膜炎

C. 成人脑膜炎球菌性结膜炎　　　　D. 新生儿脑膜炎球菌性结膜炎

E. 各种类型的急性结膜炎

7. 治疗沙眼效果较好的药物是(　　)。

A. 青霉素滴眼液　　　　B. 利福平滴眼液　　　　C. 氧氟沙星滴眼液

D. 庆大霉素滴眼液　　　E. 氯霉素滴眼液

8. 单纯疱疹病毒性角膜炎的最常见类型是(　　)。

A. 树枝状角膜炎　　　　　　B. 地图状角膜炎　　　　　　C. 盘状角膜炎

D. 坏死性角膜基质炎　　　　E. 树枝状和地图状角膜炎

9. 细菌性角膜溃疡的危险性在于(　　)。

A. 前房积脓　　B. 角膜穿孔　　C. 眼痛　　D. 角膜薄翳　　E. 以上均不是

X 型题

1. 结膜充血的特点有(　　)。

A. 鲜红　　　　　　　　　　B. 网状交错　　　　　　　　C. 愈近穹隆部充血愈明显

D. 愈近角膜缘充血愈明显　　E. 滴 1‰肾上腺素后充血消失

2. 结膜炎的治疗原则是(　　)。

A. 滴眼液滴眼　　　　　　　B. 全身治疗　　　　　　　　C. 眼药膏涂眼

D. 结膜囊冲洗　　　　　　　E. 注意防止交叉感染

3. 沙眼的诊断依据有(　　)。

A. 上睑上穹隆结膜血管模糊、滤泡形成、乳头增生　　B. 睑结膜瘢痕

C. 角膜血管翳　　　　　　　　　　　　　　　　　　D. 结膜刮片可见包涵体

E. 上睑下垂

4. 沙眼的并发症有(　　)。

A. 睑内翻及倒睫　　　　　　B. 上睑下垂　　　　　　　　C. 睑球粘连

D. 慢性泪囊炎　　　　　　　E. 角膜混浊

5. 淋球菌性结膜炎眼部护理时须注意(　　)。

A. 结膜囊冲洗时,取患侧卧位　　　　　　B. 结膜囊冲洗时,取健侧卧位

C. 可包盖患眼　　　　　　　　　　　　　D. 应先去除假膜再行结膜囊冲洗

E. 可包盖健眼

6. 对传染性结膜炎患者急性感染期的健康教育,正确的是(　　)。

A. 滴眼药时,先健眼后患眼　　　　　　　B. 可以游泳

C. 注意洗手　　　　　　　　　　　　　　D. 用手拭除眼部分泌物

E. 滴眼药时,先患眼后健眼

第三节　角膜病患者的护理

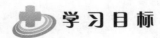

学习目标

知识目标:

1. 能正确描述角膜炎的病理变化过程。

2. 能正确描述细菌性角膜炎、单纯疱疹病毒型角膜炎的病因、护理评估、治疗方法和护理措施。

能力目标：

1. 能够掌握细菌性角膜炎患者的护理措施。

2. 熟练掌握角膜炎患者外用药物使用方法及注意事项。

角膜透明无血管，代谢及炎症愈合缓慢。角膜病是我国主要致盲眼病之一。分类多以病因为主，分为感染性、免疫性、外伤性、营养性等，感染性最为常见。病原体以细菌和真菌常见。常见症状是眼痛、畏光、流泪、眼睑痉挛，伴视力下降。典型体征为睫状充血、角膜浸润、角膜溃疡形成。

角膜炎的病因不同，但其病理变化过程基本相同，主要可分为以下四个时期。①浸润期：致病因素入侵角膜，致角膜血管充血，出现炎性渗出液和炎症细胞，病变角膜出现水肿和局限性灰白色浸润灶。此时及时控制，角膜仍能恢复透明。②溃疡形成期：浸润期的炎症进一步向周围和深层扩散，致角膜上皮和基质坏死、脱落形成溃疡，严重溃疡可致角膜穿孔，导致虹膜脱出、角膜瘘、眼内感染等严重的并发症。③溃疡消退期：溃疡期的炎症得到有力的控制，患者免疫力增强，溃疡边缘浸润减轻，有新生血管长入。④愈合期：在溃疡消退的基础上，炎症进一步消退，溃疡上皮开始再生，深层组织由成纤维细胞进行修复，出现瘢痕组织，在角膜上因损伤和修复情况不同可出现云翳、斑翳和白斑。

一、细菌性角膜炎

 要点导航

重点：1. 细菌性角膜炎的症状、体征。

   2. 细菌性角膜炎的护理措施。

细菌性角膜炎（bacterial keratitis）是由细菌引起的化脓性角膜炎症的总称。该病常起病急、发展快、预后较差，治疗不利可发生角膜溃疡穿孔、眼内炎症、眼球萎缩等。愈后在角膜上留下厚薄不同的瘢痕而影响视力。治疗原则：积极控制感染，促进溃疡愈合，减少瘢痕形成。必要时可选择手术，如角膜移植术等。

 案例引导

患者，25岁，右眼取角膜异物后眼红、疼痛、畏光、流泪。检查视力右0.6，左1.0。右眼睑红肿，持续了两天没有好转，而且有红肿充血加重的趋势，病灶处有黄白色浸润出现，无发热，无咳嗽，无流涕鼻塞，其他均正常。问题：

1. 针对患者的右眼应做什么临床诊断和护理诊断？合作性问题是什么？

2. 对患者应如何进行护理？

【护理评估】

（一）健康史

一般在角膜外伤或剔除角膜异物后发生细菌感染引起。常见致病菌有表皮葡萄球菌，金黄色葡萄球菌,铜绿假单胞菌等,其他因素有慢性泪囊炎、干眼症、营养不良、长期使用糖皮质激素(可造成角膜对细菌的易感性增加)。

(二) 身体状况

1. 匍行性角膜溃疡　匍行性角膜溃疡发病急,常有角膜创伤或戴接触镜史。患者有明显的眼痛、畏光、流泪及眼睑痉挛,不同程度视力下降等症状。眼部检查:结膜呈睫状充血或混合充血,早期角膜病变部位出现灰黄白色浸润灶,继而呈匍行状向中央扩大形成较深的溃疡,表面有黄白色分泌物附着。毒素渗入前房导致虹膜睫状体炎时,可有不同程度的前房积脓,重者可导致角膜穿孔(图3-12,彩图8)。

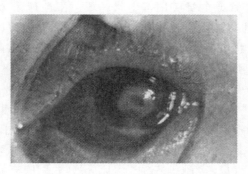

图 3-12　匍行性角膜溃疡

2. 铜绿假单胞菌性角膜溃疡　铜绿假单胞菌性角膜溃疡起病急,进展迅猛,患者眼痛剧烈,视力急剧下降。眼睑高度充血水肿,结膜混合充血,角膜溃疡表面有大量黄绿色黏稠分泌物,同时伴有大量的前房积脓,如不及时抢救,很快致角膜穿孔、眼内容物脱出或全眼球炎(图3-13,彩图9)。

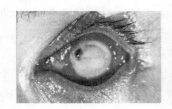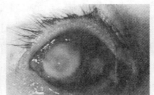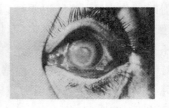

图 3-13　铜绿假单胞菌性角膜溃疡

(三) 辅助检查

可行角膜溃疡物刮片镜检和细菌培养以明确致病菌,从而选择敏感抗生素。

(四) 心理-社会状况

因视力障碍及眼痛,患者会出现紧张,焦虑心理。

【护理诊断及合作性问题】

(1) 急性疼痛　如眼痛,与角膜炎症刺激有关。

(2) 潜在并发症　角膜溃疡、穿孔、眼内炎。

(3) 感知紊乱　如视力下降,与角膜溃疡有关。

(4) 知识缺乏　缺乏细菌性角膜炎防治的相关知识。

(5) 心理改变　与炎症致视力下降等有关。

【护理目标】

对细菌性角膜炎患者的护理目标是,患者能够:①眼痛缓解或消失;②患者及家属掌握防止交叉感染的知识,无交叉感染发生;③了解焦虑等情绪的原因,能够自我调节,积极配合治疗;④无并发症发生或并发症得到及时处理。

【护理措施】

1. 遵医嘱积极抗感染　急性期选用高浓度抗生素滴眼液频繁滴眼,5 min 一次,病情控制后,30 min 一次,症状好转后可逐渐减少滴眼次数。细菌培养、药物敏感试验报告结果出来之前,常选用 5％头孢唑林、1.3％～1.5％妥布霉素滴眼液。睡前涂眼药膏。严重病例给予球结膜下注射庆大霉素、妥布霉素或全身应用抗生素。革兰阳性球菌感染选用头孢林钠、万古霉素;革兰阴性球菌感染选用多黏菌素 B、头孢他啶、喹诺酮类等药物。

2. 散瞳　并发虹膜睫状体炎者,应给予 1％阿托品或眼药膏散瞳,以解除瞳孔括约肌和睫状肌痉挛,减轻疼痛及防止虹膜后粘连。滴眼药后应压迫泪囊 3～5 min,防止吸收中毒。

3. 其他辅助治疗　局部应用胶原酶抑制,可减轻角膜溃疡进展;口服大量维生素 C 促进溃疡愈合;局部热敷促进血液循环,促进炎症吸收,眼垫包盖有助于保护溃疡面。

4. 角膜移植　药物治疗无效、接近或已经穿孔、眼内容物脱出者,可考虑施行角膜移植。注意做好手术前、后护理。手术的护理同眼科手术护理常规。

5. 病情观察　严格观察患者角膜刺激征、病灶分泌物、结膜充血、视力及角膜有无穿孔等情况,如出现异常,立即通知医生并协助处理,完善护理措施。

6. 严格执行消毒隔离制度　必要时患者住隔离病房,所用药品应固定专人专眼专用,用后的器械及时消毒、敷料焚毁,医护人员检查、治疗患者前后手消毒等,避免交叉感染。

7. 预防角膜穿孔的护理　进行眼科治疗和护理操作时应注意:①滴眼液、涂眼药膏、结膜下注射时动作轻柔,勿压迫眼球;②告知患者勿用力挤眼,大便、咳嗽、打喷嚏和剧烈活动时会增加眼压,应尽量减小动作幅度,以避免眼压增高;③深层角膜溃疡,后弹力层膨出者,采用绷带加压包扎,必要时遵医嘱应用降眼压药物;④可用眼罩保护患眼,避免意外撞击。

8. 意外护理　指导患者根据视力障碍的程度,采取相应的防护措施,避免因视力障碍发生意外,如:以方便患者使用为原则,可将物品固定摆放,患者活动空间不留障碍物;厕所安置方便设施,如坐便器、扶手等,并教会患者使用;教会患者学会使用传呼系统和其他呼叫工具,必要时能及时寻求帮助。

9. 健康指导

(1) 积极预防角膜外伤,积极治疗慢性泪囊炎,角膜异物剔除时应严格无菌。

(2) 戴有色眼镜,避免强光刺激。

(3) 严格管理眼科诊断和治疗用药,如 1％荧光素钠及 0.5％丁卡因滴眼液,每周一次定期消毒,避免铜绿假单胞菌污染。

(4) 戴角膜接触镜者,操作应谨慎,避免角膜划伤及感染。

【护理评价】

通过治疗和护理,评价患者能否达到:①炎症得到有效控制,疼痛、不适感减轻或消失;②无并发症的发生或并发症得到有效控制;③视力得到有效保留;④情绪稳定,积极治疗原发病或并发症。

二、单纯疱疹病毒性角膜炎

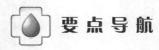

要点导航

重点:1. 掌握单纯疱疹病毒性角膜炎的临床表现。
　　　2. 掌握单纯疱疹病毒性角膜炎的治疗原则和护理措施。

单纯疱疹病毒性角膜炎(herpes simplex keratitis,HSK)是由单纯疱疹病毒感染引起的角膜炎症,为最常见的严重感性角膜炎症,本病的特点是反复发作,由于目前无有效控制复发的药物,致盲率居首位。治疗原则:积极抗病毒治疗,减轻炎症反应引起的角膜损害。上皮型角膜炎禁用糖皮质激素。

案例引导

　　患儿,4岁,哭闹。体温38.4 ℃,检查左耳前淋巴结肿大,左角膜染色试验可见树枝状改变。视力左0.1,右0.8。问题:

　　1. 患儿最可能的临床诊断是什么?

　　2. 应采取哪些护理措施?

【护理评估】

（一）健康史

单纯疱疹病毒性角膜炎常由一型疱疹病毒引起。成人多为单纯疱疹病毒原发感染后的复发。儿时原发感染后,单纯疱疹病毒潜伏在三叉神经内,当机体抵抗力降低时,如感冒发热,全身或局部用糖皮质激素、免疫抑制剂等。单纯疱疹病毒性角膜炎按病理特点可分为树枝状角膜炎、地图状角膜炎和角膜基质炎。

（二）身体状况

1. 症状、体征

（1）原发感染　常发生于幼儿。有全身发热,耳前淋巴结肿大,唇部和皮肤疱疹有自限性。眼部表现为急性滤泡性或假膜性结膜炎等,点状和树枝状角膜炎。

（2）复发感染　主要见于成年人,多因上呼吸道感染、劳累、酗酒等引起角膜复发感染,多为单侧发病。患者可有轻微眼痛、畏光、流泪,中央角膜受累时视力逐渐下降。

2. 分类表现

（1）树枝状和地图状角膜炎（角膜上皮炎症）　最常见的类型。初期角膜上皮呈灰白色小点状浸润,排列成行或呈簇,继而形成小水疱,破裂并融合形成树枝状浅表溃疡,边缘羽毛状,末端球形膨大,称树枝状角膜炎（图3-14,彩图10）。荧光素染色更清晰可见。病情进展后,炎症向角膜病灶四周和基质层蔓延扩展,形如地图,称为地图状角膜炎（图3-15,彩图11）。

（2）盘状角膜炎（基质型角膜炎）　又分为免疫性基质型角膜炎和坏死基质型角膜炎。角膜中央基质盘状水肿、增厚、后弹力层皱褶,伴虹膜睫状体炎。水肿区角膜内皮面出现沉积物。

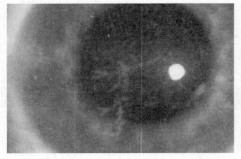

图 3-14 树枝状角膜炎

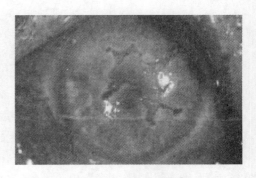

图 3-15 地图状角膜炎

坏死的病变区出现单个或多个黄白色浸润灶、溃疡甚至穿孔,常伴有基质层新生血管及瘢痕。

(3) 神经营养性角膜病变 此型多发生于病毒感染的恢复期,病灶可局限于角膜上皮表面及基质浅层,也可向基质深层发展。

（三）辅助检查

角膜上皮刮片检查见多核巨细胞;角膜病灶物分离培养可发现单纯疱疹病毒;酶联免疫法可发现病毒抗原。PCR 技术有利于迅速准确地进行病原学诊断。

（四）心理-社会状况

因单纯疱疹病毒性角膜炎反复发作,病程较长,严重影响视功能,患者易出现焦虑、烦躁及悲伤等心理表现。了解家庭成员、亲属、朋友对患者所患疾病的认知程度,取得其对医护工作的理解、支持和帮助。

【护理诊断及合作性问题】

(1) 急性疼痛 如眼痛,与角膜炎症反应有关。

(2) 感知紊乱 如视力下降,与角膜混浊程度有关。

(3) 心理改变 如焦虑、烦躁、恐惧等,与疾病反复发作、久治不愈、病程持续时间较长有关。

(4) 潜在并发症 有发生角膜穿孔、眼内炎等的可能。

【护理目标】

对单纯疱疹性角膜炎患者的护理目标是:①患者眼痛、畏光、流泪缓解或消失;②患者及家属掌握防止交叉感染的知识,无交叉感染发生;③减轻焦虑的情绪,积极配合治疗;④无并发症发生或并发症得到及时处理。

【护理措施】

1. 遵医嘱应用抗病毒药物 常用抗病毒的药物有更昔洛韦、阿昔洛韦等滴眼液及同种眼药膏,急性期每 1～2 h 滴眼一次,睡前涂眼药膏。病情严重者可合并使用抗生素。

2. 应用糖皮质激素 有免疫引起的盘状基质型角膜炎,在使用抗病毒药物的同时,可加用糖皮质激素,但应严密观察病情,避免引起细菌或真菌感染。

3. 散瞳 热敷、口服吲哚美辛。

4. 角膜移植术等护理 参照细菌性角膜炎。

5. 健康指导

(1) 注意休息,避免劳累和精神过度紧张,适当体育锻炼,增强体质,预防感冒,防止复发。

(2) 合理饮食,避免刺激性食物和饮酒,戒烟。

(3) 应用散瞳剂者,外出应佩戴有色眼镜,以减少光线刺激。

【护理评估】

经过治疗和护理,评价患者能否达到:①视力得到较好的保护;②无并发症发生或并发症得到有效控制;③心态平稳,情绪稳定,能积极进行治疗和护理工作的配合。

三、真菌性角膜炎

真菌性角膜炎(fungal keratitis)是一种由致病真菌引起的致盲率极高的感染性角膜病变。随着抗生素和糖皮质激素的广泛使用以及对本病的认识和诊断水平的提高,其发病率不断提高。

真菌性角膜炎在热带、亚热带发病率高,常见的致病真菌是镰孢属、弯孢属、曲霉属和念珠菌属四大类。前三种属丝状真菌,丝状真菌引起角膜感染多见于农民或户外工作人群,其工作生活环境多潮湿,外伤是最主要的诱因,其他诱因包括长期使用激素、抗生素造成眼表免疫环境改变或菌群失调、过敏性结膜炎、佩戴角膜接触镜。念珠菌属酵母菌,此型感染多继发于已有的眼表疾病(干眼、眼睑闭合不全、病毒性角膜炎)或全身免疫性低下者(糖尿病、免疫抑制等患者)。

【护理评估】

(一)健康史

询问患者有无植物外伤史,如角膜被谷粒弹伤、植物枝叶擦伤等;了解患者有无长期应用广谱抗生素和糖皮质激素的药物,有无糖尿病或眼表疾病。

(二)身体状况

1. 症状　病程进展相对缓慢,呈亚急性,自觉症状较轻,有轻度眼痛、畏光、流泪,伴视力下降。

2. 体征　眼部充血明显,角膜浸润灶呈白色或灰白色,表面微隆起,外观干燥而欠光滑,似牙膏样或苔垢样,溃疡周围有胶原溶解形成的浅沟或抗原抗体反应形成的免疫环(图3-16,彩图12)。有时在角膜感染病灶旁可见"伪足"或"卫星样"浸润病灶,角膜后可有斑块状沉着物。前房积脓呈灰白色,黏稠或呈糊状。真菌穿透性强,进入前房或角膜穿破时易导致真菌性眼内炎。

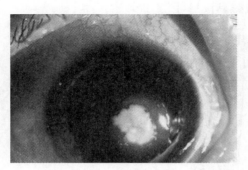

图3-16　真菌性角膜炎(免疫环)

(三)辅助检查

1. 角膜病变区刮片 Gram 和 Giemsa 染色　可发现真菌菌丝,为早期诊断最常见的方法。

2. 病变区角膜组织活检　可提高培养和分离真菌的阳性率。

3. 角膜共焦显微镜检查角膜感染灶　可直接发现病灶内真菌病原体(菌体或菌丝)。

(四) 心理-社会状况

真菌性角膜炎病情反复,病程长,患者对疾病的发生发展和治疗转归缺乏了解,容易产生焦虑、抑郁、悲观的心理。护士应评估患者的心理状况,了解该病对患者工作、学习、生活以及家庭经济的影响,了解患者对真菌性角膜炎的认知程度。

【护理诊断及合作性问题】

(1) 舒适受损　如眼痛、畏光、流泪,与角膜炎症刺激有关。

(2) 焦虑　与担心疾病预后不良有关。

(3) 有传播感染的危险　与真菌的传染性及患者缺乏预防知识有关。

(4) 感知紊乱　如视力下降,与角膜真菌感染引起角膜混浊有关。

(5) 潜在并发症　角膜穿孔、眼内炎。

(6) 知识缺乏　患者缺乏本病相关的防治和保健知识。

【护理目标及措施】

参考细菌性角膜炎。

四、干眼症

干眼症(dry eye syndrome)又称角结膜干燥症(keratoconjunctivitis sicca),是因泪液分泌质或量的异常,或动力学的异常引起的泪膜不稳定,并伴有眼部不适和(或)眼表组织病变的一类疾病。

干眼症的病因复杂,受多种因素影响,眼表面改变、基于免疫的炎症反应、细胞凋亡、性激素水平降低及外界环境因素等是导致干眼症发生、发展的主要因素。干眼症临床上通常分为两类:泪液生成不足型和蒸发过强型。①泪液生成不足型:水样液缺乏性干眼症,部分患者伴有 Sjogren 综合征,是一种自身免疫性疾病。②蒸发过强型:泪液分泌正常,蒸发过强导致的病变,如睑板腺功能障碍、暴露过久、长期佩戴角膜接触镜等原因。

泪液中水占 98%,其他为免疫球蛋白、葡萄糖、Na^+、K^+、Cl^- 等。泪膜是通过瞬目运动,将泪液均匀覆盖于角结膜表面而形成的超薄膜,它有保护眼表组织的作用。泪膜的结构由外至内分三层:脂质层、水液层、黏液层(图 3-17)。

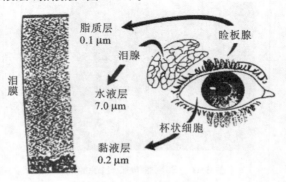

图 3-17　泪膜示意图

泪膜的主要生理功能:①形成光滑的光学折射面,提供良好的光学介质;②湿润眼球前表面;③向角膜提供必需的营养物质;④通过机械的冲刷及其抗菌成分抑制微生物生长,保护角膜。

知识链接

角膜移植手术知识

角膜移植就是用正常的眼角膜替换患者现有病变的角膜,使患眼复明或控制角膜病变,达到增进视力或治疗某些角膜疾病的眼科治疗方法(图3-18)。角膜本身不含血管,处于"免疫赦免"地位,使角膜移植的成功率位于其他同种异体器官移植之首,达90%以上。

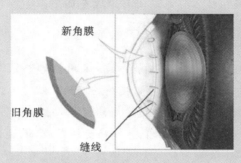

图3-18　角膜移植过程示意图

据中国残联统计,目前全国大约有400万因各种角膜病致盲的患者,是仅次于白内障的致盲眼病。如果给这些患者移植角膜,多数可以重见光明。

中国的眼科医院具有角膜移植资质的为数不多,另外一个严酷的现实是,因为供体角膜缺乏,全国各大医院每年完成的全部角膜移植手术仅有4000～6000例,只占0.2%。

一、什么样的情况需要通过角膜移植来让患者重获视力?原因有三点。

1. 外伤与感染导致角膜炎　这是引起角膜炎最常见的原因。当角膜上皮层受到物理性和化学性等因素的损伤时,细菌、病毒和真菌等就会乘虚而入。致病微生物既可来源于外界的致伤物上,也可来自于隐藏在眼睑或结膜囊内的各种致病菌,尤其是慢性泪囊炎是造成角膜感染的危险因素。

2. 全身性疾病导致角膜炎　这是一种内在性的因素,例如结核风湿梅毒等可引起变态反应性角膜炎。

3. 角膜邻近组织病变可导致角膜炎　急性结膜炎引起的浅层点状角膜炎、巩膜炎可导致硬化性角膜炎;色素膜炎可引起角膜炎。

一般来说,如果患者是以下几种眼病,移植角膜是最好的治疗方法:病毒性角膜炎、真菌性角膜溃疡、细菌性角膜炎、圆锥角膜、角膜营养不良、大泡性角膜病变、边缘性角膜变性。

二、角膜移植手术后注意事项

(1)不要用力眨眼或揉眼,以免增加眼球压力。

(2)应避免用力或做剧烈运动。

(3)保持眼部清洁。

(4)定期复查,出院后每周一次,一个月后可改为每月一次,三个月后进行屈光检查。

三、哪些医院具备开展角膜移植手术的资格？

据我国有关法律规定，办理器官移植相应专业诊疗科目登记的医疗机构原则上为三级甲等医院，并必须具备下列条件：

（1）有具备人体器官移植技术临床应用能力的本院在职执业医师和与开展的人体器官移植相适应的其他专业技术人员；

（2）有与开展的人体器官移植技术临床应用相适应的设备、设施；

（3）有人体器官移植技术临床应用与伦理委员会；

（4）有完善的技术规范和管理制度。

四、角膜缘干细胞移植

角膜缘干细胞移植术是未来的发展方向，采用自体移植，移植成功率最高，没有排斥反应，组织来源方便；但仅能供单眼发病的病例。

角膜缘干细胞的优点：①所需角膜缘组织极少，对供眼无潜在威胁；②培养的细胞可冰存用于二次手术；③能抑制眼表急性病变的发展，迅速恢复术眼正常的眼表结构；④可避免使用异体移植而导致的免疫排斥反应；⑤解决了供体来源不足的难题。这一方法是最有前途的研究方向，一旦该方法研究成熟，可解决角膜缘干细胞的来源。

（宋丽娟　王　琦）

直通护考

选择题

A 型题

1. 哪一种角膜溃疡病情发展最凶猛？（　　　）

A.匐行性角膜溃疡　　　　　　　　　　B.铜绿假单胞菌性角膜溃疡

C.真菌性角膜溃疡　　　　　　　　　　D.病毒性角膜溃疡

E.蚕食性角膜溃疡

2. 单纯疱疹病毒性角膜炎的最常见类型是（　　　）。

A.树枝状角膜炎　　　　　B.地图状角膜炎　　　　　C.盘状角膜炎

D.坏死性角膜基质炎　　　E.树枝状和地图状角膜炎

3. 铜绿假单胞菌性角膜炎溃疡首选的抗生素是（　　　）。

A.两性霉素 B　　　　　　B.青霉素　　　　　　　　C.环胞苷

D.多黏菌素 B　　　　　　E.甲硝唑

4. 细菌性角膜溃疡的危险性在于（　　　）。

A.前房积脓　　　　　　　B.角膜穿孔　　　　　　　C.眼痛

D.角膜薄翳　　　　　　　E.以上均不是

5. 角膜溃疡应用1％阿托品散瞳治疗是为了（　　　）。

A. 迅速控制感染　　　　　B. 保护溃疡面　　　　　　C. 预防虹膜睫状体炎

D. 预防穿孔　　　　　　　E. 以上均不是

第四节　白内障患者的护理

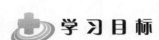

学习目标

知识目标：

1. 掌握白内障的概念。

2. 掌握年龄相关性白内障的护理措施。

3. 熟悉年龄相关性白内障的症状、皮质性白内障的体征改变及处理原则。

4. 了解年龄相关性白内障的病因。

能力目标：

1. 能完成白内障超声乳化吸出术及人工晶状体植入术的术前准备及术后护理。

2. 能对白内障患者进行用药指导。

3. 能对白内障患者进行健康指导。

白内障是指各种原因导致的晶状体混浊。美国眼科临床指南定义为，因营养代谢障碍等原因导致的晶状体透明度降低或颜色改变所导致的晶状体光学质量下降的退行性改变称为白内障。目前，白内障已成为主要致盲性眼病之一。根据发病原因可分为年龄相关性、外伤性、并发性、代谢性、先天性、后发性、辐射性及药物中毒性等数种。手术治疗是目前治疗白内障的有效方法。手术方式通常有白内障囊外摘除术（包括白内障超声乳化吸出术）联合人工晶状体植入术，无条件者也可行白内障囊内摘除术，术后配镜矫正视力。

一、年龄相关性白内障

要点导航

重点： 1. 年龄相关性白内障的护理评估和护理措施。

　　　　2. 年龄相关性白内障的围手术期护理措施。

难点： 1. 年龄相关性白内障护理诊断及合作性问题的相关因素。

　　　　2. 年龄相关性白内障护理目标的确定和护理措施。

年龄相关性白内障又称老年性白内障，为最常见的一类白内障。它是随着年龄的增长，在中老年开始发生晶状体混浊。主要表现为逐渐发生的无痛性视力减退。

案例引导

　　患者,女性,70岁,主诉5年来右眼视力逐渐下降,近来加重,分辨手指数困难,而且左眼视力也有所下降。目前患者尚能照顾自己,非常担心失明,害怕手术治疗。患者入院后右眼准备做白内障囊外摘除合并人工晶状体植入术。视力检查:右眼,指数/50 cm;左眼,4.2。右眼晶状体呈乳白色混浊,左眼晶状体边缘可见楔形混浊。其他正常。临床诊断:老年性白内障,成熟期(右眼),未成熟期(左眼)。问题:

　　1. 该患者的护理诊断及合作性问题是什么?

　　2. 应采取哪些护理措施?

【护理评估】

（一）健康史

　　病因较为复杂,可能与年龄、紫外线、糖尿病、高血压等多种因素有关。发病机制较复杂,多认为由氧化损伤引起。

（二）身体评估

1. 症状和体征　主要症状为渐进性无痛性视力下降,亦可出现单眼复视或多视。按其混浊形成部位,年龄相关性白内障可分为皮质性、核性和后囊下三种类型,以皮质性白内障最常见。

2. 皮质性白内障　按发展过程分为四个时期。①初发期(图3-19,彩图13):晶状体前后皮质周边部出现楔形混浊,尖端指向晶状体中央,常于白内障普查或其他眼科疾病进行散瞳检查时发现,视力多正常。②膨胀期(图3-20,彩图14):又称未成熟期,初发期数年后,混浊逐渐向中央发展,并伸入瞳孔区,视力明显下降。晶状体皮质吸收水分体积膨胀,推虹膜前移,使前房变浅,易诱发闭角型青光眼。用斜照法检查时,投照侧的虹膜在该侧瞳孔区出现新月形阴影,称虹膜投影。③成熟期(图3-21,彩图15):晶状体呈均匀乳白色混浊,皮质水肿消退,晶状体体积和前房深度恢复正常,虹膜投影消失,眼底无法窥清,视力降至手动或光感。④过熟期(图3-22,彩图16):持续数年的成熟期晶状体可发生水分丢失,体积变小,囊膜皱缩,晶状体核下沉,上方前房变深,虹膜失去支撑,出现虹膜震颤。晶状体皮质分解液化呈乳状物,液化的皮质渗漏到囊膜外时,可引起晶状体过敏性葡萄膜炎和晶状体溶解性青光眼。

3. 核性白内障(图3-23)　较皮质性白内障少见,发病年龄较早,发展缓慢。混浊始于胎儿核或成人核,直至成人核完全混浊。早期晶状体核呈黄色,视力无明显影响。随着晶状体核密度逐渐增加,变成棕黄或棕黑色,视力明显下降(图3-24,彩图17)。

4. 后囊膜下白内障　在晶状体后囊下的皮质浅层出现的黄色混浊,其中有小空泡和金黄色结晶样颗粒。由于混浊位于视轴,早期即可出现视力下降。

（三）心理-社会评估

　　患者因担心手术会出现紧张、焦虑等心理改变。患者因视力障碍,行动不便,影响外出活动和社交,易产生抑郁、孤独感,出现社交障碍。

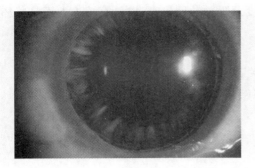

图 3-19　白内障初发期

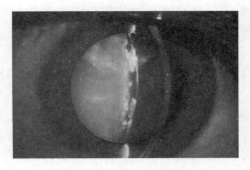

图 3-20　白内障膨胀期

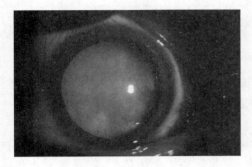

图 3-21　白内障成熟期

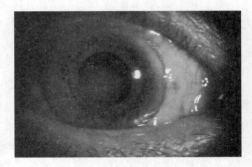

图 3-22　白内障过熟期

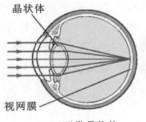

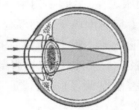

(a)正常晶状体　　　　　　(b)白内障晶状体

图 3-23　核性白内障发生示意图

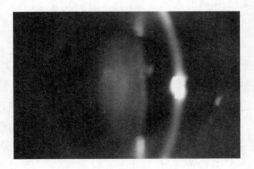

图 3-24　核性白内障

（四）辅助检查

散瞳后进行检眼镜或裂隙灯显微镜检查，可确定晶状体混浊程度。眼电生理及光定位检查,可了解视神经,视网膜功能。角膜曲率,前房深度及眼轴长度检查,以计算植入人工晶状体的度数,必要时行角膜内皮细胞计数检查。

【护理诊断及合作性问题】

(1)感知紊乱　如视力下降,与晶状体混浊有关。

(2)潜在并发症　继发性闭角型青光眼、晶状体过敏性葡萄膜炎、晶状体溶解性青光眼、晶状体脱位、术后感染等。

(3)生活自理缺陷　与视力下降或手术有关。

(4)心理改变　与担心视力下降和手术有关。

【护理目标】

对白内障患者的护理目标:①患者感知紊乱的状态得到改善或能适应;②患者生活自理能力增强,生活质量有所提高;③稳定心理情绪,以积极的心态面对疾病;④防止并发症的发生。

【护理措施】

1. 基础护理

(1)饮食　①多吃富含天然维生素 C 的新鲜蔬菜和水果,如芹菜、白菜、青菜、番茄、草莓、柑橘、鲜枣等。②多吃粗粮,注意摄取蛋白质、钙、微量元素和维生素。③多食鱼类,少吃动物脂肪和糖,有利于保持正常的视力,阻止或延缓病情的进展。

(2)休息　注意按时休息,生活规律,注意精神调摄,保持情绪舒畅。培养养花、养鸟、养鱼的兴趣来陶冶情操,能分散对不愉快事情的注意力,激起旺盛的生活热情,能起到阻止和延缓病情进展的作用。

(3)卫生　加强用眼卫生,平时不用手揉眼,不用不洁手帕、毛巾擦眼、洗眼。用眼过度后应适当放松,久坐工作者应每间隔 1～2 h 起身活动 10～15 min,举目远眺,或做眼保健操。要有充足的睡眠,及时解除疲劳。吸烟易患白内障已被证实,应及早戒烟。

2. 病情监测　积极防治慢性病,包括眼部的疾病及全身性疾病。尤其是糖尿病最易并发白内障,要及时有效地控制血糖,防止病情进一步发展。

3. 执行医嘱

(1)向患者解释治疗原则。

(2)遵医嘱用药,配合治疗:白内障早期,可用谷胱甘肽、卡他灵等滴眼液,或口服维生素 C,维生素 E 等药物,以延缓白内障的发展。老年人应慎用散瞳剂,尤其是在白内障膨胀期,避免诱发青光眼。

4. 手术患者护理

(1)术前护理　①向患者讲明手术目的、方式及注意事项,减轻其思想顾虑,使其积极配合治疗。②有高血压、糖尿病或咳嗽者,应请内科医生诊断、治疗,待病情稳定后再进行白内障手术。若服用治疗高血压、糖尿病或咳嗽等内科药物,可在手术前后和当天继续服用。③术前全身检查:包括血压、血糖、心电图、胸透、肝功能、血尿常规、凝血功能等。术前眼部准备:术前3 天滴抗生素眼药水,冲洗结膜囊及泪道,检验视力功能、眼压、角膜曲率半径和眼轴长度,术前尽量散大瞳孔。④手术前 1 天做好个人卫生(洗头、洗澡)。手术当天将脸部清洗干净,不可使用任何化妆品。手术当天要有家属陪同。⑤教会患者术中及术后配合,如学会转动眼球,用舌尖顶压上颚或用手指按压人中穴来抑制咳嗽和喷嚏,防止术中出血或伤口裂开。

(2)术后护理　①术后行动时避免颠簸。尽量避免用力咳嗽。手术眼严禁外力碰撞、按压、低头、揉眼,午睡和夜间睡眠要平卧或向非手术眼侧卧,并戴眼罩,以防伤眼。②按时滴眼药,点药前要洗净双手,眼药瓶口不要接触眼睛和手,以防污染。点药时用手向下拉下眼皮(手术切口在上部,勿拉上眼皮),滴入眼药,如需使用两种以上眼药,间隔 10～15 min 即可。③术后应戒烟忌酒,不吃辛辣有刺激性的食物,多吃蔬菜水果,保持大便畅通。④手术切口 3 周左右愈合(糖尿病患者还应适当延长时间)。此期间内洗脸、洗头时注意不要让污水进入手术眼内,防止感染。⑤避免提拉重物、剧烈运动,防眼内压波动。⑥外出时防风沙,可佩戴眼镜等,防止异物进入眼内。⑦恢复期避免长时间用眼看书报,以防术眼疲劳。⑧患有高血压、糖尿病的患者要坚持服药。⑨术后按医嘱到医院复查,如有视力突然改变,红肿、疼痛等症状,应立即就诊。⑩术后根据手术麻醉方式安置患者体位,休息观察有无眼痛、充血视力下降、分泌物增多等,如有异常及时报告医生。换药、点药时要求严格执行无菌操作,动作轻巧,不要挤压眼球。嘱患者不要揉眼,不要剧烈活动,不要用力排便等。同时,加强生活护理,术后生活自理能力下降,应协助患者进行饮食、大小便、洗漱等。预防意外发生。

知识链接

白内障手术治疗的发展

　　自 1949 年在英国 Thomas 医院由眼科医生 Ridley 将世界上第一枚人工晶状体植入后房开始,白内障治疗就有了划时代的进步,特别是近 30 年来随着手术显微镜、显微手术器械的产生,以及人工晶状体材料性能的改进,超声波及激光的应用,白内障手术已趋于完善。

　　5. 心理护理　讲解白内障的基本知识和手术复明知识及预后效果等,让患者能正确认识疾病,消除社交心理障碍和对手术的紧张、焦虑等心理障碍。使患者情绪稳定,避免因情绪激动导致的并发症的发生。

　　6. 健康指导

　　(1)增强卫生指导,普及白内障的预防知识,嘱患者外出时佩戴防护眼镜,适量补充维生素 E、维生素 C。

　　(2)白内障初期患者应定期门诊随访,如出现眼胀痛、头痛、恶心、呕吐等症状,提示可能发生了急性闭角型青光眼,应及时到医院就诊。

　　(3)指导患者掌握术后的护理要点,嘱其 1 周内避免瞬目,避免做低头弯腰等动作,防止人工晶状体脱位;教会患者正确使用滴眼液和眼药膏;术中未植入人工晶状体的患者,可在术后 3 个月佩戴普通框架眼镜或角膜接触镜矫正视力。

　　(4)白内障患者要多吃深绿色、新鲜的蔬菜,并尽量避免食用以下食物:油炸食品以及人造脂肪、人造黄油、动物脂肪,因为这些食物会加速氧化反应,使人容易患白内障。全脂奶粉、牛奶、奶油、奶酪、冰淇淋等含乳糖丰富的乳制品,如牛奶中含有的乳糖,通过乳酸酶的作用,分解成半乳糖,一些人对牛奶中的半乳糖的代谢能力下降。另外,半乳糖会干扰奶制品中维生素 B_2 的利用,使其沉积在老年人眼睛的晶状体上,蛋白质易发生变性,导致晶状体透明度降低,容易诱发或加重白内障。

　　【护理评价】

　　通过治疗和护理,评价患者是否达到:①视力有所提高,感知紊乱情况得到改善;②自理能力恢复,能适应生活的需要,生活质量得到提高;③对白内障的知识基本了解,情绪稳定,能进行自我保健;④患者基本上了解疾病,可以积极配合医护人员治疗。

二、糖尿病性白内障

与糖尿病有直接关系的白内障,临床上可分为两种类型:一种为合并年龄相关皮质白内障;另一种为真性糖尿病性白内障,可合并糖尿病性视网膜病变。糖尿病时血糖增高,晶状体内葡萄糖增多,葡萄糖转化为山梨醇。山梨醇不能透过晶状体囊膜,在晶状体内大量积聚,使晶状体内渗透压增加,吸收水分,纤维肿胀变性,导致晶状体混浊。

发病早期积极治疗糖尿病,晶状体混浊可能部分消退,视力可有不同程度改善,滴用治疗白内障滴眼液;白内障明显影响视力时,可在血糖控制情况下施行白内障摘出术,如无增殖性糖尿病性视网膜病变,可植入后房型人工晶状体;术后积极预防感染和出血。

【护理评估】

糖尿病性白内障发生于老年者与老年性白内障相似,只是发病率较高,糖尿病患者的发病率比非糖尿病患者高 4～6 倍,发生较早,进展较快,容易成熟,此型多见。

真性糖尿病性白内障多发生于严重的青少年糖尿病患者,多为双眼发病,发展迅速,甚至可于数天、数周或数月内发展为晶状体完全混浊。开始时在前后囊下出现典型的白点状或雪片状混浊,迅速扩展为完全性白内障。常伴有屈光变化,血糖升高时,血液内无机盐含量减少,渗透压降低,房水渗入晶状体内,使之变凸形成近视;血糖降低时,晶状体内水分渗出,晶状体变扁平形成远视。

辅助检查:

(1) 血液生化检查　血糖水平及糖化血红蛋白定量,明确糖尿病。

(2) 眼部特殊检查　对手术效果存在疑虑或特殊要求,怀疑合并其他眼病的患者,要进行相关检查。如角膜内皮细胞检查、视网膜视力检查、视野检查、视网膜电流图检查、视觉诱发电位检查等。

【护理诊断及合作性问题】

(1) 感知紊乱　如视力下降,与晶状体混浊有关。

(2) 潜在并发症　合并糖尿病视网膜病变。

【护理措施】

参考年龄相关性白内障。

三、先天性白内障

先天性白内障(congenital cataract)是儿童常见眼病,是出生时或出生后第一年内发生的晶状体混浊。根据晶状体混浊的部位和形态不同分为前极性、后极性、花冠状、绕核性、核性白内障和全白内障等。先天性白内障可分为内源性和外源性两种:内源性与遗传有关约占患儿的 1/3,常见于常染色体显性遗传;外源性与妊娠早期母体宫内病毒感染、药物、放射线等有关。对明显影响视力者尽早手术,以减少弱视和盲眼的发生。有明显视力障碍者尽早手术,年龄应在 2 岁以前。

各种影响胎儿晶状体发育的因素均可引起先天性白内障。常见原因归纳为三点。一是遗传因素。常染色体显性遗传最多见。其他方式还有隐性遗传和伴性遗传等。二是环境因素。母亲妊娠期(尤其是前 3 个月内)的病毒性感染,如风疹病毒、单纯疱疹病毒等,是导致胎儿发生白内障的常见原因。此时晶状体囊膜尚未发育完全,不能抵御病毒的侵犯,晶状体蛋白的合成容易受到干扰导致异常,最终引起晶状体混浊。妊娠期营养不良、盆腔放射线照射、服用某些药物(激素、水杨酸制剂、抗凝剂等)、患有系统性疾病等,都可导致胎儿晶状体发育不良。此外,早产儿、胎儿宫内缺氧等也可引起先天性白内障。三是难以确定是遗传因素还是环境因素,多表现为散发。

【护理评估】

（一）健康史

询问患儿母亲孕期是否有病毒感染、用药、接触放射线等;了解患儿出生时的健康情况;有无家族史;发现患儿白内障的时间。

（二）身体状况

可为单眼或双眼起病,多数为静止期。视力障碍程度可因晶状体混浊发生部位和形态不同而异,因患儿年龄太小,不能自诉,需依赖其父母观察才能发现。常合并其他眼病如斜视、眼球震颤、先天性小眼球等。症状、体征:多为双侧发生,静止性,少数出生后继续发展。患儿可有不同程度的视力障碍,轻者视力不受影响,重者后天仅有光感。检查时,晶状体可出现不同程度的混浊,常合并斜视、弱视、先天性小眼球等眼部疾病。

（三）辅助检查

实验室检查如血糖、尿糖和酮体检查等可以帮助了解病因。

（四）心理-社会状况

患儿父母对患儿视力障碍非常担心,对该疾病的知识缺乏了解。护士应注意评估患儿父母的情绪、文化层次、经济状况等,了解患儿父母对该病的认知程度。

【护理诊断及合作性问题】

（1）感知紊乱　　如视力下降,与晶状体混浊有关。

（2）潜在并发症　　形觉剥夺性弱视。

（3）无能力家庭应对　　与家庭照顾者掌握照顾患儿的相关知识和技能不足有关。

【护理目标】

先天性白内障患者的护理目标:①患者视力得到提高;②患者弱视得到及时治疗;③家庭照顾者掌握了照顾患儿的相关知识和技能,能有效应对。

【护理措施】

参考年龄相关性白内障。

知识链接

手术治疗三大误区

　　白内障是一种常见的眼科疾病,如果不尽早治疗的话,很可能会导致患者出现失明的严重后果。所以及早进行白内障治疗是十分重要的,白内障最好的治疗方法是手术。白内障手术存在三大误区。

　　误区之一,有的白内障患者被告之"等看不见了再手术",于是就耐心地等待,而不到医院做定期检查。结果患了其他眼病也不知道,如慢性闭角型青光眼、黄斑病变、眼底及玻璃体出血等。待到视力严重障碍时,上述疾病已发展到比较严重的程度,错过了治疗的最佳时机,在这种情况下,即使做了手术,也不能恢复满意的视力。

误区之二,过去的传统观念认为,只有等到白内障成熟后方可手术,这尤其对双眼白内障的患者来说,未免太残酷了,因为这些患者要在朦胧的世界中等待较长的时间才能重获光明,使他们失去了许多工作机会和生活乐趣。随着现代医学的发展,眼科显微手术已经十分成熟,现代白内障囊外摘除术以及晶状体超声乳化吸出技术,能使未成熟的白内障获得良好的治疗效果。因此,为了提高生活质量,白内障患者在感到视力障碍已影响正常工作或生活时,就可以接受手术治疗了,不必等到白内障成熟之后。

误区之三,白内障往往是在不知不觉中发生的,而且发展缓慢,有许多老年人在感觉到看远处物体时不如以前清晰,自认为是"花眼"而不到医院检查。

(隋哲峰)

直通护考

选择题

A 型题

1. 白内障的主要症状是(　　)。

A. 视力障碍　　　B. 眼痛　　　　　C. 眼充血　　　　　D. 压痛　　　　　E. 眼分泌物

2. 最常见的白内障类型是(　　)。

A. 先天性　　　　B. 代谢性　　　　C. 外伤性　　　　　D. 并发性　　　　E. 老年性

3. 可诱发急性闭角型青光眼的是(　　)。

A. 皮质性白内障初发期　　　　B. 皮质性白内障膨胀期　　　C. 皮质性白内障成熟期

D. 皮质性白内障过熟期　　　　E. 核性白内障

4. 老年性白内障最好的治疗方法是(　　)。

A. 手术治疗　　B. 药物治疗　　　C. 放射治疗　　　D. 验光配镜　　　E. 补充营养

5. 白内障术后无晶状体眼的屈光状态是(　　)。

A. 高度近视　　B. 轻度近视　　　C. 轻度远视　　　D. 高度远视　　　E. 老视

6. 白内障手术前检查包括(　　)。

A. 血压　　　　　　B. 血糖　　　　C. 心电图、胸透和肝功能检查

D. 血、尿常规及出、凝血时间检查　　　　　　E. 以上均有

7. 目前较普遍应用的白内障摘除术为(　　)。

A. 囊内摘除术　　　　　　　　B. 现代囊外摘除术　　　　　C. 超声乳化吸出术

D. 针吸术　　　　　　　　　　E. 针拨术

8. 下列哪项白内障术前准备项目错误?(　　)

A. 术前滴抗生素眼液　　　　　B. 视功能检查　　　　　　　C. 眼压检查

D. 不是所有患者都要泪道冲洗　　E. 检查有无结膜炎

X 型题

1. 白内障手术前眼部检查包括(　　)。

A. 视功能检查:包括远、近裸眼和矫正视力,光定位和红绿色觉

B. 裂隙灯显微镜检查角膜情况,排除虹膜炎症

C. 散瞳后裂隙灯显微镜检查晶状体混浊情况

D. 眼压

E. 测量角膜曲率半径和眼轴长度

2. 为一位年龄相关性白内障未成熟期的患者进行健康教育时,护士要告诉患者及家属特别注意(　　)。

A. 异物感　　　B. 视力下降　　C. 眼部痒感　　D. 眼部红痛　　E. 头疼、眼痛

3. 下面哪些疾病可以引起并发性白内障?(　　)

A. 葡萄膜炎　　B. 青光眼　　　C. 视网膜脱离　　D. 糖尿病　　　E. 眼球挫伤

第五节　青光眼患者的护理

 学 习 目 标

知识目标:

1. 理解青光眼、急性闭角型青光眼、开角型青光眼的概念。

2. 理解急性闭角型青光眼急性发作期的临床表现、处理原则、护理诊断及合作性问题。

3. 应用急性闭角型青光眼的护理措施。

4. 了解急性闭角型青光眼病因。

能力目标:

1. 能对急性闭角型青光眼患者进行健康指导。

2. 能对急性闭角型青光眼患者进行用药指导。

青光眼(glaucoma)是一组以视神经萎缩和视野缺损为共同主要特征的疾病,病理性眼压增高是其主要的致病危险因素。青光眼是主要的致盲眼病之一,有一定的遗传性。

眼压是眼球内容物作用于眼球内壁的压力。正常人眼压在 $10 \sim 21$ mmHg,平均值为 16 mmHg,标准差 3 mmHg。双眼眼压差小于 5 mmHg,24 h 眼压波动范围小于 8 mmHg。一般来说,眼压升高是引起视神经及视野损害的重要因素,眼压的高低主要取决于房水循环中的三个因素:房水的生成率、房水通过小梁网流出的阻力和上巩膜静脉压力。根据前房角形态、病因机制、年龄等因素,青光眼可分为三种:原发性青光眼、继发性青光眼和先天性青光眼。原发性青光眼又可分为闭角型青光眼和开角型青光眼。

病因尚未充分阐明。目前认为眼球局部的解剖结构异常伴诱发因素是本病的主要因素。

1. 解剖因素　具有遗传倾向的眼球解剖结构异常包括:眼轴短,角膜小,前房浅,房角窄及晶状体较厚、位置相对靠前等。发病机制主要是周边部虹膜异常肥厚堆积堵塞了房角,阻断了房水的排出途径而致眼压急剧上升。

2. 诱发因素　情绪激动、暗室或黑暗环境久留,局部或全身应用抗胆碱类药物等,均可致

瞳孔散大,周边虹膜肥厚,引起房角狭窄或关闭,诱发急性闭角型青光眼的急性发作。

一、急性闭角型青光眼

要点导航

重点:1. 掌握闭角型青光眼临床分期和护理措施。

　　　 2. 熟悉闭角型青光眼的发病机制。

急性闭角型青光眼是一种以眼压急剧升高并伴有相应症状和眼前段病理改变为特征的眼病。多见于 50 岁以上的中老年女性,男女比例为 1∶2,具有家族遗传性,双眼可同时或先后发病。急性闭角型青光眼的基本治疗原则是手术。术前应积极采用综合治疗以迅速降低眼压,减少对眼组织的损害。待眼压恢复正常后,选择合适的手术治疗。

案例引导

　　患者,男性,77 岁。因左眼反复胀痛伴同侧头痛、视力下降 3 个月,加重 1 天来诊。眼科检查:右眼视力 0.4,左眼视力 0.1。左眼睫状充血,角膜轻度水肿,前房浅,周边前房为 1/4 CT,房水无异常,瞳孔散大约 6 mm,对光反射消失,晶状体混浊膨胀,余窥不清;右眼角膜透明,前房浅,周边前房为 1/4 CT,瞳孔圆,光敏,晶状体混浊,眼底无明显异常。眼压:右眼 19 mmHg;左眼 56 mmHg。问题:

　　请根据上述病例为该患者做出恰当的护理计划?

【护理评估】

(一)健康史

病因与眼球结构是否正常有关,也有遗传因素的可能,因此要了解相关信息,如眼轴大小、角膜形态,前房角大小等。诱因的相关因素也要做充分了解,如是否有情绪波动,服药情况等。

(二)身体状况

根据症状和体征,典型的急性闭角型青光眼有以下六种不同的临床阶段。

1. 临床前期　无自觉症状,但具有特征性的眼球解剖结构或有青光眼家族史,暗室或散瞳试验后眼压明显升高,包括一眼急性发作被确诊后,另眼已经具有前房浅、虹膜膨隆、房角狭窄,即使没有任何自觉症状也可诊断为临床前期。

2. 先兆期　一次性或反复多次小发作,突感虹视、雾视、轻度眼胀痛、鼻根部酸胀,眼压升高,轻度睫状充血和角膜轻度雾状混浊,休息后可自行缓解,一般不会留永久性的组织损害或改变。

3. 急性发作期　表现为剧烈的头痛、眼痛、畏光,常伴有恶心、呕吐等全身症状。体征有眼睑水肿,混合型充血;角膜上皮水肿呈雾状;前房极浅,房角关闭;瞳孔中等散大,常呈竖椭圆形,光反射消失(图 3-25,彩图 18)。高眼压缓解后,眼前段常留下永久性组织损伤,如角膜后壁色素沉着(图 3-26,彩图 19)、虹膜节段性萎缩及色素脱落和晶状体前囊下点片状灰白色混浊,三者称为青光眼三联征,是青光眼典型的组织损伤特征。

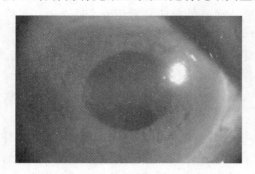

图 3-25 急性闭角型青光眼急性发作期

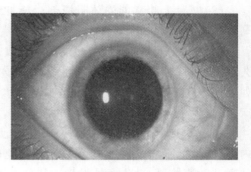

图 3-26 角膜后壁沉着物(羊脂状)

4. 间歇期 小发作缓解后,房角重新开放或大部分开放,小梁网功能未遭受严重损害,不用药或仅用少量缩瞳剂就能将眼压维持在正常范围内;但瞳孔阻滞的病理基础尚未解除,随时有再次发作的可能。

5. 慢性期 急性大发作或反复小发作后,房角广泛粘连,小梁网功能遭受损害,眼压中度升高,视力进行性下降,眼底可见青光眼性视盘凹陷,视功能检查合并有视野缺损。

6. 绝对期 眼压持续升高,眼组织特别是视神经遭到严重损害,视功能严重丧失,甚至无光感,偶尔可因眼压过高或角膜变性而出现剧烈眼痛。

(三)辅助检查

眼压检查、视野检查及前房角镜检查等,近年应用超声生物显微镜(UBM)可详尽了解房角情况。对可疑患者可进行暗室试验,即在暗室内、患者清醒状态下,静坐 60～120 min 后,在暗室内测眼压,如眼压比试验明显升高,超过 8 mmHg 则为阳性。

(四)心理-社会状况

急性闭角型青光眼发病急,视力下降明显且反复发作后视力很难恢复,患者心理负担重,易产生紧张、焦虑、恐惧心理。急性发作期因剧烈眼痛及视力下降,患者常急诊就医,容易产生紧张、焦虑等心理表现。在其他时期因症状不明显,没有典型性,部分患者会被误诊误治。

【护理诊断及合作性问题】

(1)急性疼痛 如眼痛伴有偏头痛,与眼压升高有关。

(2)感知紊乱 如视力障碍,与眼压导致角膜水肿及视神经损害有关。

(3)焦虑 对青光眼的愈后缺乏信心。

(4)知识缺乏 患者缺乏急性闭角型青光眼相关的防治知识。

【护理目标】

急性闭角型青光眼患者的护理目标:①患者眼压下降,眼痛、头痛等症状减轻或消失;②患者视力逐渐提高或稳定;③患者情绪稳定,积极配合治疗和护理;④患者获得急性闭角型青光眼的自我护理知识。

【护理措施】

1. 遵医嘱及时给予降眼压药物,并密切观察用药反应

(1)拟副交感神经药物(缩瞳剂) 缩瞳后可使房角重新开放从而降低眼压。常用1%～4%毛果芸香碱滴眼剂,每日 3～4 次,4%毛果芸香碱凝胶,每晚 1 次点眼。每次滴药后要按压

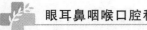

泪囊区数分钟,减少经鼻黏膜吸收可能发生的中毒。

（2）β-肾上腺素能受体阻滞剂　能抑制房水生成从而降低眼压。常用 0.25%～0.5% 噻马洛尔滴眼液,每日 1～2 次。有房室传导阻滞、窦性心律过缓和支气管哮喘者禁用。

（3）碳酸酐酶抑制剂　减少房水生成。常用乙酰唑胺口服,每日 2～3 次,首次剂量加倍。久用可出现口周和四肢麻木、全身不适、尿路结石、肾绞痛、血尿等不良反应,不宜长期服用。如发生上述症状,应停药,并多次少量饮水。目前已有碳酸苷酶抑制剂局部用药抑制剂用于临床,可减少全身不良反应。

（4）高渗剂　迅速提高血浆渗透压,使眼组织特别是玻璃体中水分进入血液,从而减少眼内容物、降低眼压。常用 20% 甘露醇快速静脉滴注。对年老体弱或有心血管疾病者,应注意呼吸及脉搏情况,以防意外发生。部分患者可出现头痛、恶心等症状,用药后宜取平卧位休息。甘油参与体内糖代谢,糖尿病患者慎用。

（5）其他药物　如前列腺素衍生物、肾上腺素能受体激动剂、视神经保护药物等。必要时辅以镇静、安眠药。

2. 手术护理　急性闭角型青光眼以手术治疗为主,根据房角开放情况选择周边虹膜切除术、激光虹膜切除术,或滤过性手术,如小梁切除术等。按内眼手术护理常规做好术前准备。术后第 1 日开始换药,注意询问患者有无眼痛,观察术眼切口、滤过疱形成和前房形成等情况。对于前房形成迟缓合并低眼压者加压包扎。为预防炎症反应和促进前房形成,遵医嘱使用散瞳剂。

3. 心理护理　做好耐心细致的心理疏导工作,指导患者控制情绪,消除紧张,焦虑心理,积极配合治疗和护理。

4. 健康指导　向患者及家属讲解青光眼的相关知识,尤其是发病诱因,如情绪激动、暗室停留过久或使用散瞳剂、一次大量饮水（一次饮水不超过 300 mL 为宜）、过度劳累等。指导患者遵医嘱用药并定期复查,规律用药对控制眼压十分重要。保持大便通畅,睡眠充足,清淡饮食。严重视功能障碍的患者应熟悉周围环境,外出有家人陪同,防止外伤发生。有急性闭角型青光眼家族史者,应定期检查,以便早期诊断与治疗。

【护理评价】

通过治疗和护理计划的实施,患者能否达到:①眼压得到控制,眼痛、头痛等症状减轻或消失;②视力得到提高或稳定;③情绪稳定;④ 能正确运用急性闭角型青光眼的相关知识进行自我管理。

二、开角型青光眼

 要点导航

重点:熟悉开角型青光眼的眼底改变。

开角型青光眼（primary open angle glaucoma,OAG）发病隐匿,进展缓慢,发作时眼压虽然升高,但房角始终是开放的,并有特征性视乳头变化和视野缺损。治疗原则是控制眼压升高,防止视功能进一步损害。以药物治疗为主,无效时再进行手术。

案例引导

患者,男性,35 岁,因"右眼视物模糊 1 个月"就诊。既往史:双眼近视 8D,无外伤、手术、眼部长期用药史。查体:右眼 0.1,左眼 0.12,双眼屈光间质清,视网膜平。眼压:右眼 34 mmHg,左眼 27 mmHg。问题:

依照以上描述为患者做出护理评估及护理措施。

【护理评估】

(一)健康史

病因尚未阐明,一般认为是房水排出道变形所致。主要是由于小梁网胶原纤维和弹力纤维变性,内皮细胞脱落或增生、小梁网肥厚,网眼变窄或闭塞,以及 Schlemm 管变性,阻滞房水外流,导致眼压升高。

(二)身体状况

1. 症状 发病隐匿,早期多数患者无明显自觉症状,多数可因眼压升高出现虹视、眼胀等症状,病变多发展到晚期视功能严重损害时才发现。

2. 体征 早期眼压不稳定,24 h 监测可发现眼压高峰和较大波动。眼底典型表现:①视盘凹陷性扩大和加深;②C/D(杯盘比,视杯直径与盘直径之比)>0.6;③两眼凹陷不对称,C/D差>0.2;④视盘出血或视网膜神经纤维层缺损。视野缺损:为青光眼诊断和病情评估的重要指标之一。旁中心暗点或鼻侧阶梯常为开角型青光眼视野缺损的征象。病情进展可出现环形暗点,向心形缩小,晚期仅存颞侧视岛和管状视野(图 3-27)。

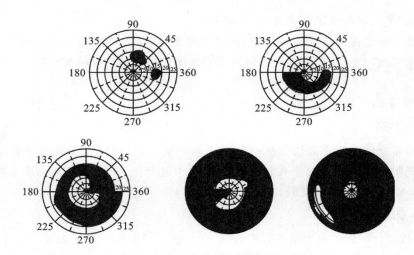

图 3-27 青光眼视野改变模式图

(三)辅助检查

24 h 眼压测定、饮水试验、计算机自动视野计定量检查、眼底照相、对比敏感度检查等。

（四）心理-社会状况

开角型青光眼除视野改变外,黄斑功能也受损,严重影响患者的工作和生活,易产生焦虑、抑郁、悲观心理。

【护理诊断及合作性问题】

（1）感知紊乱 如视野缺损,与视神经纤维受损有关。

（2）焦虑 与担心疾病预后不良有关。

（3）知识缺乏 缺乏开角型青光眼相关的防治知识。

【护理目标】

开角型青光眼患者的护理目标:①患者视野缺损不再进展;②患者情绪稳定,积极配合治疗;③患者和家属获取本病的自我护理知识。

【护理措施】

1. 遵医嘱进行药物治疗 房水生成抑制剂、前列腺素衍生物等是目前治疗开角型青光眼的重要药物。若无禁忌证,一种药物不能控制眼压,可联合用药。

2. 手术治疗 如药物治疗不理想,可选用氩激光小梁成形术、小梁切除术等。其手术前后护理和其他护理参考急性闭角型青光眼。

【护理评价】

通过治疗和护理计划的实施,评价患者是否能达到:①视野缺损不再加重;②情绪稳定,恢复社交;③掌握了原发性青光眼的相关知识,能进行自我管理。

三、先天性青光眼

重点:做到先天性青光眼的早发现、早治疗。

先天性青光眼是由于胎儿发育时期,前房角发育异常,小梁网及 Schlemm 管系统不能发挥有效的房水引流功能,而使眼压升高的一类青光眼。手术是治疗的主要措施,一旦确诊应及早手术治疗。

【护理评估】

（一）健康史

病因尚不完全清楚。其确切发病机制仍未被证实,但房角结构发育异常是毫无疑问的。青少年型青光眼为房角结构发育不全或未发育,或中胚叶组织残留,阻塞了房水排除的通道,导致眼压升高而发病,常双眼发病。

（二）身体状况

1. 婴幼儿型 50%的出生就有临床表现,80%在一岁以内就得到确诊。畏光、流泪、不肯睁眼是本病三大特征性症状。检查发现:角膜增大,前房加深;因眼压升高,角膜上皮水肿,外观呈雾状混浊或无光泽;眼底可见青光眼性凹陷。

2. 青少年型 6～30 岁发病,眼压升高通常不引起畏光、流泪、角膜增大等症状。其房角多数是开放的,视野、眼底表现同开角型青光眼。有轴性近视,眼压升高波动较大。可出现前房出血,眼球破裂等并发症。

（三）辅助检查

超声波测量和随访眼轴长度变化,在全麻下行眼压测量、前房角镜等检查。

（四）心理-社会状况

了解患儿的家族史,父母对疾病的认知程度。

【护理诊断及合作性问题】

（1）感知紊乱　如视力障碍,与眼压升高、视神经受损有关。

（2）家庭应对无效　与患者或家属缺乏对该病的防治知识有关。

（3）潜在并发症　前房出血、眼球破裂等。

【护理目标】

先天性青光眼患者的护理目标:①患者眼压得到控制;②家庭照顾者掌握了照顾患儿的相关知识和技能,能有效应对;③无并发症发生。

【护理措施】

参考开角型青光眼。

（隋哲峰）

直通护考

选择题

A 型题

1. 调节眼压最主要的因素是（　　　　）。

A. 房水　　　　B. 晶状体　　　　C. 玻璃体　　　　D. 眼内血容量　　　　E. 巩膜硬度

2. 我国正常人眼压范围是（　　　　）。

A. ≥21 mmHg　　　　　　B. 10～21 mmHg　　　　　　C. >10 mmHg

D. 10～24 mmHg　　　　　E. ≤24 mmHg

3. 一般正常人双眼压差小于（　　　　）。

A. 2 mmHg　　　B. 5 mmHg　　　C. 8 mmHg　　　D. 10 mmHg　　　E. 不确定

4. 一眼急性闭角型青光眼急性发作,对侧未发作眼为（　　　　）。

A. 临床前期　　　　　　B. 先兆期　　　　　　C. 间歇期

D. 慢性期　　　　　　　E. 正常眼

5. 急性闭角型青光眼好发于（　　　　）。

A. 青壮年　　　B. 老年男性　　　C. 老年女性　　　D. 青少年　　　E. 婴幼儿

6. 可使房角开放的药物是（　　　　）。

A. 0.5%噻吗心安眼药水　　　　B. 20%甘露醇　　　　C. 乙酰唑胺

D. 苏打片　　　　　　　　　　E. 1%毛果芸香碱

7. 以下急性闭角型青光眼治疗不正确的是（　　　　）。

A. 手术是基本的治疗原则　　　　　　　B. 1%阿托品点眼

C. 口服乙酰唑胺　　　　　　　　　　　D. 口服 B 族维生素和维生素 C

E. 口服苏打片

8. 急性闭角型青光眼急性发作期表现不正确的是（　　）。

A.剧烈头痛、眼痛、视力下降、眼压升高　　　　　B.混合性充血

C.角膜上皮水肿呈雾状　　　　　　　　　　　　　D.前房极浅

E.瞳孔缩小

9. 我国青光眼以何种类型居多？（　　）

A.闭角型青光眼　　　　　　B.开角型青光眼　　　　　　C.继发性青光眼

D.先天性青光眼　　　　　　E.基本一致

10. 开角型青光眼典型的眼底表现是（　　）。

A.视乳头凹陷进行性扩大和加深　　　　　B.黄斑区樱桃红点

C.眼底有新生血管　　　　　　　　　　　　D.微血管瘤形成

E.视网膜隆起

X 型题

1. 急性闭角型青光眼感知改变、视力下降与哪几项有关？（　　）

A.与炎症有关　B.角膜水肿　　C.房水混浊　　D.视神经萎缩　E.角膜后沉着物

2. 典型开角型青光眼具有的特征是（　　）。

A.眼压升高　　　　　　　　B.杯/盘＞0.6　　　　　　　　C.视野缺损

D.前房浅　　　　　　　　　E.睫状充血

3. 下列属于青光眼危险因素的是（　　）。

A.高眼压　　　　B.糖尿病　　　　C.心血管疾病　D.高度近视　　E.青光眼家族史

4. 下列属于急性闭角型青光眼诱因的是（　　）。

A.情绪激动　　　　　　　　B.暗室停留过久　　　　　　　C.用抗胆碱药

D.眼疲劳　　　　　　　　　E.大量饮水

5. 可继发青光眼的眼病有（　　）。

A.虹膜睫状体炎　　　　　　B.视网膜脱离　　　　　　　　C.眼内出血

D.白内障未成熟期　　　　　E.白内障过熟期

第六节　葡萄膜和视网膜及玻璃体患者的护理

学习目标

知识目标：

1. 理解急性虹膜睫状体炎的临床表现、处理原则、护理诊断及合作性问题,视网膜脱离的临床表现、处理原则,玻璃体混浊的临床表现、处理原则。

2. 能应用急性虹膜睫状体炎、视网膜脱离、玻璃体混浊的护理措施。

3. 了解急性虹膜睫状体炎、视网膜脱离、玻璃体混浊的病因。

能力目标：

1. 能对封闭裂孔手术的患者进行手术护理。

2. 能对处于早期的急性虹膜睫状体炎患者进行热敷。

葡萄膜病是常见病，以炎症最常见，其次为肿瘤，还有先天异常，退行性改变等。葡萄膜病是常见眼病，其中最多见是葡萄膜炎（uveitis）。国际上通常将发生于葡萄膜、视网膜、视网膜血管以及玻璃体的炎症称为葡萄膜炎。葡萄膜炎按病因可分为感染性和非感染性；按炎症的临床和组织学改变可分为肉芽肿性、非肉芽肿性。临床上常以解剖位置分类：前葡萄膜炎（虹膜炎、虹膜睫状体炎、前部睫状体炎）、中间葡萄膜炎、后葡萄膜炎和全葡萄膜炎。临床上以虹膜睫状体炎最为常见。

一、葡萄膜炎

 要点导航

重点：1. 掌握葡萄膜炎的主要症状、体征。

　　　2. 掌握葡萄膜炎的护理要点。

葡萄膜又称血管膜、色素膜，是眼球壁的中层组织，富含黑色素和血管，有营养眼球的作用，且血流缓慢，附近的视网膜及晶状体也含有多种致葡萄膜炎活性的抗原，这些特点使其易于受到自身免疫、感染、代谢、血源性、肿瘤等因素的影响。葡萄膜病是常见眼病，其中最多见的是葡萄膜炎（uveitis）。国际上通常将发生于葡萄膜、视网膜、视网膜血管以及玻璃体的炎症称为葡萄膜炎。葡萄膜炎多发生于青壮年，易合并全身性自身免疫性疾病，常反复发作，治疗棘手，可引起一些严重并发症，致盲率为 $1.1\%\sim9.2\%$，是一类常见且重要的致盲性眼病。葡萄膜炎根据病因可将其分为感染性和非感染性两大类；根据炎症的临床和组织学改变，可将其分为肉芽肿性和非肉芽肿性葡萄膜炎；根据解剖位置分类，分为前葡萄膜炎即虹膜睫状体炎、中间葡萄膜炎、后葡萄膜炎和全葡萄膜炎；根据病情可分为急性和慢性，小于 3 个月为急性，大于 3 个月为慢性。治疗原则：立即扩瞳防止虹膜后粘连、迅速抗炎防止眼组织破坏和并发症的发生。积极进行抗感染治疗。

 案例引导

　　患者，男性，72 岁，因右眼红痛伴畏光流泪 3～4 天，到医院就诊，门诊拟诊为"右眼虹膜睫状体炎"收入院，入院时体温 36.4 ℃、脉搏 78 次/分、呼吸 19 次/分、血压 154/70 mmHg。眼科检查：右眼视力 0.5，左眼视力 0.6，右眼球结膜混合充血＋＋＋，角膜透明，下方角膜处可见尘状灰白色沉着，前房闪辉＋，深浅正常，瞳孔圆，直径约 2.5 mm，对光反射迟钝。左眼角膜透明，无角膜后沉着物，房水清，前房深浅正常，瞳孔圆，直径约为 3 mm，对光反射存在，双眼晶状体皮质核灰白色混浊，晶状体前表面可见少许色素。问题：

　　1. 根据本章节所学知识进行健康指导。

　　2. 提出该患者的护理计划和护理措施。

【护理评估】

（一）健康史

询问患者发病时间，有无反复发作史，有无全身相关性疾病如强直性脊柱炎、炎症性肠道疾病、牛皮癣性关节炎、结核、梅毒等，有无眼外伤史或眼部感染病史。

（二）身体状况

1. 症状和体征 葡萄膜炎的主要症状为突发性眼痛、畏光、流泪和视力减退。眼部检查时可发现如下症状或体征。①睫状充血或混合充血，为急性前葡萄膜炎的重要特征。②角膜后沉着物（keratic precipitates，KP）：炎症时由于血-房水屏障破坏，房水中进入大量炎性细胞和纤维素，沉积于角膜后表面（图 3-28，彩图 20）。③房水混浊：裂隙灯下前房内光束增强，呈灰白色半透明带，称为前房闪辉（anterior chamber flare）。由于血-房水屏障功能破坏，蛋白质、炎性细胞进入房水造成的前房闪辉称为 Tyndall 现象，为炎症活动期的体征。④虹膜改变：急性炎症时虹膜充血、水肿，色泽污暗，纹理不清，并有虹膜粘连、虹膜膨隆等改变。⑤瞳孔改变：瞳孔缩小变形，对光反射迟钝。虹膜部分后粘连不能拉开，散瞳后常出现多种形状的瞳孔外观（图 3-29，彩图 21）。⑥晶状体改变：晶状体前表面可遗留环形色素。⑦玻璃体及眼底改变：玻璃体前部可见少量尘埃状及絮状混浊（图 3-30）。

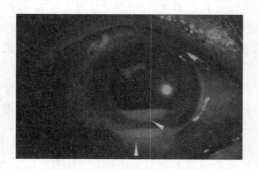

图 3-28　虹膜睫状体炎（前房积脓）

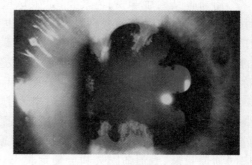

图 3-29　梅花样瞳孔

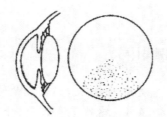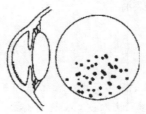

图 3-30　葡萄膜炎示意图

2. 并发症 可出现并发性白内障、继发性青光眼、低眼压和眼球萎缩等。

（三）辅助检查

血常规、血沉、HLA～B27 抗原分型等，疑为病原体感染所致者应进行相应的病原学检查以发现病原体。

（四）心理-社会状况

通过与患者的交流了解患者对虹膜睫状体炎的认知程度，患者有无紧张、焦虑等心理表现。

【护理诊断及合作性问题】

（1）急性疼痛 如眼痛，与炎症刺激有关。

（2）感知紊乱 如视力下降，与角膜后沉着物、房水混浊、继发性青光眼、并发性白内障等有关。

（3）焦虑 与视力下降、病程长且反复发作有关。

（4）潜在并发症 并发性白内障、继发性青光眼、眼球萎缩等。

（5）知识缺乏 缺乏本病防治知识。

【护理目标】

虹膜睫状体炎患者的护理目标：①患者眼痛、畏光、流泪等症状减轻或消失；②患者视力能够逐步提高直至恢复发病前状况；③患者情绪稳定；④患者获得了本病的防治知识；⑤患者无并发症发生。

【护理措施】

1. 遵医嘱用药

（1）睫状肌麻痹剂 可防止和拉开虹膜后粘连，避免并发症，解除瞳孔括约肌和睫状肌痉挛，减轻疼痛。局部常用后马托品眼药膏或阿托品眼药膏，效果不理想者可结膜下注射散瞳合剂。滴用散瞳剂后，要按压泪囊 $2\sim3$ min，以避免经鼻黏膜吸收而中毒。心跳、面红、口干等药物反应症状，一般休息片刻即可缓解。如上述症状加重伴头晕、烦躁不安、胡言乱语等，应立即停药，及时通知医生，嘱患者卧床，多饮水，保暖，静脉滴注葡萄糖。中老年人、前房浅的患者，为避免散瞳后房角关闭，引发青光眼，可先用 1% 的苯肾上腺素散瞳，观察无眼压升高时再用阿托品。小儿应选择低浓度散瞳剂。

（2）糖皮质激素滴眼剂 能抑制炎症反应。常用 0.5% 醋酸可的松、0.1% 地塞米松眼液滴眼，一般不宜反复给予糖皮质激素结膜下注射，避免给患者带来痛苦和并发症。严重者可全身应用糖皮质激素。应用糖皮质激素可出现青光眼、白内障、黄斑水肿等并发症；全身不良反应包括向心性肥胖、胃出血、骨质疏松等。因此要严密观察患者病情变化。

（3）非甾体消炎药和抗感染药 非甾体消炎药主要通过前列腺素、白三烯等发挥抗炎作用。可给予吲哚美辛滴眼剂点眼治疗。由感染引起者，应给予相应的抗感染治疗。

2. 心理护理 让患者了解本病的特点，说明坚持用药的重要性，帮助患者掌握本病的保健知识，解除患者的焦虑心理，密切配合治疗。

3. 健康指导 指导患者正确用药和局部热敷，外出时戴防护眼镜，减少强光刺激。本病易反复发作，应嘱患者预防感冒，戒烟酒，定期复查，如有全身性自身免疫性疾病或眼部感染，应及时就医，避免并发症的发生。

【护理评价】

通过治疗和护理计划的实施，评价患者是否能够达到：①眼痛、畏光、流泪等症状减轻或消失；②视力逐步提高至发病前状况；③情绪稳定；④获得本病的防治知识；⑤无并发症发生。

二、视网膜动脉阻塞

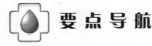 要点导航

重点：掌握视网膜动脉阻塞的急救护理。

视网膜动脉血流受阻可使视网膜缺血、缺氧，导致视力严重减退和（或）视野扇形缺损，视

网膜组织呈灰白色水肿,动脉血管变细、阻塞,称为视网膜动脉阻塞(retinal artery occlusion,RAO)。根据视网膜阻塞部位的不同又可分为视网膜中央动脉阻塞、视网膜分支动脉阻塞、睫状视网膜动脉阻塞。治疗原则:应尽可能在短时间内急诊处理,迅速降低眼压,扩张血管,溶解栓子,务求视力恢复到最大程度,同时积极治疗原发病。视网膜动脉阻塞常为多因素或单因素致病,以下几种致病因素较为常见。

1. 血管壁受损　内皮下增殖变性,管壁变厚,同时使血管内壁粗糙,血液中有形成分易于沉积在血管内壁形成血栓,致血管阻塞。

2. 血管痉挛　多种诱因可产生血管痉挛,如劳累、感染、毒素、疼痛或姿势改变等。如果发生频繁而又长期不缓解可导致血管阻塞。

3. 栓子阻塞　各种栓子可进入视网膜动脉形成栓塞。

4. 合并症　糖尿病、高血压、心脏病、颈动脉粥样硬化、血液黏度增高或青光眼的患者容易发生血管阻塞。

案例引导

　　患者,女性,60岁,主诉:右眼视力突然下降至眼前手动;高血压病10余年。眼底镜检查:视盘颜色稍淡,边缘清晰,后极部视网膜水肿,黄斑部见樱桃红斑。问题:患者突然不能视物的原因是什么?

【护理评估】

(一)健康史

评估患者的年龄、有无高血压、糖尿病、心脏病、颈动脉粥样硬化、青光眼等病史。评估失明发生的时间,有无明显的诱因,之前有无视力一过性丧失,并自行恢复的病史,有无采取治疗措施。

(二)身体状况

1. 视网膜中央动脉主干阻塞者　表现为突然发生一眼无痛性急剧视力下降至"数指"甚至无光感。瞳孔散大,直接对光反射极度迟缓,间接对光反射存在。眼底典型表现为后极部视网膜灰白、水肿,黄斑相对呈红色,即"樱桃红点"(图3-31)。

2. 视网膜分支动脉阻塞者　表现为视力不同程度地下降,视野某一区域突然出现遮挡。外眼检查正常,检眼镜下表现为阻塞的支动脉变细,受累动脉供血区的视网膜呈灰白色水肿,有时可以见到栓子阻塞的部位(图3-32,彩图22)。

(三)辅助检查

眼底荧光素血管造影可显示视网膜阻塞支动脉充盈时间延长,动、静脉血流变细,视网膜循环时间延长。视野检查提示病变程度和范围。

(四)心理-社会状况

视网膜动脉阻塞起病急,患者视力突然丧失或视野突然出现遮挡,患者一时很难接受这个现实,尤其是短时间内视力恢复不明显者,因此患者的焦虑、紧张心理比较严重。应注意评估

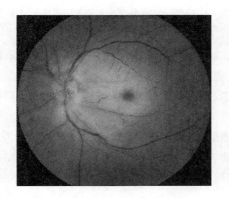
图 3-31　视网膜中央动脉阻塞

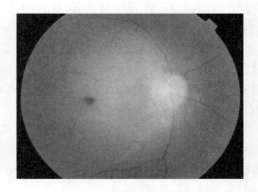
图 3-32　视网膜分支动脉阻塞

患者的年龄、性别、性格特征,受教育程度和对疾病的认知程度。

【护理诊断及合作性问题】

(1) 感知紊乱　如突然视力丧失或视野缺损,与视网膜动脉阻塞有关。

(2) 恐惧　与视力突然丧失、担心视力或视野恢复不良有关。

(3) 知识缺乏　缺乏有关视网膜动脉阻塞的防治知识。

【护理目标】

视网膜动脉阻塞患者的护理目标:①患者视力、视野有改善或恢复;②患者情绪稳定;③患者了解本病的预防和治疗知识。

【护理措施】

1. 急救护理　如果视网膜缺血超过 90 min,光感受器的死亡将不可逆转,所以应配合医生紧急抢救,按医嘱迅速用药、吸氧、治疗,观察并记录患者视力恢复情况。紧急情况下在前房穿刺时可放出房水,使眼内压突然降低,视网膜动脉扩张,促使栓子被冲到周边的小支血管中,减少视功能的受损范围,也可反复压迫和放松眼球,即闭眼后用手指压迫眼球数秒钟,然后立即松开手指数秒钟,重复数次,改善灌注。吸氧能增加脉络膜毛细血管血液的含氧量,从而缓解视网膜的缺氧状态。

2. 眼球按摩指导　协助或指导患者眼球按摩的方法,按摩眼球的具体方法是提高治疗效果。按摩眼球的具体方法:嘱患者闭眼后用手掌鱼际在眼睑压迫眼球 5～10 s,重复 5～10 次。

3. 观察视力变化　注意视力变化,急救期(12 h 内)应 1～2 h 检查 1 次,急救期后每天检查 2 次。视力改变时及时报告医生做好相应的处理。

4. 观察药物反应　视网膜动脉阻塞的治疗重点是扩张血管,增加血流灌注,减少视网膜缺血、缺氧。因此,治疗过程中注意观察血管活性药物的副作用,监测血压的情况,嘱患者卧床休息,避免低头、突然站起等动作,以防体位性低血压。

(1) 血管扩张剂　急诊时应立即吸入亚硝酸异戊酯或舌下含服硝酸甘油片;睫状神经节封闭或球后注射乙酰胆碱、托拉苏林、罂粟碱等药物,可促使血管扩张。

(2) 纤溶制剂　对疑有血栓形成或纤维蛋白原增高的患者可应用纤溶制剂如静脉滴注尿激酶,用药期间要检测血纤维蛋白原,降至 200 mg/L 以下者应停药。

(3) 改善微循环药物　可用普罗林、丹参注射液、川芎注射液静脉滴注。

(4) 其他　口服阿司匹林或活血化瘀药。

5. 对因治疗 进行全身检查,特别注意颈动脉及心血管系统的异常体征以寻找病因,积极治疗全身性疾病,并预防另一只眼发病。

6. 心理护理 患者因突然视物不清甚至黑蒙,以及一系列抢救治疗措施,均可产生不同程度的恐惧心理,因此医护人员需保持镇静,在快速抢救的同时,安抚患者、稳定情绪。向患者解释前方穿刺和其他治疗方法的目的与方法,解除患者的紧张心理,使其积极配合治疗,帮助患者树立战胜疾病的自信心。

7. 健康指导 告知患者视网膜动脉阻塞与全身血管性疾病有密切关系,尤其是老年人,应积极控制高血压、动脉硬化,避免情绪紧张、情绪波动、用冷水洗头等。视网膜动脉阻塞发病后,1 h内阻塞得到缓解,可恢复视力,超过4 h则很难恢复。因此,一旦出现有关症状,应立即就诊。

【护理评价】

通过治疗和护理计划的实施,评价患者是否能够达到:①视力提高或视野缺损得到一定程度的恢复;②无焦虑心理;③了解本病的预防和治疗知识。

三、视网膜静脉阻塞

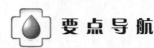 **要点导航**

重点: 注意视网膜静脉阻塞和动脉阻塞的区别。

视网膜静脉阻塞(retinal vein occlusion,RVO)是比较常见的眼底血管病,临床上根据阻塞部位的不同,分为视网膜中央静脉阻塞和视网膜分支静脉阻塞。本病比视网膜中央动脉阻塞更为多见,常为单眼发病,左、右眼发病率无差异。病因比较复杂,各种原因所致的血管壁内皮受损、血流动力学改变,以及眼压和眼局部受压等均可致静脉阻塞。年龄较大者发病较多,与心脑血管疾病、动脉硬化、高血压、糖尿病等危险因素关系密切。本病的特点是静脉扩张迂曲,沿静脉分布区域的视网膜有出血、水肿和渗出。治疗原则:目前尚无有效的治疗药物,针对全身性疾病进行病因治疗,主要包括控制血压、控制血糖、降低血液黏度、降低眼压。眼部局部治疗的重点在于预防和治疗并发症。

 案例引导

患者,男性,77岁,主诉:右眼视物模糊20天,加重7天。现病史:20天前无明显诱因出现视物模糊,无眼痛、眼红,无恶心、呕吐,未在意,7天来视物模糊逐渐加重。既往史:高血压及脑梗病史4年。眼科检查:右眼视力0.2;晶状体密度增高;玻璃体稍混浊。眼底检查:视盘边界清,色红,杯盘比约0.5,视网膜静脉迂曲扩张,静动脉比为1∶3,视网膜静脉大片状火焰状出血,波及黄斑区。眼球各个方向运动正常。

问题:

视网膜静脉阻塞患者应如何进行护理?

【护理评估】

（一）健康史

评估患者是否有高血压、动脉硬化等病史,血液黏度和血流动力学检查是否异常,有无嗜酒、使用雌激素、全身脱水等发病的危险因素。评估视力下降时间、发展过程、严重程度、治疗过程等。

（二）身体状况

视网膜中央静脉阻塞可分为轻型(非缺血型)和重型(缺血型)两种。主要表现为突然视力不同程度降低。眼底表现特点为各象限的视网膜静脉迂曲扩张、血管呈暗红色,有大量火焰状出血(图 3-33,彩图 23)。视网膜静脉管壁的渗漏引起视网膜水肿,病程久者可见一些黄白色硬性脂质渗出及黄斑囊样水肿。视力损害的程度依据黄斑区出血及囊样水肿的有无而不同,多数较严重。

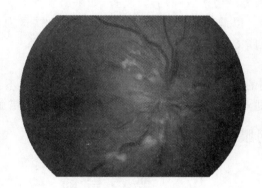

图 3-33　视网膜中央静脉阻塞

视网膜分支静脉阻塞主要表现为视力有不同程度的下降。阻塞点远端视网膜静脉扩张、迂曲,该区视网膜水肿,并有火焰状出血。阻塞严重者,有时可见棉绒斑;黄斑区常发生管壁渗漏,可引起阻塞侧的黄斑囊样水肿,中心视力依据黄斑区水肿及出血的程度而异,一般较主干阻塞者稍好。反复出血易进入玻璃体,造成玻璃体混浊机化,牵拉视网膜,易造成牵拉性视网膜脱离。

（三）辅助检查

FFA 检查显示静脉充盈时间延迟,管壁渗漏,毛细血管扩张、迂曲,也可出现大片毛细血管无灌注区。血液检查可协助分析病因。视网膜电图检查可提示预后情况。视野检查提示病变程度和范围。

（四）心理-社会状况

视网膜静脉阻塞病程漫长,视力多有明显下降,故患者会产生焦虑心理。

【护理诊断及合作性问题】

（1）感知紊乱　　如视力下降,与视网膜出血、渗出等因素有关。

（2）焦虑　　与视力下降、预后不良有关。

（3）潜在并发症　　增殖性玻璃体视网膜病变、视网膜脱离、新生血管性青光眼等。

【护理目标】

视网膜静脉阻塞患者的护理目标:①视力停止下降并开始回升;②焦虑心理减轻,情绪稳定;③了解增殖性玻璃体视网膜病变、视网膜脱离等并发症的预防措施。

【护理措施】

1. 用药护理 按医嘱给予药物治疗,向患者解释治疗的目的和方法,观察和记录视力的恢复情况;用药期间注意观察药物的副作用。溶栓抗凝治疗如尿激酶、链激酶等,口服小剂量阿司匹林或采用血液稀释疗法,降低血细胞压积、减少血液黏稠度、改善微循环,但对于有血液病、严重贫血和严重冠心病以及急性感染性疾病者,禁止使用抗凝血药物,应检查纤维蛋白原及凝血酶原时间,低于正常时要及时通知医生。

2. 手术治疗 发生大量玻璃体积血和(或)视网膜脱离时,宜行玻璃体切割术和眼内光凝术;视网膜荧光血管造影显示视网膜毛细血管无灌注区,面积超过 10 个 PD(视神经盘直径)时,应行全视网膜光凝术,以防止新生血管生成,预防牵拉性视网膜脱离、新生血管性青光眼。

3. 心理护理 关心患者,解释疾病的有关知识和治疗效果,帮助患者树立信心。

4. 健康指导 指导患者严格按医嘱用药、复查,如果出现视力突然严重下降,部分视野缺失等异常情况应及时就诊。以低脂肪、低胆固醇、清淡易消化饮食为宜,保持大便通畅。积极控制糖尿病、高血压、高血脂等全身性疾病。

【护理评价】

通过治疗和护理计划的实施,评价患者是否能够达到:①视力不再下降并开始逐渐提高;②焦虑心理减轻,能积极进行治疗;③了解预防并发症发生的有关措施。

四、高血压性视网膜病变

 要点导航

重点:1. 掌握高血压性视网膜病变的眼底改变。

2. 掌握高血压性视网膜病变的护理措施。

高血压性视网膜病变(hypertensive retinopathy,HRP)是指由于高血压导致的视网膜血管内壁损害的总称,可以发生于任何原发性或继发性高血压患者。高血压使视网膜动脉壁硬化、管径狭窄,血管壁渗漏血浆,导致视网膜水肿、渗出等(图 3-34,彩图 24)。眼底改变与年龄、血压升高的程度、病程的长短有关。年龄越大、病程越长,眼底改变的发生率越高。治疗要点是查明病因、对症处理。积极治疗高血压,将血压控制在正常范围之内。进低盐低脂饮食。眼部病变予对症治疗,如渗出或出血可使用吸收剂维生素 C、维生素 E、路丁、碘剂及血管扩张剂。

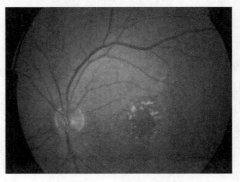

图 3-34　高血压性视网膜病变

案例引导

　　患者,男性,58 岁,工人。主诉:双眼视力下降 1 个月。病史:1 个月前双眼视力下降,曾自购"滴眼剂"治疗无效。有 10 年高血压病史,伴头晕头痛,耳鸣耳聋,记忆力减退。检查:视力右眼 0.5,左眼 0.6。用 0.5％托吡卡胺滴眼液散瞳查眼底:双眼晶状体周边部有轻度放射状混浊,视网膜动脉管径明显变细,视网膜水肿,有棉绒斑和片状出血。血压 160/98 mmHg。问题:

　　眼底动静脉的改变和高血压有什么关系?

【护理评估】

(一) 健康史

评估患者的高血压病史、血压控制状况以及是否合并有其他高血压的并发症。

(二) 身体状况

临床上可有不同程度的视力下降,与视网膜损害的程度、部位有关。根据 Keith-Wagener 的分类法可将高血压性视网膜病变分为四级。

Ⅰ级:主要是血管的收缩、变窄。视网膜小动脉反光带加宽,管径不规则,动静脉交叉处压迹虽不明显,但透过动脉管壁见不到其深面的静脉血栓。

Ⅱ级:动静脉交叉处压迹明显,深面的静脉血管有改变,视网膜可见硬性渗出或线状小出血。

Ⅲ级:主要表现为渗出,可见棉绒斑或线状出血。

Ⅳ级:在Ⅲ级眼底改变的基础上有视神经盘水肿和动脉硬化的各种并发症。

(三) 心理-社会状况

高血压性视网膜病变早期患者心理变化不明显,晚期视力障碍影响生活时,患者会产生焦虑心理。

【护理诊断及合作性问题】

(1) 感知紊乱　如视力下降,与缺乏自我保健和护理知识导致视网膜损害有关。

(2) 自理缺陷　与视力严重下降有关。

(3) 焦虑　与视力下降、病程长、反复发作等因素有关。

【护理目标】

高血压性视网膜病变患者的护理目标:①患者掌握高血压性视网膜病变的自我保健知识;②患者自理能力有所提高;③患者焦虑心理减轻或消失。

【护理措施】

1. 健康指导　指导患者按医嘱服用降血压药物并定期测量血压、检查眼底。指导患者进低盐、低脂肪、低胆固醇饮食;改变不良的生活方式,如戒烟、限酒,保证充足的睡眠,适当运动,并保持乐观的情绪。

2. 生活护理　协助患者生活护理,满足患者的生活所需。

3. 心理护理　通过与患者的交流,了解患者的焦虑程度,并给予心理安慰。解释疾病的有关知识和治疗效果,帮助患者树立信心。

【护理评价】

通过治疗和护理计划的实施,评价患者是否能够达到:①掌握该病的保健知识;②自理能力有所提高;③情绪稳定。

五、糖尿病性视网膜病变

 要点导航

重点:熟悉糖尿病性视网膜病变与糖尿病的对应关系。

糖尿病性视网膜病变(diabetic retinopathy,DR)是指糖尿病的病程中引起的视网膜循环障碍,造成视网膜发生缺血和增殖性变化而引起的视网膜结构和功能的改变,是糖尿病引起失明的主要并发症。研究表明,糖尿病病史在20年以上,Ⅰ型糖尿病有99%,Ⅱ型糖尿病60%以上有糖尿病性视网膜病变。我国糖尿病患者中糖尿病性视网膜病变的患病率达44%~51.3%,已成为防盲的重要课题。糖尿病性视网膜病变的发病机制不确切,高血糖主要损害视网膜的微小血管。视网膜毛细血管内皮细胞受损,失去其屏障功能,发生渗漏,从而引起视网膜水肿及视网膜小点状出血。进一步损害出现毛细血管闭塞、闭塞区附近的毛细血管产生大量的微动脉瘤。同时视网膜长期水肿,留下硬性脂质存留以及黄斑囊样水肿。治疗要点如下。

1. 积极控制高血糖 血糖长期控制在正常范围内可减少视网膜病变的发生和发展。

2. 控制高血压和高血脂 高血压和高血脂均可使血管发生病理改变,加上血糖增高更易使病变恶化。故应积极控制血压和血脂,使其降至正常水平。

3. 眼部治疗 非增生期糖尿病性视网膜病变早期治疗可口服具有调节微血管壁生理功能、降低血液黏稠度、调节微循环功能的药物,如导升明、多贝斯、地法明等。黄斑水肿和黄斑囊样水肿可行氪黄激光局灶治疗或行格栅光凝术,减轻水肿。进入高危期或有新生血管时应做全视网膜光凝术。玻璃体大量出血或有增生膜形成时可行玻璃体切割术和(或)膜剥离术。

 案例引导

患者,男性,67岁。主诉:近期视物模糊,眼前有黑影,左眼视力突然下降就诊。糖尿病史6年,血糖控制不佳。检查眼附属器无红肿,瞳孔3.0 mm,眼底可见血管渗出和小片状出血。查体:右眼视力0.8,左眼视力"手动"。眼压:左眼12 mmHg,右眼16 mmHg。问题:

糖尿病可以引起眼底发生什么样的改变?

【护理评估】

(一)健康史

评估患者的糖尿病病史、血糖控制状况、肾功能情况,是否合并有其他全身并发症。

（二）身体状况

（1）多数患者有多饮、多尿、多食和体重下降等糖尿病性全身症状。眼部症状主要表现为不同程度的视力障碍、视物变形、眼前黑影飘动和视野缺损等症状，最终导致失明。

（2）眼底检查可见视网膜微动脉瘤、视网膜出血、新生血管、增生性玻璃体视网膜病变和牵引性视网膜脱离等（图 3-35，彩图 25）。

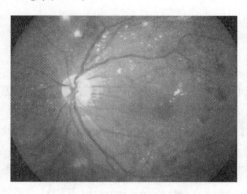

图 3-35　糖尿病眼底改变

（三）心理-社会状况

糖尿病性视网膜病变晚期严重损害视力，甚至失明，患者可能有严重的焦虑心理。因此要注意评估患者的情绪状态，还要评估患者的年龄、饮食习惯、生活习惯、经济状况，对疾病的认知等。

【护理诊断及合作性问题】

（1）知识缺乏　缺乏此病的防治知识。

（2）潜在并发症　新生血管性青光眼、牵引性视网膜脱离等。

（3）有外伤的危险　与视力严重下降有关。

【护理目标】

糖尿病性视网膜病变患者的护理目标：①患者了解本病的预防及护理知识；②患者了解并发症的早期表现，能及时发现和治疗；③患者能避免外伤的发生。

【护理措施】

1. 积极治疗原发病　合理使用降糖药物，进食糖尿病饮食以控制血糖。指导患者按医嘱用药和复查眼底，以便能早期发现糖尿病视网膜病变，早期治疗。

2. 病情观察　如有眼痛、头痛、虹视、雾视、视力突然下降、视野突然缺损，可能是并发症的表现，应立即诊治。

3. 健康指导

（1）告知患者控制血糖的意义，指导患者进食糖尿病饮食，并向患者介绍饮食治疗的目的、意义及其具体措施，并监督落实。

（2）视力严重下降的患者，应指导其家属如何在家庭和其他活动环境中保护患者，注意患者的安全，防止意外。

4. 心理护理　关心患者，解释疾病的有关知识和治疗效果，帮助患者树立信心。

【护理评价】

通过治疗和护理计划的实施,评价患者是否能够达到:①掌握有关的护理和保健知识;②能识别并发症发生的早期表现;③学会避免外伤的方法。

六、视网膜脱离

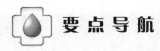 要点导航

重点:熟悉视网膜脱离的病因和护理措施。

视网膜脱离(retinal detachment,RD)是指视网膜神经上皮和色素上皮的分离。根据病因及发病机制可分为孔源性、牵拉性及渗出性三类。治疗原则是尽早手术封闭裂孔。

1. 孔源性视网膜脱离(rhegmatogenous retinal detachment,RRD) 最常见,发生在视网膜裂孔形成的基础上,液化的玻璃体经此裂孔进入神经上皮视网膜下,使视网膜神经上皮和色素上皮分离。多见于老年人、高度近视、无晶状体眼、人工晶状体眼、眼外伤等。

2. 牵拉性视网膜脱离(traction retinal detachment,TRD) 玻璃体内及玻璃体视网膜交界面的纤维增生膜所致,见于增殖性糖尿病性视网膜病变、早产儿视网膜病变、视网膜血管病变等。

3. 渗出性视网膜脱离(exudative retinal detachment,ERD) 分为浆液性视网膜脱离和出血性视网膜脱离,均无视网膜裂孔,见于葡萄膜炎、后巩膜炎、恶性高血压、脉络膜肿瘤、湿性年龄相关性黄斑变性、眼外伤等。

 案例引导

患者,女性,30岁。主诉:游泳练习跳水后,眼前出现黑影,眼痛不适。检查:左眼视力0.1,右眼视力0.2。瞳孔2.8 mm,虹膜纹理正常,眼底1.6 mm,灰白色隆起。动静脉比例正常。问题:

引起该患者视网膜脱离的原因是什么,应如何进行护理?

【护理评估】

(一)健康史

孔源性视网膜脱离应重点评估患者的发病年龄,有无高度近视、白内障摘除术后的无晶状体眼和眼外伤病史。

非孔源性视网膜脱离应评估患者全身性疾病,包括有无妊娠高血压综合征、恶性高血压、肾炎、糖尿病病史;眼部疾病评估包括有无中心性浆液性脉络膜视网膜病变、葡萄膜炎、后巩膜炎、玻璃体出血、糖尿病视网膜病变以及特发性葡萄膜渗漏综合征等。

(二)身体状况

1. 早期症状 初发时有"飞蚊症"、眼前闪光感和眼前黑影飘动、变性的玻璃体和视网膜形成粘连,当眼球运动时,玻璃体振荡激惹视网膜,患者有眼前闪光感。

2. 视力减退　如果黄斑区受影响,则中心视力可明显减退。

3. 视野缺损　相应于视网膜脱离区的视野缺损。

4. 眼压　早期脱离面积不大时,眼压正常或稍偏低,以后眼压随脱离范围的扩大而下降。

5. 眼底检查　脱离的视网膜失去正常的红色反光而呈灰白色隆起,大范围的视网膜脱离区呈波浪状起伏不平(图3-36,彩图26)。

图3-36　视网膜脱离

(三)辅助检查

眼底荧光血管造影和B超检查协助诊断。

(四)心理-社会状况

多数患者担心预后不好,故焦虑、悲观。应注意评估患者的年龄、性别、职业、性格特征、对视网膜脱离的认知程度等。

【护理诊断及合作性问题】

(1)感知紊乱　如视力下降及视野缺损,与视网膜脱离有关。

(2)焦虑　与视功能损害及担心预后有关。

(3)知识缺乏　缺乏视网膜脱离的相关防治知识。

【护理目标】

视网膜脱离患者的护理目标:①视力不再下降并有提高;②获取视网膜脱离的预防和护理知识;③患者焦虑心理减轻或消除。

【护理措施】

1. 术前护理

(1)按内眼手术术前常规进行护理准备。

(2)术前充分散瞳,仔细查明视网膜脱离区和裂孔。若视网膜积液较多,裂孔不易查找时,应嘱患者卧床休息,戴小孔眼镜,必要时双眼包扎,使眼球处于绝对安静状态,2～3天后再检查眼底。

(3)卧床休息,睡姿要使裂孔区处于最低位,以防脱离范围增大。

2. 术后护理　双眼包扎,卧床休息一周,避免活动,以减少出血。密切观察病情,如患者出现眼痛、恶心、呕吐等症状可遵医嘱给予止痛药,必要时可适当放气。协助患者卧床期间的生活护理,满足患者的生活需求。

3. 健康指导

(1)向患者及家属介绍本病的特点及防治知识。

（2）术后患眼应继续散瞳一个月，半年内应避免运动和重体力劳动。

（3）按时用药，定期复查，如有异常，及时就医。

【护理评价】

通过治疗和护理计划的实施，评价患者是否能够达到：①视力不再下降并有所提高；②获取视网膜脱离的预防和护理知识；③焦虑心理减轻或消除，情绪稳定。

七、玻璃体混浊

 要点导航

重点：熟悉玻璃体混浊的表现和病因。

玻璃体为一透明的屈光间质，是一种特殊的黏液状胶样组织。随年龄的增加有发生变性的倾向，主要表现为凝缩和液化，是黏多糖解聚的结果。有一些玻璃体混浊（vitreous opacities）是由于病理性原因所致，它可以是许多内眼病变的并发症或发展结果。最常见的是老年性变性、近视性变化、玻璃体后脱离和生理性飞蚊症，此外视网膜脱离、葡萄膜炎、原发性家族性淀粉样变性、闪光性玻璃体液化等也可出现眼前黑影等临床表现。病因和发病机制是玻璃体液化变性、眼内炎性渗出物、玻璃体内积血和眼内异物、寄生虫、转移性肿瘤细胞等形成玻璃体混浊。玻璃体混浊无特殊治疗措施，如出现视网膜裂孔或脱离应及早手术治疗。

【护理评估】

（一）健康史

评估患者有无眼外伤、葡萄膜炎、出血、角膜瘘等病史。

（二）身体状况

玻璃体混浊患者可无感觉或主诉眼前黑影飘动。裂隙灯下可见膜样纤维光带浮动，在其上有时还可见到许多细小的白色颗粒。玻璃体后脱离可有飞蚊症，即患者自觉眼前有漂浮物或自觉眼前有黑影飘动，如点状物、飞蝇、环状物等，这是浓缩凝胶体漂浮到视野内造成的；如果脱离的玻璃体对视网膜构成牵引，患者还会感觉到眼前有自发性闪光。

（三）辅助检查

扩瞳后通过裂隙灯或检眼镜检查可见玻璃体中央有液化腔。

（四）心理-社会状况

轻度的玻璃体混浊患者，心理问题不突出，病情较重或出现视网膜脱离时，会产生紧张或焦虑心理。注意评估患者的年龄和文化层次。

【护理诊断及合作性问题】

（1）感知紊乱　如眼前黑影飘动，与玻璃体混浊有关。

（2）知识缺乏　缺乏疾病的相关知识。

（3）潜在并发症　视网膜裂孔、视网膜脱离。

【护理目标】

玻璃体混浊患者的护理目标：①眼前黑影减弱或不再加重；②患者了解本病的相关知识；③无并发症发生。

【护理措施】

（1）做好患者的心理护理,告知黑影飘动或飞蚊症的原因,患者一般都能逐渐适应,以消除患者的紧张情绪。

（2）告知患者减少活动,特别是减少头部大幅度、快速的运动,近期不可进行剧烈运动,不可进行重体力劳动,防止过度牵拉视网膜(可导致视网膜脱离)。

（3）做好患者的健康指导,告知患者如出现视力明显下降或部分视野缺失,应立即就诊。

【护理评价】

通过治疗和护理计划的实施,评价患者是否能够达到:①眼前黑影减弱或没有加重;②患者获取疾病的相关知识;③无视网膜脱离等并发症发生。

（王　琦　宋丽娟）

直通护考

选择题

A 型题

1. 引起葡萄膜炎的最主要原因是（　　　）。

　A.眼球穿孔伤　　　　　　　B.手术创伤　　　　　　　C.邻近组织炎症蔓延

　D.内源性免疫反应　　　　　E.内源性细菌感染

2. 急性虹膜睫状体炎的瞳孔改变是（　　　）。

　A.缩小　　　　　B.扩大　　　　　C.正常　　　　　D.闭锁　　　　　E.以上均不是

3. 以下哪项不是急性虹膜睫状体炎的体征？（　　　）

　A.结膜混合性充血　　　　　B.房水闪光　　　　　　　C.角膜后沉着物

　D.瞳孔扩大　　　　　　　　E.虹膜前后粘连

4. 治疗虹膜睫状体炎的关键是（　　　）。

　A.扩瞳　　　　　　　　　　B.使用皮质类固醇类药物　　C.热敷

　D.抗感染　　　　　　　　　E.病因治疗

5. 预防 1% 阿托品滴眼引起中毒的方法是（　　　）。

　A.滴后多饮水　　　　　　　B.稀释后滴眼　　　　　　　C.滴后即用缩瞳剂

　D.指压泪囊区 2~3 min　　　E.以上均不是

6. 某 65 岁高度近视患者,右眼下方出现黑影 3 天,应首先考虑（　　　）。

　A.视网膜中央动脉阻塞　　　B.孔源性视网膜脱离　　　　C.视网膜色素变性

　D.老年黄斑变性　　　　　　E.高度近视黄斑变性

7. 裂孔在颞侧的视网膜脱离,患者卧床体位为（　　　）。

　A.半卧位　　　B.仰卧位　　　C.鼻侧卧位　　　D.颞侧卧位　　　E.自由体位

X 型题

1. 1% 阿托品扩瞳治疗虹膜睫状体炎的目的是（　　　）。

　A.防止和拉开虹膜后粘连,预防并发症　　　B.解除睫状肌、瞳孔括约肌痉挛

　C.减轻水肿、疼痛　　　　　　　　　　　　D.减少房水生成

　E.抗感染

2. 视网膜脱离的高危因素有(　　　)。

A. 老年人　　　B. 高度近视　　C. 高度远视　　D. 眼外伤　　　E. 无晶状体眼

3. 点 1‰ 阿托品可治疗(　　　)。

A. 角膜溃疡　　　　　　　B. 虹膜睫状体炎　　　　　　C. 假性近视

D. 急性闭角型青光眼　　　E. 急性结膜炎

第七节　屈光不正及眼外肌疾病患者的护理

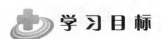

知识目标：

1. 理解近视患者的临床表现、矫正措施及预防措施。

2. 理解远视、散光、老视患者的临床表现及矫正措施。

3. 理解屈光不正、近视、远视、散光的概念。

4. 理解眼化学伤处理原则和临床表现。

5. 应用近视、远视、散光、眼化学伤的护理措施。

能力目标：

1. 能够指导近视、远视、散光、老视患者进行配镜矫正。

2. 能向近视患者指导预防近视的措施及戴隐形眼镜的护理措施。

3. 能对眼化学伤患者进行急救处理。

眼是以光作为刺激的视觉生物器官,因此从光学角度可将眼看作一种光学器具,及一个复合光学系统,眼球光学系统的主要组成由外向内分为角膜、房水、晶状体和玻璃体。

外界光线通过眼的屈光系统曲折后,在视网膜上形成清晰的倒像,这种生理功能称为眼的屈光。眼屈光作用的大小称为屈光力,单位是屈光度,简写为 D。当眼调节静止时,外界的平行光线(一般认为 5 m 以外的为平行光线)经眼的屈光系统屈折后恰好投射在视网膜黄斑区中央凹,这种屈光状态称为正视。如不能在视网膜中央凹聚焦,将不能产生清晰的像,称为非正视(ametropia)或屈光不正(refractive error)。包括近视、远视、散光等。

一、近视

重点:熟悉近视的防治及护理。

近视(myopia)是指眼在调解状态下,平行光线经眼球屈光系统后聚焦在视网膜之前的一种屈光状态。近视眼的远点移近。治疗以佩戴合适的凹透镜为主,可选用框架眼镜和角膜接触镜;亦可选择屈光手术治疗。

近视的病因比较复杂,目前确切的发病机制仍在探索研究中,基本确定的病因如下。

1. 遗传因素　近视有一定的遗传性,病理性近视可能为常染色体隐性遗传,单纯性近视可能属多因子遗传。

2. 发育因素　婴幼儿常为生理远视,随着年龄增长,眼轴逐渐加长而趋向正视。如眼球过度发育增长,可成为轴性近视。

3. 环境因素　近视的发生发展与近距离工作有密切关系,尤其是照明不足,长时间近距离阅读等均可导致近视的发生。

（1）根据近视程度分类　低于−3.00 D 为轻度近视;介于−3.00 D～−6.00 D 为中度近视;高于−6.00 D 为高度近视。

（2）按屈光成分分类　眼球前后径较正常人长,角膜和晶状体曲率正常者为轴性近视;眼的屈光率较强而眼轴长度正常为屈光性近视。

（3）按是否参与调节作用分类　长时间近距离书写,可导致睫状肌痉挛、调节过度而引起的近视称为调节性近视,又称为假性近视。

（4）真性近视　占近视眼的大多数,使用散瞳剂后,近视屈光度未降低。

（5）混合性近视　散瞳后,近视未完全恢复为正常。

案例引导

　　患者,男性,31 岁,长期接触电脑,双眼有屈光不正（近视）,无相关遗传病史。右眼视力于 1 年前无明显诱因出现弱光下视力及锐度下降。查体:眼部检查未见特殊,眼运动、视野、眼位正常,验光配镜−2.5 DS 可纠正到 1.0,做过眼底检查、眼底造影、眼压检查、眼部 OCT、眶部及脑部 MRI 检查均未发现异常。视力:右 0.6,左 0.6。问题:

　　1. 请问该患者的发病原因是什么?

　　2. 患者应采取哪些治疗和护理措施?

【护理评估】

（一）健康史

询问患者有无近视家族史,平时用眼卫生情况,近视发生的时间及进展程度,是否经过验光,有无佩戴眼镜,戴镜视力和舒适度怎样。

（二）身体状况

1. 症状、体征

（1）视力　远视力下降,近视力正常,高度者近、远视力均下降。

（2）视疲劳　过度用眼、屈光参差或全身不适者出现眼干、异物感、眼睑沉重、眼胀等表现。

（3）眼位偏斜　多发生于高度近视眼,是调节与集合平衡失调的结果,因为看近时不用或少用调节,故也放弃集合,所以易引起隐斜或外斜视。

（4）眼球突出　眼球前后径增长,使眼球向前突出,多见于高度近视眼。

（5）眼底改变　高度近视眼可出现眼底退行性病变。如玻璃体混浊、液化；豹纹状眼底、视网膜变性、黄斑部病变等。

2. 并发症　可出现弱视、白内障、视网膜脱离、开角型青光眼等并发症。

（三）辅助检查

主要是验光，包括客观验光法和主观验光法。

（四）心理-社会状况

评估患者年龄，受教育的水平，学习、生活和工作环境，对近视的认识程度，家庭经济状况等。

【护理诊断及合作性问题】

（1）舒适程度改变　如眼胀、头痛，与近视引起的视疲劳有关。

（2）知识缺乏　缺乏与近视有关的相关知识。

（3）潜在并发症　白内障、视网膜脱离、青光眼等。

【护理目标】

近视患者的护理目标：①患者视力稳定或提高，屈光度数稳定；②患者眼胀、头痛等视疲劳症状减轻或消失；③患者掌握了近视的防治知识，掌握了框架眼镜和角膜接触镜的佩戴和保养知识；④准备行屈光手术的患者能正确认识屈光手术，顺利配合完成手术。

【护理措施】

1. 假性近视患者的护理　使用睫状肌麻痹剂松弛调节即可达到治疗目的，常用 1% 的阿托品滴眼液，滴眼后要按压泪囊区 2～3 min。每晚睡前点眼一次。教会患者或家属正确用药的方法和注意事项。

2. 真性近视患者的护理　应在睫状肌麻痹的状态下，验光后佩戴合适凹透镜进行矫正。框架眼镜是最常用也是最好的方法，镜片佩戴的原则是获得最佳视力的最低度数的凹透镜片。角膜接触镜可以增加视野，减少两眼像差，而且不影响眼的外观。

3. 屈光手术患者的护理　屈光手术包括角膜屈光手术、晶状体屈光手术、巩膜屈光手术三种。以角膜屈光手术为例，护理措施如下。

（1）角膜屈光手术患者术前护理　术前停戴软性角膜接触镜 1～2 周，停戴硬性透氧性角膜接触镜 4 周以上；眼部全面检查，包括远近视力、屈光度、瞳孔直径、眼底、眼压等。

（2）角膜屈光手术患者术后护理　指导患者正确使用滴眼液，定期复查，使用激素滴眼药的患者应定期检查眼压；术后三天避免洗头，1 周禁止眼部化妆，1 个月严禁揉眼睛，避免剧烈活动及碰撞眼睛。多食用易消化、富含维生素的食物。出现异常情况及时就诊。

4. 健康指导

（1）指导患者养成良好的用眼卫生习惯：读书写字姿势端正，眼与读物距离保持 30 cm 左右，不在乘车、走路时看书；保持视觉环境中光线充足，无炫光或闪烁，黑板无反光；避免长时间近距离阅读，阅读 1 h 后应休息 10 min，做眼保健操。

（2）定期检查视力　青少年应每半年检查一次，如有异常及时矫正。配镜前要充分散瞳，尤其是学龄期儿童，指导散瞳剂的使用方法。

（3）高度近视患者应定期检查眼底和视力，避免剧烈活动，防止视网膜脱离。

（4）保持身心健康，注意合理饮食，多食富含蛋白质、维生素的食物，保持充分的睡眠时间。

【护理评价】

通过治疗和护理计划的实施,评价患者是否能够达到:①视力稳定或提高,屈光度数稳定;②眼胀、头痛等视疲劳等症状减轻或消失;③掌握近视的防治和保健知识,掌握正确的框架眼镜和角膜接触镜佩戴和保养知识;④准备行屈光手术患者正确认识屈光手术,能顺利配合完成手术。

二、远视

 要点导航

重点:熟悉远视的发病原理及基本护理。

当眼调节放松时,平行光线经眼的屈光系统后,聚焦于视网膜之后的一种屈光状态称为远视(hyperopia)。远视患者可以验光佩戴合适的凸透镜进行矫正,亦可行手术治疗。

1. 轴性远视　眼的屈光力正常,眼轴比正常人短,称为轴性远视,是形成远视最常见的原因。婴幼儿为生理性远视,随着年龄增长,眼轴逐渐延长,到学龄前达到正视。如因发育受到影响,眼轴不能达到正常长度,即成为轴性远视。

2. 屈光性远视　眼球前后径正常,由眼的屈光力较弱所致。如角膜扁平、晶状体全脱离或无晶状体眼等。

远视按远视程度可以分为如下几种。

(1) 轻度　低于$+3.00$ D 为轻度远视。

(2) 中度　介于$+3.00$ D～$+5.00$ D 之间者为中度远视。

(3) 高度　$+5.00$ D 以上者为高度远视。

 案例引导

患者,5 岁,主诉:父母发现其"斗鸡眼"。裸眼远视力:右眼 0.4;左眼 0.4。裸眼近视力:右眼 0.3/25 cm;左眼 0.3/25 cm。眼科检查:眼前节、眼底正常。阿托品睫状肌麻痹散瞳验光:右眼$+6.50$ DS$=0.5$,左眼$+6.50$ DS$=0.5$。问题:

1. 请问该患者临床诊断是什么?

2. 针对患者以上情况,其护理目标是什么?

【护理评估】

(一) 健康史

询问患者有无家族史,发现远视的年龄及程度,有无视疲劳及伴有弱视,是否经过验光,有无佩戴眼镜,戴眼镜后视力为多少,舒适度怎样。

(二) 身体状况

1. 症状、体征

(1) 视力下降　低度远视,在青少年时期可通过调节代偿而不影响视力;中、高度者视力受影响,可伴有弱视。

(2) 视疲劳　远视患者的主要症状,由于调节过度所致。表现为眼球、眼眶及眉弓部胀痛,甚至恶心、呕吐,休息后症状缓解或消失。

(3) 眼位偏斜　幼儿高度远视者因使用过多的调节,伴随过度的集合,常易发生调节性内斜视。如内斜视持续存在,可产生斜视性弱视。

(4) 眼底改变　高度远视患者眼球小,眼轴短,前房浅,眼底视乳头小、色红、边界较模糊、稍隆起,类似视乳头炎。矫正视力正常,视野无改变,长期观察眼底情况无明显改变。称为假性视乳头炎。

2. 并发症　可出现弱视、闭角型青光眼。

(三) 辅助检查

进行验光、眼底、角膜曲率检查以确定远视及度数。

(四) 心理-社会状况

评估患者的年龄、受教育的水平,学习、生活、工作环境,对远视的认识程度。

【护理诊断及合作性问题】

(1) 舒适改变　如眼酸胀、头痛等,与过度调节引起的视疲劳有关。

(2) 知识缺乏　缺乏远视的相关防治知识。

【护理目标】

远视患者的护理目标:①视力提高,屈光度数减轻;②眼胀、头痛等症状减轻或消失;③患者掌握了远视的防治知识;④患者掌握了框架眼镜和角膜接触镜佩戴和保养知识。

【护理措施】

(1) 轻度远视若无症状则不需要进行矫正,如有视疲劳和内斜视,即使轻度远视也应戴镜。中度或中度以上远视者应戴镜矫正视力,消除视疲劳及内斜视的发生。

(2) 远视患者若伴有弱视,治疗远视时应同时进行弱视治疗。

(3) 健康指导　①向患者及家属宣传远视的相关防治知识,使其能主动配合治疗,正确佩戴适宜的凸透镜。②嘱患者定期检查视力,青少年应每半年复查一次。注意观察有无眼位偏斜以及视力和光度的改变等。如有异常,应及时调整和治疗。

【护理评价】

经过治疗护理后,远视患者:①视力有所提高,屈光度数减轻;②眼胀、头痛等症状减轻或消失;③掌握了远视的防治知识;④掌握了正确的框架眼镜和角膜接触镜佩戴和保养的知识。

三、散光

 要点导航

重点:熟悉散光的发病原理及基本护理。

散光(astigmatism)是由于眼球在不同子午线上屈光力不同,平行光线经过眼屈光系统后不能形成焦点的一种屈光状态。治疗原则:规则散光用柱镜矫正,不规则散光用硬性角膜接触镜矫正,亦可手术治疗。

散光最常见的病因是由于角膜各径线的曲率半径大小不一致,通常以水平及垂直两个主径线的曲率半径差别最大。晶状体虽也可以散光,但不是主要原因。临床上常将散光分为规则散光和不规则散光两类。

1. 规则散光　最大屈光力和最小屈光力主子午线相互垂直所产生的散光。规则散光可分为单纯近视散光、单纯远视散光、复合近视散光、复合远视散光及混合散光。

2. 不规则散光　最大屈光力和最小屈光力主子午线不相互垂直所产生的散光。不规则散光常见于圆锥角膜、角膜薄翳导致角膜或晶状体屈光面不规则所致。

 案例引导

　　患者，男性，因头痛先后到多家医院的神经科、耳鼻咽喉科、眼科就诊，行颅脑CT等检查，并服用多种医治头痛的药物，费时半年余，不见好转。最近又因头痛时伴有眼胀痛，来到眼科就诊。医生耐心听取他的叙述后，给他做了详细的眼科检查，视力及眼压正常，眼球无器质性病变。验光检查发现患者双眼均有不同程度的散光，根据验光结果插镜片试戴。不到 10 min，奇迹出现了，张先生不仅感觉看东西的清晰度提高了，而且头痛、眼胀的症状也消失了。问题：

　　1. 该散光患者的病因是什么？

　　2. 该病例的护理措施是什么？

【护理评估】

（一）健康史

询问患者有无视疲劳、视物模糊，是否验过光，有无佩戴眼镜，戴眼镜视力和舒适度。

（二）身体状况

1. 视力下降　低度数散光对视力影响不大；高度数散光，近视远视均模糊不清，多由于伴弱视，视力差，且难以矫正。

2. 视疲劳　表现为眼球沉重、酸胀感、眉弓部胀痛，甚至恶心、呕吐等。高度散光因主观努力无法提高视力，无此症状或症状不明显；轻度散光因持续地利用眯眼等方法进行视力调节，视疲劳较明显。

（三）辅助检查

做验光、角膜曲率、角膜地形图等检查以确定散光类型、度数及轴向。

（四）心理-社会状况

评估患者的年龄、受教育水平，学习、生活和工作环境，对散光的认识程度。

【护理诊断及合作性问题】

（1）舒适度改变　如眼酸胀、头痛等，与过度调节引起的视疲劳有关。

（2）知识缺乏　缺乏散光的相关防治知识。

【护理目标】

散光患者的护理目标：①视力提高；②眼胀、头痛等症状减轻或消失；③掌握了散光的防治知识；④掌握了框架眼镜和角膜接触镜的佩戴和保养知识，掌握了硬性透氧性角膜接触镜（RGP）的佩戴和保养知识。

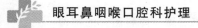
【护理措施】

1. 轻度散光 如果不出现视疲劳和视力下降,则不需矫正,但如果出现相应症状则应予以矫正;高度散光常伴弱视,在矫正散光时还应进行弱视治疗。

2. 规则散光 准分子激光屈光性角膜手术可以矫正 6.00 D 以内的规则散光。

3. 不规则散光 可试用硬性透氧性角膜接触镜(RGP)矫正。

4. 健康指导

(1)向患者及家属阐明散光相关知识,让其积极配合进行矫治。

(2)指导患者佩戴框架眼镜或角膜接触镜的方法及保养知识。

(3)避免用眼过度,定期检查视力,青少年每半年复查一次,发现视力和屈光度改变时,应及时调整眼镜度数。

【护理评价】

经过护理治疗后,散光患者:①视力得到了提高;②眼胀、头痛等症状减轻或消失;③掌握了散光的防治知识;④掌握了框架眼镜和角膜接触镜佩戴的保养知识,掌握了硬性透氧性角膜接触镜(RGP)佩戴和保养知识。

四、老视

 要点导航

重点:熟悉老视的发病原理及基本配镜原则。

老视(presbyopia)是指由于年龄所致的生理性调节功能减弱,俗称老花眼,多从 40～45 岁开始。远视眼者老视出现较早,近视眼者出现较晚或不发生。病因及发病机制:随着年龄增长,晶状体逐渐硬化,弹性降低,睫状肌的功能也逐渐减弱,因而调节力变小,近点逐渐远移,近视力减退,近距离工作或阅读发生困难。验光,矫正屈光,可选择合适的近用凸透镜进行矫正。

 案例引导

张某,42 周岁。主诉:大概在两年前出现视近困难,而且今年还比去年感觉严重,在地摊上买了一副 100 度老花镜,看近也清楚了,在开车时戴上也很清楚,连红绿灯秒数那么远的字的边缘也很清楚,不像不戴眼镜时看红绿灯时四周有放射状光斑。

问题:

1. 该患者的诊断是什么?

2. 该患者应做哪些眼科检查?

【护理评估】

(一)健康史

询问患者有无视疲劳、视物模糊,是否经过验光,有无佩戴眼镜,戴镜视力及舒适度怎样。

（二）身体状况

1. 近距离阅读或工作困难 老视初期,常将注视目标放远才能看清,光线不足时更明显。

2. 视疲劳 近距离阅读或工作时为了看清楚,需要增加调节,因睫状肌过度收缩及过度集合,易出现头痛、眉弓部胀痛等视疲劳症状。

（三）辅助检查

验光可确定老视的度数。

（四）心理-社会状况

评估患者年龄、受教育水平、学习、生活和工作环境,对老视的认识程度。

【护理诊断及合作性问题】

（1）舒适改变 如视疲劳,与老视有关。

（2）知识缺乏 缺乏老视配镜知识。

【护理目标】

老视患者的护理目标:①视力提高,能长时间舒适地进行近距离阅读和工作;②眼胀、头痛等视疲劳症状减轻或消失;③掌握了老视的防治知识。

【护理措施及健康指导】

解释老视相关知识,指导正确进行老视矫治。指导患者随年龄改变调整老视眼镜,一般正视眼 45 岁左右约需＋1.00 D,50 岁左右约需＋2.00 D。原有屈光不正者,看远仍用原镜,看近相应加减。避免长时间近距离工作。

【护理评价】

经过护理治疗后,老视患者:①视力有所提高或稳定,能长时间舒适地进行近距离阅读和工作;②眼胀、头痛等视疲劳症状减轻或消失;③掌握了老视的防治知识。

（王　琦　宋丽娟）

直通护考

选择题

A 型题

1. 眼屈光系统中,屈光力最大的是（　　）。

A. 角膜　　　　B. 晶状体　　　　C. 房水　　　　D. 玻璃体　　　　E. 视网膜

2. 正常情况下,婴儿为生理性的（　　）。

A. 近视眼　　　B. 远视眼　　　C. 散光眼　　　D. 正视眼　　　E. 以上均不是

3. 调节静止时,平行光线经眼的屈光焦点落在视网膜之前,其屈光状态为（　　）。

A. 正视　　　　B. 远视　　　　C. 近视　　　　D. 散光　　　　E. 弱视

4. 调节静止时,平行光线经眼的屈光焦点落在视网膜之后,其屈光状态为（　　）。

A. 正视　　　　B. 远视　　　　C. 近视　　　　D. 散光　　　　E. 弱视

5. 调节静止时,平行光线经眼的屈光不能形成一个焦点,其屈光状态为（　　）。

A. 正视　　　　B. 远视　　　　C. 近视　　　　D. 散光　　　　E. 弱视

6. 屈光不正不包括（　　）。

A. 近视　　　　B. 远视　　　　C. 散光　　　　D. 屈光参差　　　E. 老视

7. 近视眼的眼球状态是（　　）。

A. 眼轴过长　　B. 眼轴过短　　C. 眼球突出　　D. 眼球凹陷　　E. 眼轴正常

8. 高度近视并发症不包括（　　）。

A. 外斜视　　　　　　　　B. 玻璃体混浊　　　　　　C. 视网膜脱离

D. 闭角型青光眼　　　　　E. 开角型青光眼

9. 远视眼患者（　　）。

A. 仅看近需要调节　　　　B. 仅看远需要调节　　　　C. 远近均需调节

D. 远近均不需调节　　　　E. 以上均不是

10. 以下假性近视治疗哪项是错误的？（　　）

A. 点阿托品　　　　　　　B. 雾视疗法　　　　　　　C. 配凹透镜

D. 做眼保健操　　　　　　E. 进行针灸推拿

X 型题

1. 下列哪项为近视矫正手术的适应证？（　　）

A. 年龄大于 20 岁　　　　　　　　B. 轻、中、高度近视且矫正视力正常

C. 近视度数已稳定两年　　　　　　D. 自愿接受手术的患者

E. 圆锥角膜

2. 下列哪些情况不能佩戴隐形眼镜？（　　）

A. 角膜炎　　B. 严重沙眼　　C. 倒睫　　　D. 结膜滤泡　　E. 高度屈光参差

第八节　斜视及弱视患者的护理

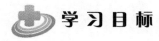

学习目标

知识目标：

1. 能正确描述斜视和弱视的定义。

2. 能正确描述共同性斜视患者的护理评估、治疗要点和护理措施。

能力目标：

能运用本节所学知识，为弱视患者进行遮盖疗法。

在正常双眼注视状态下，被注视的物体同时会在双眼的视网膜黄斑中心凹上成像。在异常状态下，双眼不协同而出现的眼位偏斜称为斜视（strabismus）。斜视多为眼外肌和支配眼外肌的神经功能异常所致。根据病因斜视分为共同性斜视和麻痹性斜视。

一、共同性斜视

共同性斜视（concomitant strabismus）是指眼外肌及其支配神经无器质性病变，由于某一

对拮抗肌不平衡引起的眼位偏斜。患者双眼轴分离,向各方向注视时,偏斜度均相同。治疗原则为矫正屈光不正,积极治疗弱视,进行视功能矫正训练。非手术治疗后仍有偏斜者,应尽早手术矫正眼位。

病因可能与以下因素相关。

(1)屈光不正　远视眼过度使用调节与集合力,逐渐促使内直肌力量大于外直肌可产生内斜视。

(2)神经支配异常　中枢神经控制失调,眼外肌力量控制不平衡,可导致共同性斜视。

(3)眼外肌发育异常　致使拮抗剂之间失去平衡。

(4)遗传因素。

案例引导

　　患者,车祸外伤,急诊来院就医。检查可见左眼眼位偏斜,诊断为眼外肌和动眼神经受损。建议手术治疗。问题:
　　导致眼位偏斜的原因会有哪些?

【护理评估】

(一)健康史

询问斜视发生的时间,发病诱因、母亲妊娠史、有无复视和头位偏斜,其规律如何。了解患者有无外伤史及家族史。

(二)身体状况

在向不同方向注视或更换注视眼时,其偏斜度相同。眼球运动基本正常,无复视、头晕及代偿头位。常有屈光不正、弱视或异常视网膜对应。

(三)辅助检查

常用的检查法有遮盖试验、角膜映光法、三棱镜法、同视机检查等。

(四)心理-社会状况

由于多数患者为未成年儿童,所以心理-社会评估应包括患者及其家属,评估患者及其家属的年龄、受教育水平、生活环境和生活方式,对共同性斜视的认识和心理障碍程度等。

【护理诊断及合作性问题】

(1)自我形象紊乱　与眼位偏斜,容貌受影响有关。

(2)有受伤的危险　与患儿双眼视力差,双眼眼位不正有关。

(3)知识缺乏　缺乏斜视康复、治疗的相关知识。

【护理目标】

共同性斜视患者的护理目标:①眼位偏斜得到矫正,容貌恢复,树立自信心;②视力提高,建立正常的双眼视力功能;③掌握了共同性斜视的治疗护理知识。

【护理措施及健康教育】

(1)协助医生对12岁以下儿童进行散瞳、配镜,指导家属配合以矫正屈光不正。

（2）指导患儿及家属配合视功能训练,尽力在早期恢复双眼正常视力。

（3）对于戴镜治疗的患者,应强调戴镜的重要性,叮嘱患者或家属遵医嘱定期复查。

（4）做好手术前、后护理,需要全麻手术患者,按全麻手术常规护理。

【护理评价】

经过护理治疗后,患者:①眼位偏斜得到矫正,容貌恢复,树立了自信心;②视力提高,建立了正常的双眼视力功能;③掌握了共同性斜视的治疗护理知识。

二、麻痹性斜视

麻痹性斜视(paralytic strabismus)是指一条或以一条以上的眼外肌发生麻痹,眼球向麻痹肌作用相反方向偏斜的疾病。治疗原则为去除病因,经保守治疗无效者可考虑手术治疗。

案例引导

王某,男性,29岁。10年前因骑摩托车肇事出院后就有了斜视的毛病,未采取任何治疗,来医院检查:上直肌麻痹,下斜肌断腱。经过手术治疗后,双眼向左看正常,向右看双影,手术后日渐好转,直到近几日感到向右看复视现象明显好转。问题:

1. 请问该患者的病因是什么?

2. 该患者的健康指导应注意什么?

【护理评估】

（一）健康史

主要是支配眼外肌运动的神经核、神经或眼外肌本身器质性病变引起的麻痹性斜视。

（二）身体状况

1. 眼位偏斜 眼球向麻痹的眼外肌作用的相反方向偏斜。

2. 代偿头位 头常转向麻痹肌运动方向,以用头位转动弥补肌肉功能不足,消除复视。

3. 眼球运动受损 有复视、头晕、恶心等症状,但遮盖一眼后症状缓解或消失。

（三）辅助检查

视力检查、眼球运动检查、斜视的定量检查等。

（四）心理-社会状况

评估患者及家属年龄、受教育水平、生活环境和生活方式,对麻痹性斜视的认识和心理障碍程度等。

【护理诊断及合作性问题】

（1）自我形象紊乱 与眼位偏斜,容貌受影响有关。

（2）舒适改变 如复视,头晕,与眼外肌麻痹有关。

（3）知识缺乏 缺乏斜视康复、治疗知识。

【护理目标】

麻痹性斜视患者的护理目标:①复视、眩晕等不良感觉得到减轻或消除;②斜视、代偿头位等消失,形象恢复正常,心理情绪恢复正常;③患者及家属掌握了麻痹性斜视的防治知识。

【护理措施及健康指导】

（1）遵医嘱对后天性麻痹性斜视患者进行药物治疗,根据病因选择药物。神经炎和肌炎可选用抗生素。

（2）做好手术前、后护理。全麻者按全麻术护理常规。术后用消毒眼垫包扎,防止感染和眼球运动。

（3）进行耐心的心理疏导,消除患者的自卑心理。

（4）对于有脑炎、颅内肿瘤、高血压等疾病者,应积极治疗,消除病因。

三、弱视

弱视(amblyopia)是视觉发育期内,由于视觉经验(单眼斜视、屈光参差、高度屈光不正及形觉剥夺等)引起的单眼或双眼最佳矫正视力下降,眼部检查无器质性病变。患者 6 岁前开始治疗,效果最好。12 岁以后治疗效果相对较差。治疗原则:早发现早治疗是弱视治疗的关键。5 岁以下的斜视性弱视,遮盖好眼,会强迫大脑使用被抑制的眼。

案例引导

患儿,出生后发现有斜视,诊断为共同性斜视。双眼最佳矫正视力,左眼 0.2,右眼 0.3,视力检查拥挤现象为阳性。问题:
引起弱视的原因有哪些?

【护理评估】

（一）健康史

1. 斜视性弱视　儿童期患共同性斜视者可能发生弱视,因为双眼不能对同一物体协同聚焦。

2. 屈光参差性弱视　双眼屈光参差较大,致使两眼视网膜成像大小不同,融合困难,屈光不正较重一侧存在形觉剥夺,日久变形成弱视。

3. 屈光不正性弱视　多发生于未带过屈光矫正眼镜的高度屈光不正患者,主要见于远视和散光。

4. 形觉剥夺性弱视　由于角膜斑痕,先天性或外伤性白内障等限制了充分的视觉感知输入,视功能发育受到障碍而发生弱视。

（二）身体状况

1. 症状、体征　视力差:最佳矫正视力下降到 0.8 以下。拥挤现象:分辨排列成行视标的能力较分辨单个的能力差。双眼单视功能障碍。

2. 并发症　有无遮盖性弱视。

（三）辅助检查

视觉诱发电位检查表现为潜伏期延长,波幅下降。

（四）心理-社会状况

遮盖治疗影响患者美观，导致自卑、焦虑等心理，不愿与他人交流。

【护理诊断及合作性问题】

（1）感知紊乱　如视力低下，与弱视、无立体视有关。

（2）知识缺乏　缺乏弱视保健知识和治疗相关知识。

（3）潜在并发症　健侧眼遮盖性弱视。

【护理目标】

弱视患者的护理目标：①视力提高，建立双眼视力功能，家长掌握弱视的防治知识，并能有效指导患者进行弱视治疗；②未发生健侧眼遮盖性弱视。

【护理措施】

（1）早发现早治疗是恢复视力的关键。视觉检查是发现儿童视力的重要途径，也可以发现先天性白内障、先天性青光眼等，进行弱视的病因治疗。

（2）遮盖疗法是治疗单眼弱视最主要的方法，遮盖必须严格彻底。同时须注意被遮盖好眼的情况，避免发生因遮盖引起的形觉剥夺性弱视。

（3）健康指导　①向患者及其家属解释弱视的相关防治知识。尽早带儿童进行视觉检查发现弱视。弱视治疗时间长，方法复杂，有很多因素可影响疗效，家长要有耐心和信心，督促孩子接受治疗。②进行广泛的卫生指导，如用眼卫生，眼位姿势的示教等。

（王　琦　宋丽娟）

直通护考

选择题

A 型题

1. 弱视是指（　　）。

A. 矫正视力＜0.1　　　　　　B. 矫正视力≤0.8　　　　　　C. 裸眼视力＜0.1

D. 裸眼视力＜0.8　　　　　　E. 裸眼视力＝0.8

2. 弱视治疗的最佳时期是（　　）。

A. 3 岁　　　　　B. 6 岁　　　　　C. 10 岁　　　　　D. 14 岁　　　　　E. 任何年龄

3. 弱视经验光配镜后，最简单、有效和常用的治疗方法是（　　）。

A. 遮盖疗法　　B. 压抑疗法　　C. 红胶片疗法　　D. 红光刺激　　E. 理疗

4. 第一斜视角等于第二斜视角可能是（　　）。

A. 麻痹性斜视　B. 共同性斜视　C. 弱视　　　　D. 以上都对　　E. 以上都不对

X 型题

1. 麻痹性斜视的临床表现是（　　）。

A. 患者眼球向麻痹侧运动受限并向对侧偏斜　　B. 第二斜视角大于第一斜视角

C. 代偿头位　　　　　　　　　　　　　　　　D. 复视

E. 麻痹性斜视只能手术治疗

2. 哪些因素可引起共同性斜视?( )

A. 远视　　　　　　　　　B. 近视　　　　　　　　　C. 神经支配异常

D. 眼外肌发育异常　　　　E. 遗传

3. 弱视患者( )。

A. 视力正常　　　　　　　B. 有拥挤现象　　　　　　C. 常伴有斜视

D. 双眼单视功能障碍　　　E. 色觉异常

第九节　眼外伤患者的护理

学 习 目 标

知识目标:

1. 理解眼化学伤处理原则和临床表现。

2. 应用眼化学伤的护理措施。

能力目标:

能对眼化学伤患者进行急救处理。

物理性和化学性因素直接作用于眼部,引起眼的结构和功能发生的损害,统称为眼外伤。眼外伤是视力损害的主要原因之一,尤其是单眼失明的首要原因之一。由于眼的位置暴露,眼外伤很常见。眼的结构紧密特殊,即使外伤轻微,也可引起严重的后果。患者多为儿童或青壮年男性,预防和正确处理眼外伤对于挽救视功能有很重要的临床意义。

眼外伤根据致伤原因可分为:机械性和非机械性两大类。机械性眼外伤包括眼钝挫伤,穿透伤和异物伤等;非机械性眼外伤包括热烧伤,化学伤,辐射伤等。

一、眼钝裂伤

要 点 导 航

重点:眼钝裂伤的急救处理。

眼钝裂伤(ocular blunt trauma)是由机械性钝力所致的眼外伤,可造成眼球或眼附属器损伤,引起眼内多种结构的病变。眼钝裂伤占眼外伤发病率的 1/3 以上,严重危害视功能。病因及发病机制:砖头、木棍、铁块、玩具、球类、拳头、交通事故及爆炸产生的冲击气浪。钝力除在打击部位造成直接损伤外,还可在眼球内和眼球壁传递,产生多处间接损伤。应根据眼钝挫伤的部位、表现、程度等进行对症治疗,包括药物治疗和手术治疗。

案例引导

　　患者,男性,交通事故中眼部受到撞击,视物模糊。检查可见:眼睑结膜水肿,角膜上皮有擦伤,基质层水肿略混浊。虹膜纹理正常,瞳孔直径3.0 mm,房水清,眼底血管清晰无病理改变。问题:
　　患者哪些部位有损伤,应如何护理?

【护理评估】

（一）健康史

询问患者是否有明确的外伤史,并详细了解患者致伤过程。

（二）身体状况

根据挫伤的部位不同,有不同程度的视力障碍及相应的症状与体征(图3-37,彩图27)。

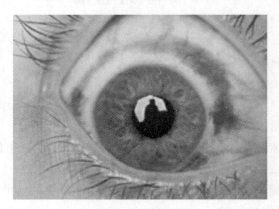

图3-37　眼钝挫伤

　　(1)眼睑挫伤　可引起眼睑淤血肿胀,皮肤裂伤,泪小管断裂及皮下气肿等。

　　(2)结膜挫伤　结膜水肿,充血,结膜下出血及结膜裂伤。

　　(3)角膜裂伤　角膜上皮擦伤,角膜基质层水肿,增厚及混浊,后弹力层皱褶,有严重的角膜刺激症状及视力下降。

　　(4)虹膜睫状体挫伤　可引起外伤性虹膜睫状体炎,外伤性瞳孔散大,虹膜根部断离(瞳孔呈D形),前房积血,房角后退,外伤性低眼压等。

　　(5)晶状体挫伤　可引起晶状体脱位或半脱位,挫伤性白内障。

　　(6)其他　眼钝挫伤损伤视网膜、脉络膜或睫状体血管,可发生玻璃体积血;视网膜震荡或脱离以及视神经损伤;严重钝挫伤发生于薄弱的角巩膜缘或眼球赤道部,可导致眼球破裂。

（三）辅助检查

　　裂隙灯显微镜、检眼镜、X线、CT及超声波检查等可确定眼球、眼附属器损伤的部位和损伤的程度。

（四）心理-社会状况

了解患者是否有焦虑,紧张及悲伤等心理表现。

【护理诊断及合作性问题】

（1）急性疼痛　　如眼痛,与眼组织损伤及眼压升高等因素有关。

（2）感知紊乱　　如视力障碍,与眼内积血和眼内组织损伤等因素有关。

（3）潜在并发症　　虹膜睫状体炎、继发性青光眼、前房积血、玻璃体积血、视网膜裂孔与脱离等。

（4）焦虑　　与担心视力不能恢复有关。

【护理目标】

眼钝挫伤患者的护理目标:①患者视力不再继续下降或视力提高;②患者能识别并发症的早期症状,减少并发症带来的损害;③患者能正视疾病,情绪稳定,积极配合治疗和护理。

【护理措施】

1. 根据不同程度的挫伤予以相应的护理

（1）眼睑挫伤者,如眼睑淤血肿胀,48 h 内冷敷。皮肤裂伤者予以缝合,提上睑肌断裂者应给予修复。

（2）角膜上皮擦伤者,涂抗生素眼药膏后包扎,通常 24 h 可愈合,第 2 天复查:角膜基质层水肿者,可选用糖皮质激素滴眼液滴眼,必要时用散瞳剂。

（3）角巩膜裂伤者,应在显微镜下进行手术缝合。

（4）外伤性虹膜睫状体炎者,护理同虹膜睫状体炎。

（5）前房积血者,取半卧位休息,双眼包扎,遵医嘱及时给予止血剂和糖皮质激素。眼压升高时应给予降眼压药物,注意眼压变化和每日积血的吸收情况。

（6）晶状体挫伤者,晶状体不全脱位者,应住院观察病情,如引起严重的视力下降及继发性青光眼等并发症时,应立即手术摘除。

2. 密切观察病情变化　　遵医嘱调整护理措施。耐心向患者解释病情,给予心理疏导、配合治疗与护理。如患者双眼视力受损,应协助患者进行生活护理。

3. 健康指导

（1）加强安全教育,严格执行安全生产制度,改善劳动设施和环境,提高自我防护意识。

（2）发生眼钝挫伤时应及时到医院就诊,以免延误治疗时间。

【护理评价】

通过治疗和护理计划的实施,评价患者是否达到:①视力基本稳定;②无并发症发生,或并发症得到及时处理;③正确认识疾病,情绪基本稳定。

二、眼球穿通伤

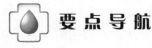 要点导航

重点:掌握眼球穿通伤的处理注意事项。

眼球穿通伤(perforating injury of eyeball)是指由锐器的刺入、切割造成眼球壁全层裂开,伴或不伴有眼内损伤或组织脱出(图 3-38,彩图 28)。预后与伤口的部位、范围、损伤程度、是否合并感染、有无并发症以及治疗措施是否及时密切相关。治疗原则是及时缝合伤口,恢复眼

球完整性,防止感染及并发症的发生。

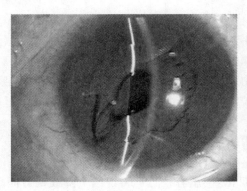

图 3-38　眼球穿通伤

案例引导

患者,男性,工人,在进行业务操作时,防护不当,有铁屑扎入角膜。急诊来院。检查:眼睑、结膜正常,左眼角膜可见一2 mm左右铁屑在瞳孔外3 mm处。问题:铁屑是否该在现场取出,对该患者应如何进行护理?

【护理评估】

（一）健康史

多见于各种锐器如针、刀、剪等的刺伤。眼球穿通伤的损害复杂而严重,是致盲的主要因素。

（二）身体状况

1. 症状　出现不同程度的视力下降、眼痛、畏光、流泪等症状。

2. 体征

（1）角膜穿通伤　最常见,单纯性角膜穿通伤,伤口小且规则,一般可自行闭合,无虹膜嵌顿;复杂性角膜穿通伤,伤口大而不规则,常伴虹膜脱出,前房变浅或消失,晶状体破裂及白内障。

（2）角巩膜穿通伤　常引起虹膜睫状体、晶状体和玻璃体损伤、脱出及眼内出血。

（3）巩膜穿通伤　较小的巩膜伤口不易发现,伤口处有球结膜下出血。大的伤口伴脉络膜、玻璃体和视网膜的损伤和出血。在睫状体区巩膜穿通伤,常并存有葡萄膜组织嵌顿于创口或有球内异物存留,可发生交感性眼炎。

（4）异物碎片击穿眼球壁者　异物可存留于眼内。

3. 并发症　外伤性白内障、外伤性感染性眼内炎、交感性眼炎、外伤性增生性玻璃体视网膜病变等。

（三）辅助检查

可行裂隙灯显微镜、X线、CT、超声波检查。

（四）心理-社会状况

眼球穿透伤多见于青少年男性，且发生突然，往往对患者造成巨大的身心创伤。

【护理诊断及合作性问题】

（1）感知紊乱　如视力下降，与眼内外组织损伤及眼内积血有关。

（2）组织完整性受损　由眼球穿透伤引起。

（3）潜在并发症　外伤性白内障、外伤性感染性眼内炎等。

（4）焦虑　与担心视力不能恢复有关。

【护理目标】

眼球穿通伤患者的护理目标：①视力不再继续下降或视力提高；②识别并发症的早期症状，减少并发症带来的损害；③正视疾病，情绪稳定，积极配合治疗和护理。

【护理措施】

（1）遵医嘱常规注射抗破伤风血清，全身应用抗生素，必要时加糖皮质激素。需手术的患者做好手术前、后护理。

（2）严格执行清创缝合无菌操作，动作轻柔，避免施压，以免加重眼内组织脱出和出血。

（3）严密观察病情　对行眼球摘除术者，应向患者及家属解释手术的内容和理由等事宜。

（4）健康指导　加强社区安全教育，增进工作人员自我防范意识，带好防护眼镜。向患者及家属讲解交感性眼炎的特征及预后，如健眼出现不明原因的眼部充血，应及时就医。指导患者出院后的用药方法和注意事项，定期复查，眼内异物未取出者，需择期行异物取出术。

【护理评价】

通过治疗和护理计划的实施，评价患者是否达到：①视力不再继续下降或视力提高；②能识别并发症的早期症状，减少并发症带来的损害；③能正视疾病，情绪稳定，积极配合治疗和护理。

三、眼表异物伤

 要点导航

重点：掌握眼表异物伤的基本护理措施。

眼表异物伤是异物黏附于角膜、结膜的表层，以眼部异物感、充血、疼痛、畏光、流泪为主要特征的常见眼外伤（图3-39，彩图29）。如果处理及时，预后较好。如异物嵌入角膜深层或处

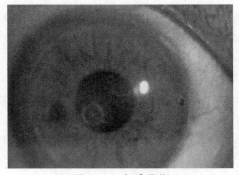

图 3-39　角膜异物

理不当,易引发感染,如角膜溃疡、虹膜睫状体炎或角膜遗留瘢痕等,可影响视力。治疗原则是及早取出异物,预防或治疗感染。

 案例引导

赵先生,20岁。患者右眼取角膜异物后眼红、疼痛、畏光、流泪。检查视力右0.6;左1.0。右眼睑红肿,持续两天没有好转,而且有红肿充血加重的趋势,无发热,无咳嗽,无流涕鼻塞,其他均正常。问题:

患者眼睑红肿加重的原因是什么?应如何进行护理?

【护理评估】

（一）健康史

因异物不慎飞溅入眼,附着于角膜或结膜上。多见于细小异物如铁屑、砂石、玻璃、粉尘、煤屑、木刺、毛发等。多发性异物见于爆炸伤和板栗刺等。

（二）身体状况

1. 症状、体征 患者眼部有异物感、疼痛、畏光、流泪及视力下降等。结膜异物多隐藏于睑板下沟、穹隆部及半月皱襞,角膜异物轻者黏附在角膜上皮表层,重者嵌入角膜深部,铁质异物周围可见锈环;植物性异物容易引起感染。

2. 并发症 有无角膜溃疡,虹膜睫状体炎等情况。

（三）辅助检查

进行裂隙灯显微镜检查,可直接发现细小异物。

（四）心理-社会状况

通过与患者交流,了解患者是否有焦虑、悲伤和紧张等心理表现。

【护理诊断及合作性问题】

（1）舒适改变 如眼部疼痛、畏光、流泪,与异物引起的刺激有关。

（2）有感染的危险 与异物停留时间较长,处理不当及异物的性质有关。

（3）知识缺乏 缺乏异物的防治知识。

【护理目标】

眼表异物伤患者的护理目标:①患者眼部疼痛、畏光、流泪症状得到减轻或消失;②减少了并发症带来的损害;③患者能正视疾病,消除焦虑情绪,掌握了眼表异物伤相关防治知识,积极配合治疗和护理。

【护理措施】

1. 一般处理 结膜异物用无菌棉签蘸生理盐水拭出或结膜囊冲洗,然后使用抗生素滴眼液。

2. 异物剔除 剔除角膜异物时,应严格执行无菌操作,以防化脓性角膜溃疡的发生。先滴0.5%的丁卡因眼液三次,表浅异物可用蘸有生理盐水的湿棉签轻轻拭去;嵌入性异物在表面麻醉后用消毒的角膜异物刀向角膜缘方向剔除,如有锈环,尽量一次性刮尽。异物取出后,涂抗生素眼药膏,包盖伤眼。爆炸性伤所致的多发细小异物或板栗刺应分批剔除。嘱患者术后不要揉眼,次日一定要复查。如患眼疼痛剧烈,应及时就诊。

3. 注意事项 仔细检查角膜和结膜有无异物遗留,角膜伤口愈合情况及视力变化等,尤其对植物性异物患者,应紧密注意有无角膜感染的发生。

4. 健康指导

(1)加强社会安全教育,提高自我防范意识,注意劳动时佩戴防护眼镜,防止眼外伤的发生。

(2)嘱患者若异物溅入眼内,切勿揉擦眼部或自行剔除异物,应及时到医院进行处理。

(3)0.5%丁卡因眼液易被铜绿假单胞菌污染,应新鲜配制。

【护理评价】

通过治疗和护理计划的实施,评价患者是否能够达到:①眼部疼痛、畏光、流泪症状减轻或消失;②无感染等并发症发生,或并发症被及时发现并控制;③掌握眼表异物相关防治知识,情绪稳定。

(王　琦　宋丽娟)

 直通护考

选择题

A 型题

1. 机械性眼外伤不包括下列哪项?(　　)

A.角膜异物　　　　　　　　B.晶状体挫伤　　　　　　　　C.辐射性眼外伤

D.前房积血　　　　　　　　E.视网膜震荡

2. 眼睑淤血和肿胀较明显时,可在伤后多长时间内冷敷,以后热敷?(　　)

A.12 h　　　　B.24 h　　　　C.36 h　　　　D.48 h　　　　E.72 h

3. 角膜异物剔除后一天,患者眼痛、视力下降,结膜混合充血,角膜表面有黄白色病灶,前房积脓 1 mm,最可能的诊断是(　　)。

A.匐行性角膜溃疡　　　　　B.蚕食性角膜溃疡　　　　　C.铜绿假单胞菌性角膜溃疡

D.真菌性角膜溃疡　　　　　E.病毒性角膜溃疡

4. 眼球穿通伤的紧急处理不宜进行(　　)。

A.预防感染　　　B.封闭伤口　　　C.彻底冲洗　　　D.止血　　　　E.止痛

5. 下列前房积血患者的处理中,哪项是错误的?(　　)

A.半卧位休息　　　　　　　B.包患眼　　　　　　　　　C.应用止血药

D.必要时降眼压　　　　　　E.久不吸收时可进行前房切开冲洗积血

X 型题

1. 预防眼外伤的措施有(　　)。

A.加强安全卫生指导　　　　　　　　　B.减少不必要的社会活动

C.严格执行操作规程　　　　　　　　　D.完善防护措施

E.教育儿童不要玩弄危险玩具

2. 眼球穿通伤的潜在并发症有(　　)。

A.化脓性眼内炎　　　　　　B.交感性眼炎　　　　　　　C.睑球粘连

D.外伤性白内障　　　　　　E.外伤性虹膜睫状体炎

3.眼外伤护理措施包括(　　)。

A.酸碱烧伤要冲洗结膜囊　　　　　　　B.前房积血应该包扎一侧患眼

C.泪小管断裂者应该及时行吻合术　　　D.穿通伤者应该常规注射TAT

E.飞镖伤眼后感"热泪"外涌,应该立即冲洗结膜囊

第四章　耳鼻咽喉的应用解剖生理

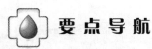

学习目标

知识目标：

1. 掌握中耳的构成；鼻窦分组及各窦开口位置；咽、喉的构成及分区；婴幼儿咽鼓管的解剖特点。

2. 熟悉腭扁桃体的解剖位置；咽峡的结构；食管的四个狭窄及其距离门齿的距离。

3. 了解鼓室各壁的结构和邻近关系；鼻腔各壁的结构。

能力目标：

1. 能够在标本上认知耳鼻咽喉的主要结构。

2. 掌握耳鼻咽喉各解剖结构及毗邻关系。

第一节　耳的应用解剖生理

要点导航

重点：中耳的构成及其解剖特点。

难点：鼓室六壁的组成及与周围的关系；内耳的构成。

一、耳的应用解剖

耳（ear）由外耳、中耳和内耳组成。

（一）外耳

外耳（external ear）包括耳廓和外耳道。

1. 耳廓（auricle） 耳廓由韧带、肌肉、软骨和皮肤组成，位于头部两侧，与头部约成30°夹角，大部分以软骨为支架，外覆皮肤，仅耳垂皮下是脂肪和结缔组织，是临床采血的常用部位。耳廓前面凹凸不平，后面较平坦。耳廓前面的主要表面标志有耳轮、耳轮结节、耳轮脚、耳屏、对耳屏、三角窝、舟状窝等（图4-1）。

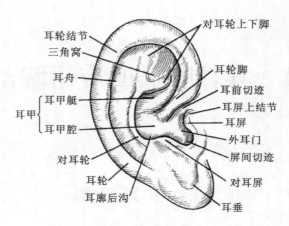

图 4-1　耳廓的结构

耳廓的皮下组织较少,皮肤与软骨膜贴合紧密,故当耳廓出现炎症时疼痛明显,出现血肿或渗出时又不易吸收。耳廓软骨可因外伤或感染导致软骨坏死致耳廓畸形。耳廓皮肤薄,血管表浅,易冻伤,天冷时应注意防护。

2. 外耳道(external acoustic meatus)　外耳道外起耳甲腔底部,内至鼓膜,为一似横置 S 形长 2.5～3.5 cm 的腔道,其外 1/3 为软骨部,富有毛囊、皮脂腺、耵聍腺,易生疖肿。内 2/3 为骨部。交界处称外耳道峡,易嵌顿异物。

3. 外耳的神经、血管　外耳的神经主要来源于三叉神经的耳颞支、迷走神经的耳支、颈丛神经的耳大和枕小神经。血液来源于颈外动脉的颞浅动脉、耳后动脉和上颌动脉。

(二) 中耳

中耳(middle ear)由鼓室、鼓窦、咽鼓管、乳突四部分组成。

1. 鼓室(tympanic cavity)　鼓室为鼓膜和内耳外侧壁之间的空腔,其内在正常情况下充满气体。可分为上鼓室、中鼓室、下鼓室。鼓室向前借咽鼓管与鼻咽相通,向后与鼓窦及乳突气房相连,鼓室有六个壁(图 4-2)。

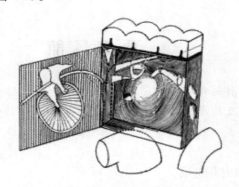

图 4-2　鼓室壁及毗邻示意图

1) 鼓室的六个壁

(1) 外壁　外壁主要为鼓膜,鼓膜(tympanic membrane)为一椭圆形半透明的有光泽的薄膜,厚约 0.1 mm,高约 9 mm,宽约 8 mm,从里到外依次为黏膜层、纤维组织层和上皮层。鼓膜可分为紧张部和松弛部,紧张部约占鼓膜面积的 4/5,半透明;松弛部在鼓膜上方,色淡红,比紧张部厚,约占鼓膜面积的 1/5。中心凹处称鼓膜脐,从鼓膜脐向前下方有一个三角形反光区,称光锥。将鼓膜沿锤骨柄做一条假想直线,另经鼓膜脐做一条与其垂直相交的直线,将鼓膜分为前上、前下、后上、后下四个象限(图4-3)。

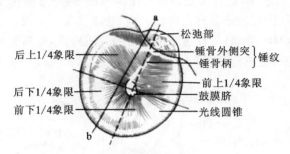

图 4-3　鼓膜结构及标志

(2) 内壁　内耳的外壁,鼓岬在内壁中央膨凸,系耳蜗底周。前庭窗(又名卵圆窗)位于鼓岬后上方。蜗窗(又名圆窗)位于鼓岬后下方。前庭窗上方是面神经的水平部管凸。

(3) 前壁　上部有鼓膜张肌半管的开口和咽鼓管鼓室口;下部与颈内动脉管相隔,故该壁也称颈动脉壁。

(4) 后壁　即乳突壁,内侧有面神经管垂直段,其上方有鼓窦入口,外半规管凸在鼓窦入口下呈一锥形隆起。

(5) 上壁　即鼓室盖,与颅中窝以一薄骨板分隔,是中耳感染进入颅内的途径之一。

(6) 下壁　为一极薄的骨片,相隔鼓室和颈静脉球。

2) 鼓室内容物　鼓室内有人体最小的三块小骨,即锤骨(malleus)、砧骨(incus)和镫骨(stapes)相连接而成的听骨链。锤骨柄连接鼓膜,镫骨足板借环韧带连接于前庭窗。鼓室内有两条肌肉:鼓膜张肌和镫骨肌。鼓膜张肌收缩时,牵拉锤骨柄增加鼓膜张力,减轻鼓膜震破或伤及内耳。镫骨肌收缩时,牵拉镫骨小头以减少内耳压力。

2. 鼓窦(tympanic antrum)　鼓窦为鼓室后上方的大含气腔,出生时已存在,前方通向上鼓室,向后下连通乳突气房,向上以鼓窦盖与颅中窝相隔。鼓窦的外壁相对较厚,对应外耳道后上方的筛区,是乳突手术进路的标志。

3. 咽鼓管(pharyngotympanic tube)　咽鼓管是连接鼓室和鼻咽部的通道,外1/3为骨段,其余为软骨段,咽鼓管咽口。咽鼓管咽口平时处于关闭状态,当张口、吞咽、呵欠时,咽口开放,可保持鼓室内、外气压平衡,利于鼓膜的振动。成人与儿童咽鼓管比较(图4-4):儿童咽鼓管较成人短、宽、平,故小儿易患中耳炎。

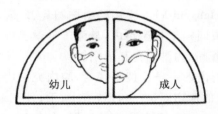

图 4-4　成人与儿童咽鼓管比较示意图

4. 乳突(mastoid process)　乳突出生时未发育,2岁以后由鼓窦向乳突部逐渐发展,最后形成似蜂窝样、大小不同、相互连通的气房。后壁借骨板与乙状窦和颅后窝相隔。根据气化程度不同,乳突气房可分为气化型、硬化型和松质板障型三种类型。

(三) 内耳

内耳(inner ear)又名迷路,包括膜迷路和骨迷路两部分,膜迷路位于骨迷路之内。骨迷路与膜迷路之间充满外淋巴,膜迷路含有内淋巴。内、外淋巴互不相通。

1. 骨迷路(osseous labyrinth)   骨迷路由致密的骨质构成,包括后外侧的骨半规管和内侧的耳蜗以及两者之间的前庭三部分(图4-5)。

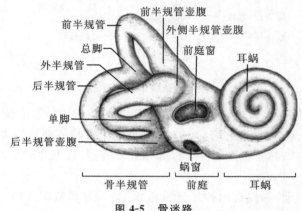

图 4-5   骨迷路

（1）骨半规管(osseous semicircular)   位于前庭的后上方,3个呈弓状弯曲的骨管相互垂直,互为直角。依其所在部位,分别称外(水平)、前(垂直)、后(垂直)半规管。外半规管长12～15 mm,前半规管长 15～30 mm,后半规管长 18～22 mm,各半规管的管径相等,为0.8～1.0 mm,每个半规管的两端均开口于前庭,其一端膨大,称壶腹,内径为管腔的 2 倍。前半规管内端与后半规管上端合成一总脚通向前庭。故 3 个半规管共 1 个单脚,3 个壶腹,1 个总脚,5 个开口均与前庭相通。

（2）前庭(vestibule)   略呈椭圆形。后上部与 3 个骨半规管的 5 个开口相通。其外壁即鼓室内壁的一部分,有前庭窗和蜗窗。内壁正对内耳道,构成内耳道底。前庭腔内面有自前上向后下的斜形骨嵴,即前庭嵴。

（3）耳蜗(cochlea)   位于前庭的前面,形似蜗牛壳,由中央的蜗轴和周围的骨蜗管构成(图 4-6)。其尖端称蜗顶,朝前外侧。蜗底朝后内侧,对向内耳道底。骨蜗管旋绕蜗轴旋转2.5～2.75周。骨蜗管被蜗管前庭壁和基膜分成上部的前庭阶、中间的中阶和下方的鼓阶。前庭阶和鼓阶内含外淋巴,通过蜗孔相通。中阶内充满内淋巴。

2. 膜迷路(membranous labyrinth)   膜迷路由椭圆囊、球囊、膜蜗管及膜半规管组成(图4-7),各部相互连通,借纤维束固定于骨迷路内,悬浮于外淋巴液中。膜迷路内含控制平衡和听觉的结构,包括位觉斑、壶腹嵴、内淋巴囊和膜蜗管。

（1）蜗管   套在蜗螺旋管内的一条三棱形膜管,腔内充满内淋巴,其两端均为盲端,一端伸入前庭,一端达蜗顶。蜗管的横切面呈三角形,有上、下、外三个壁。上壁为前庭膜,起自骨螺旋板,向外上止于骨蜗管的外侧壁;外壁为螺旋韧带,内含丰富的血管;下壁由骨螺旋板上面的骨膜增厚形成的螺旋缘和基底膜组成。基底膜起于骨螺旋板的游离缘,止于骨蜗管外壁的基底膜嵴。位于基底膜上的螺旋器又名 Corti 器,是听觉感受器的主要部分。螺旋器由感觉细胞、各种支持细胞和盖膜组成。靠蜗轴有单排的内毛细胞,约 3500 个,其外侧有 3 排外毛细胞,约 12000 个。

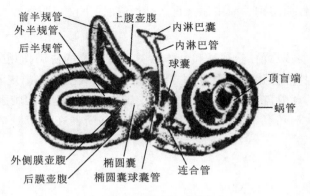

图 4-6　耳蜗示意图

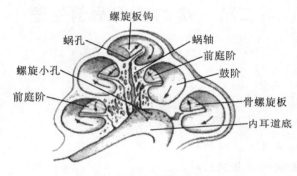

图 4-7　膜迷路示意图

（2）椭圆囊和球囊　位于骨前庭内的两个膜性小囊,椭圆囊位于后上方,球囊位于前下方,两囊之间以细管相通。两囊壁上的斑块状隆起分别称为椭圆囊斑和球囊斑,是位觉感受器。囊斑内的纤毛顶端覆盖一层胶质膜,上有沙粒状钙质沉着,称耳石,是直线加速度的末梢感受器。

（3）膜半规管　附着在骨半规管的外侧壁,每管在骨壶腹内的膨大称膜壶腹,其内有壶腹嵴,壶腹嵴内有带纤毛的感觉上皮细胞,是能感受头部旋转变速运动的位觉感受器。

二、耳的生理

耳具有听觉及平衡觉两大生理功能。

(一) 听觉生理

耳是接受声音刺激的听觉器官,人耳可以感受到频率在 20～20 000 Hz 范围之间的声波,声源产生声波以后,经鼓膜、听骨链传导到内耳引起听觉感受器的兴奋,再经听神经及中枢传导系统的神经元传到大脑的听觉中枢,产生听觉。

声音的传导途径:声音传入内耳有骨传导和空气传导两种,其中以空气传导为主。

（1）空气传导　简称气导,是声波传入内耳的主要途径,声波经外耳道传至鼓膜引起鼓膜振动,再经听骨链传到镫骨足板,激起内耳淋巴波动,再引起基底膜上的螺旋器振动而感受声音刺激。听骨链有杠杆放大作用,声波经鼓膜传至镫骨底板时,可提高约 22 倍。

（2）骨传导　声波直接经颅骨振动而使内淋巴发生波动,再刺激基底膜上的螺旋器振动而产生听觉,称为骨传导或骨导。正常情况下此途径传入内耳的声波微弱,对正常听觉影响不大。骨导听觉在耳聋性质鉴别诊断中意义重大,骨导曲线下降表明感音神经功能下降。

（二）平衡生理

人体维持平衡主要依靠前庭、视觉和本体感觉三个系统的协调作用来完成。其中前庭系统最为重要。前庭是特殊分化的感受器,主要感知头位及其变化。半规管主要感受正负角加速度的刺激,前庭中的球囊斑和椭圆囊斑主要感受正负直线加速度的刺激,并能感受头部运动及身体所在位置的情况,维持相应的平衡。内耳前庭感受器在调节身体平衡方面起着重要作用。

第二节　鼻的应用解剖生理

 要点导航

重点：各组鼻窦的位置及其开口的部位。
难点：鼻腔外侧壁的构成及相应的功能。

一、鼻的应用解剖

鼻（nose）由外鼻、鼻腔、鼻窦三部分组成。外鼻后方为鼻腔,鼻腔两侧、上方、后上方有四组鼻窦：上颌窦、筛窦、额窦和蝶窦。

（一）外鼻

外鼻（external nose）位于面部中央,形状似一基底向下的三棱锥体（图4-8）。外鼻由骨和软骨支架构成,外覆皮肤和软组织,易受外伤。鼻骨、上颌骨额突和额骨鼻部构成骨性支架,成对的鼻外侧软骨、大翼软骨以及籽状软骨等构成软骨支架（图4-9）。

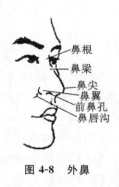

图4-8　外鼻

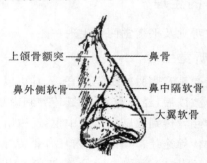

图4-9　鼻的支架

1. 鼻骨　左右成对,于中线处融合,骨部支架上方为额骨的鼻部、鼻骨,两侧为上颌骨额突,额骨的鼻骨切迹与鼻骨相连,成为鼻骨的坚强支撑。鼻骨上部窄厚,下部宽薄,易受外力冲击而致骨折。

2. 软骨　外鼻的软骨主要由鼻外侧软骨和大翼软骨组成。鼻外侧软骨位于鼻梁与鼻背的侧面，中间为鼻隔板，即鼻中隔软骨，共同构成鼻背外形的重要软骨支架。大翼软骨左右各一，有内外侧两脚，外侧脚构成鼻翼的支架，两个内侧脚夹鼻中隔软骨的前下部分构成鼻小柱。

3. 外鼻皮肤　鼻根及鼻背部皮肤薄且松弛，鼻尖、鼻翼及鼻前庭处皮肤较厚，与皮下软骨膜和纤维组织连接紧密，而且富有皮脂腺和汗腺，是酒渣鼻、鼻疖的好发部位，一旦发生炎症，疼痛较剧烈。

4. 外鼻的血管及淋巴

（1）动脉　主要源自鼻背动脉、筛前动脉、眶下动脉、面动脉、上唇动脉的分支。

（2）静脉　经内眦静脉（angular vein）与面静脉（facial vein）汇入颈内静脉。同时内眦静脉又经眼上、下静脉与海绵窦相通；且面部静脉无静脉瓣，血液可逆向流动，故鼻疖肿等感染灶受挤压易引起海绵窦血栓性静脉炎或其他颅内并发症。临床上将鼻根部与上唇三角形区域称为"危险三角区"。

（3）淋巴　外鼻的淋巴汇集于颌下淋巴结、腮腺淋巴结和耳前淋巴结。

（二）鼻腔

鼻腔（nasal cavity）为一顶窄底宽、前后开放的不规则狭长腔隙，前起于前鼻孔、后止于后鼻孔，鼻腔被鼻中隔将其分为左、右两侧，每侧鼻腔又分为鼻前庭和固有鼻腔两部分。

1. 鼻前庭　位于鼻腔前段，起于鼻缘，止于鼻阈，鼻阈（nasal limen）为鼻前庭皮肤与固有鼻腔黏膜移行处，由鼻翼的游离缘、鼻小柱和上唇围绕而成。鼻前庭皮肤上有鼻毛、皮脂腺和汗腺，易患疖肿。由于缺乏皮下组织，皮肤与软骨膜连接紧密，故发生疖肿时，疼痛剧烈。

2. 固有鼻腔　简称鼻腔，位于鼻阈和后鼻孔之间。鼻腔分为内、外和顶、底四个壁。

1）内侧壁　即鼻中隔，分为骨部和软骨部，骨部为筛骨垂直板和犁骨，软骨部主要为鼻中隔软骨。鼻中隔前下部的黏膜内动脉血管（颈内动脉系统和颈外动脉系统）组成网丛，此处称为利特尔区（Little's area），又称鼻中隔易出血区，为鼻出血的好发部位（图 4-10）。

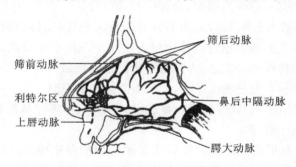

筛后动脉

筛前动脉

利特尔区

上唇动脉

鼻后中隔动脉

腭大动脉

图 4-10　鼻的易出血区示意图

2）外侧壁　鼻腔解剖结构中最复杂的区域，和鼻窦炎的发病有密切联系。外侧壁上有三个呈阶梯状排列的长条骨片，外覆黏膜，由上向下依次称为上、中、下鼻甲。各鼻甲的外下方均有一裂隙样空间，对应地依次称为上、中、下鼻道。三个鼻甲的大小从下往上递减约 1/3，前端的位置依次后移约 1/3。各鼻甲与鼻中隔之间的间隙称为总鼻道，中鼻甲游离缘平面以上的间隙称为嗅裂（图 4-11、图 4-12）。

（1）下鼻甲和下鼻道　下鼻甲为一片独立骨片，附着于上颌骨内侧壁和腭骨垂直板，上缘后部的筛突连接中鼻道钩突的尾端。下鼻甲前端接近鼻前庭，后端距咽鼓管咽口 1～1.5 cm，

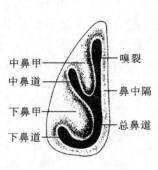

图 4-11 鼻甲示意图

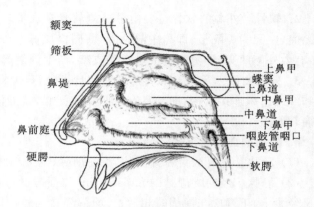

图 4-12 鼻腔外侧壁示意图

故鼻甲肥大可致鼻塞,并影响咽鼓管通气引起耳鸣、听力下降等耳部症状。下鼻道呈穹隆状,其顶端有鼻泪管开口。下鼻道外侧壁近下鼻甲附着处,壁薄易刺透,是上颌窦穿刺的最佳进针部位。

(2) 中鼻甲和中鼻道　中鼻甲为筛骨的一部分,可分为垂直部与水平部,中鼻甲的前端附着于筛窦顶壁和筛骨水平板的连接处,下端游离向下,气流进入鼻腔后首先冲击此处。中鼻甲后端向外走行附着于纸板,称中鼻甲基板,是前、后组筛窦的分界线。中鼻甲是鼻内镜手术的重要参考标志,并具有重要生理功能,手术时应尽量保留。中鼻甲前方的一隆起称鼻丘,是鼻内封闭的常用注射部位。中鼻道外侧壁上有两个隆起,前下者称钩突,后上者称筛泡,均属筛窦结构。中鼻道位于中鼻甲之下外侧,是前组筛窦的开口引流所在,也是鼻内镜手术进路中最重要的区域。中鼻甲、中鼻道及其附近区域称为窦口鼻道复合体,其解剖结构的异常或继发病理改变是导致鼻和鼻窦炎性疾病发病的关键所在。

(3) 上鼻甲和上鼻道　上鼻甲也是筛骨结构之一,为各鼻甲中最小,后组筛窦开口于上鼻道,上鼻甲后上方有一凹陷,称蝶筛隐窝,为蝶窦的开口处。

3) 顶壁　很窄,中段为分隔颅前窝和鼻腔的筛骨水平板,又称筛板,筛板薄而脆,上有许多细孔,称筛孔,嗅区黏膜的嗅丝通过筛孔达颅内嗅球。筛板菲薄而脆,易因外伤或手术误伤导致脑脊液鼻漏或鼻源性颅内并发症,为鼻部手术的危险区域。

4) 底壁　硬腭,前 3/4 为上颌骨腭突,后 1/4 为腭骨水平部。

3. 鼻腔黏膜　广泛分布于鼻腔各壁和鼻道,与鼻咽部、鼻窦和鼻泪管黏膜相连续,按功能可分为嗅区黏膜及呼吸区黏膜。

(1) 嗅区黏膜　中鼻甲内侧面游离缘以上及相对应的鼻中隔部分,为假复层无纤毛柱状上皮,有嗅神经末梢分布,分泌物能溶解气味微粒,刺激嗅毛产生嗅觉。

(2) 呼吸区黏膜　除嗅区以外的鼻腔黏膜区,由假复层纤毛柱状上皮覆盖,有排除异物、分泌功能及免疫功能。黏膜内有大量的分泌性腺体及血窦构成的海绵状组织,以下鼻甲为典型,在病理状态下可反射性地膨胀。其纤毛摆动朝向鼻咽部。

4. 鼻腔的血管

(1) 动脉　前上部、后上部为来自于颈内动脉分支的眼动脉,分为筛前动脉及筛后动脉;后下部主要为颈外动脉分支颌内动脉分出的蝶腭动脉(经蝶腭孔进鼻腔)、鼻后外侧动脉及鼻后中隔动脉(图 4-13)。

(2) 静脉　主要汇入颈内静脉,少部可经眼静脉汇入海绵窦。鼻中隔前下部的静脉构成

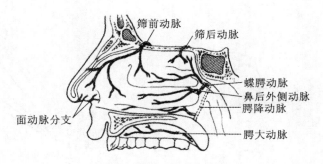

图 4-13　鼻腔的动脉

克氏静脉丛，为鼻部出血的常见部位。老年人下鼻道外侧壁后部近鼻咽处扩张的静脉丛称吴氏鼻鼻咽静脉丛，为老年人鼻出血的常见部位。

5. 鼻腔淋巴　前 1/3 汇入下颌下淋巴结；后 2/3 汇入耳前、腮腺、颌下、咽后淋巴结及颈深淋巴结上群（图 4-14）。

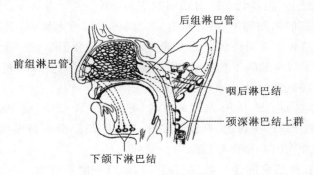

图 4-14　鼻腔淋巴

6. 鼻腔的神经

（1）嗅神经　分布于嗅区黏膜，嗅神经的中枢突汇集成嗅丝，穿过筛孔，达颅内嗅球。嗅神经的鞘膜为硬脑膜的延续部分，与蛛网膜下腔直接相通，故鼻腔顶部的手术或损伤感染可引起相关颅内并发。

（2）感觉神经　为三叉神经的眼神经和上颌神经的分支。眼神经的鼻睫神经又分为筛前神经和筛后神经，分布于鼻中隔和鼻腔外侧壁上部和前部；上颌神经（蝶腭神经）分布于鼻腔外侧壁后部、鼻腔顶和鼻中隔。

（3）自主神经　主管鼻黏膜血管的舒张和收缩，分交感和副交感神经，交感神经来源于颈内动脉交感神经丛组成的岩深神经，主管血管的收缩；副交感神经来源于面神经分出的岩浅大神经，主管鼻黏膜血管扩张及腺体分泌。

（三）鼻窦

鼻窦（nasal sinuses）是鼻腔周围颅骨内的含气空腔，有四对。依其所在的颅骨命名，分别为上颌窦、筛窦、额窦和蝶窦（图 4-15）。筛窦分为前、后两部分。鼻窦按其解剖位置和窦口所在的部位可分为前、后两组。前组鼻窦有上颌窦、额窦和前组筛窦，窦口均位于中鼻道；后组鼻窦有后组筛窦和蝶窦，前者开口于上鼻道，后者开口于上鼻道后上方的蝶筛隐窝（图 4-16）。

1. 上颌窦　上颌窦是鼻窦中最大的一对，容量 12～13 mL，该窦以鼻腔外侧壁为基底，顶朝颧突，有 5 个壁。

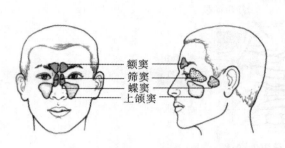

图 4-15　鼻窦的位置示意图

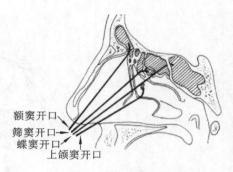

图 4-16　鼻窦开口示意图

（1）前壁　中央薄而凹陷,称尖牙窝,尖牙窝上方,眶下缘下 12 mm 正对瞳孔处有眶下孔,有眶下神经和同名血管分出。

（2）上壁　构成眼眶底壁,上颌窦疾病和眶内疾病可在此相互影响。

（3）底壁　为牙槽突,为各骨壁中骨质最厚者,与第 2 尖牙及第 1、2 磨牙的根部相邻,有时牙根可直接埋藏于窦腔内黏膜下,故牙根有病变时感染可侵入窦内,引发牙源性上颌窦炎。

（4）内壁　中鼻道和下鼻道外侧壁的大部分,上颌窦自然开口位于上颌窦内侧壁前下方。

（5）后外壁　与翼腭窝和颞下窝毗邻,上颌窦内肿瘤破坏此壁,可侵犯翼内肌,致张口受限,严重鼻出血时,可经此壁结扎上颌动脉。

2. 筛窦　位于鼻腔外上壁上方,形似蜂窝状,有 4～17 个气房,借中鼻甲基板分前组筛窦和后组筛窦,前组筛窦开口于中鼻道,后组筛窦开口于上鼻道,其外侧壁即眼眶内侧壁,菲薄如纸,称纸样板,手术或外伤时易损伤导致眶内并发症。

3. 额窦　额骨内、外板之间含气腔,左右各一,形态一般不对称。向下经鼻额管引流至额隐窝,开口于中鼻道。

4. 蝶窦　居蝶骨体内,外侧壁与颅中窝、海绵窦、颈内动脉和视神经管毗邻,此壁为重要解剖部位。顶壁为蝶鞍底,蝶鞍内有脑垂体。部分垂体肿瘤能穿透该壁,突入窦腔,故现常经蝶窦途径摘除脑垂体肿瘤。蝶窦口位于蝶筛隐窝。

二、鼻的生理

（一）呼吸功能

鼻腔是呼吸道的门户,当吸入的气体达鼻阈时,可产生一定的阻力,以维持肺泡内压,利于气体交换,一定的鼻阻力是维持鼻腔通气的前提条件。另外,鼻黏膜丰富的血管及腺体组织的分泌作用可对吸入的空气进行调温和调湿,以适应肺部的需要。

（二）嗅觉功能

嗅觉依赖于嗅区的黏膜及其中的嗅神经。空气中有气味物质的微粒接触嗅黏膜后,刺激嗅细胞产生神经冲动,经嗅神经、嗅球传入大脑皮层的嗅觉中枢而产生嗅觉。嗅觉功能可增进食欲而辅助消化,也可影响情绪,可帮助搜寻特定的目标及意识到某些特殊的环境而对机体发挥保护作用。

（三）共鸣作用

鼻腔在发音时与鼻窦构成共鸣,使声音洪亮而富有特色,当感冒鼻塞时出现闭塞性鼻音,鼻咽腔闭合不全时可出现开放性鼻音。另外,鼻窦的存在可减轻颅骨重量,缓冲外来冲击力,对脑部有保护作用。

(四) 保护功能

鼻腔对吸入的气体有加温加湿、清洁过滤的作用。鼻毛可过滤空气中的较大的粉尘颗粒,较小者随气流进入鼻腔,黏附于鼻黏膜表面的黏液毯,随纤毛的运动送往咽部而被吐出或咽下。

第三节　咽的应用解剖生理

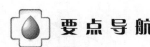

重点:口咽的构成及解剖特点。

难点:咽淋巴环的构成。

一、咽的应用解剖

咽(pharynx)位于颈椎的前方,为一肌性管道,是呼吸道和消化道上端的共同通道,上宽下窄、前后扁平略呈漏斗形。上起颅底,下至第 6 颈椎,全长约 12 cm,于环状软骨下接食管入口。咽介于软腭与会厌上缘平面之间。后壁平对第 2、3 颈椎体,黏膜下有散在的淋巴滤泡。向前经咽峡与口腔相通。前面与鼻腔、口腔和喉相通;后壁与椎前筋膜相邻;两侧与大血管和神经毗邻。

(一) 咽的分布

咽可分为鼻咽、口咽和喉咽(图 4-17)。

1. 鼻咽(nasopharynx) 又称上咽,是上呼吸道的一部分,沿硬腭向后作一条假想延长线,其平面以上的咽部即为鼻咽,前方以后鼻孔为界通固有鼻腔,后壁为第 1、2 颈椎,顶壁为颅底,顶后壁有腺样体附着,下方与口咽相通,两侧壁有咽鼓管咽口,在下鼻甲后端 1～1.5 cm 处,咽鼓管咽口周围有咽鼓管扁桃体,咽口后上方的隆起称圆枕,圆枕后上方的凹陷称咽隐窝(pharyngeal recess),是鼻咽癌的好发部位。此处接近颅底的破裂孔,鼻咽癌可经此处转移至颅内。

2. 口咽(oropharynx) 又称中咽,上通鼻咽,下接喉咽,是口腔向后方的延续部,介于软腭与会厌上缘平面之间。后壁平对第 2、3 颈椎体,黏膜下有散在的淋巴滤泡。向前经咽峡与口腔相通,咽峡(faux)是由悬雍垂(腭垂)、软腭游离缘、腭舌弓、腭咽弓与舌背构成的环形狭窄部分。两弓之间为腭扁桃体(图 4-18)。在腭舌弓的后方有条状淋巴组织,称咽侧索。咽后壁黏膜下有散在淋巴滤泡。舌根上面有舌扁桃体。

3. 喉咽(laryngopharynx) 又称下咽,位于会厌软骨上缘与环状软骨下缘平面之间,后壁

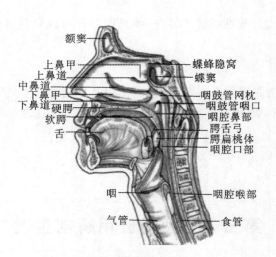

图 4-17　咽的结构分布示意图

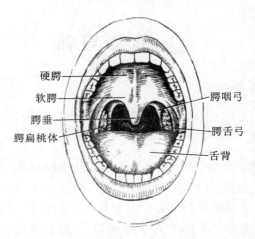

图 4-18　扁桃体位置示意图

平对第 3～6 颈椎；前面为由会厌、杓会厌襞和杓状软骨所围成的喉入口，与喉腔相通。舌根与会厌之间的黏膜皱襞称舌会厌正中襞，左、右各有两个浅凹称会厌谷（vallecula epiglottica），异物易存留于此。在喉体两侧，杓会厌襞与甲状软骨板之间的隐窝称梨状窝（pyriform sinus），其下方为食道入口。

（二）咽壁的分层

从内至外分四层，即黏膜层、纤维层、肌肉层和外膜层，鼻咽的黏膜与鼻腔及咽鼓管的黏膜相连续，其表层为假复层纤毛柱状上皮；口咽、喉咽的黏膜上皮为复层鳞状上皮，黏膜下层有黏液腺。纤维层又称腱膜层，主要由颅咽筋膜构成。肌肉层包括咽缩肌组、咽提肌组、腭帆肌组。外膜层即筋膜层，为覆盖咽缩肌外的结缔组织，系颊咽筋膜的延续。

（三）筋膜间隙

1. 咽后间隙（retropharyngeal space）　位于椎前筋膜与颊咽筋膜之间，上起颅底下至上纵隔，相当于第 1、2 胸椎平面，两侧仅以薄层筋膜与咽旁间隙相隔，中线处被咽缝分为左、右两部分，故脓肿常出现于一侧，内有疏松结缔组织和淋巴组织。咽后隙淋巴结在 3～8 岁逐渐萎缩、消失,故脓肿多发生于婴幼儿。扁桃体、口腔、鼻腔后部,鼻咽、咽鼓管及鼓室等处的淋巴引流于此。

2. 咽旁间隙(parapharyngeal space)　位于咽后隙的两侧,形如锥体。底上至颅底,锥尖向下达舌骨。内侧以颊咽筋膜及咽缩肌与扁桃体相邻;外侧为下颌骨升支与腮腺的深面及翼内肌;后界为颈椎前筋膜。茎突及其附着肌肉将此间隙分为前、后两部分,前隙内有颈外动脉及静脉丛通过,内侧与扁桃体毗邻;后隙内有颈内动脉、颈内静脉,迷走神经,舌下神经、副神经、交感神经干等通过,另有颈深淋巴结上群位于此,咽部感染可沿此隙蔓延。

(四)咽的淋巴组织

咽黏膜下淋巴组织丰富,较大淋巴组织团块呈环状排列,称为咽淋巴环。内环:由咽扁桃体(腺样体)、咽鼓管扁桃体、腭扁桃体、咽侧索、咽后壁淋巴滤泡及舌扁桃体构成。外环:内环淋巴流向颈部淋巴结,后者互相交通,自成一环,主要由咽后淋巴结、下颌角淋巴结、颌下淋巴结、颏下淋巴结等组成(图4-19)。内环淋巴可引流到外环淋巴,咽部淋巴均流入颈深淋巴结。

1. 腺样体(adenoid)　又称咽扁桃体,位于鼻咽顶与后壁交界处,形似半个剥了皮的橘子,表面不平,有5～6条纵行沟隙,居中的最深,在其下端有时可见胚胎期残余的凹陷,称咽囊。腺样体出生后即存在,6～7岁时最显著,腺样体肥大是小儿鼾症的常见原因之一。腺样体一般10岁以后逐渐退化萎缩。

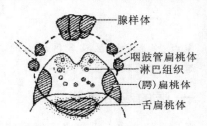

图4-19　咽淋巴环示意图

2. 腭扁桃体(tonsilla palatina)　习惯称扁桃体,位于口咽两侧腭舌弓与腭咽弓围成的三角形扁桃体窝内,为咽淋巴组织中最大者。可分为内侧面(游离面)、外侧面(深面)、上极和下极。扁桃体外侧有被膜包裹,与咽上缩肌的潜在间隙称扁桃体周围间隙。扁桃体由表面伸入腺体的凹陷称扁桃体隐窝,位于上级处的隐窝最大,特称扁桃体上隐窝(图4-20)。隐窝内存在脱落上皮、淋巴细胞与其他白细胞及食物碎屑等的混合物,极易藏匿病菌,为潜在的感染病灶。

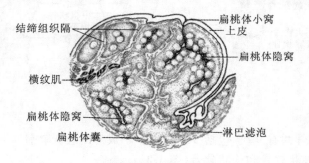

图4-20　扁桃体细微结构

(五)咽的血管和神经

咽的动脉来源于颈外动脉的分支,包括咽升动脉、甲状腺上动脉、腭升动脉、腭降动脉、舌背动脉等。静脉经咽静脉丛与翼丛,流经面静脉,汇入颈内静脉。咽部的神经主要来自舌咽神经、迷走神经和交感神经干的颈上神经节所构成的咽神经丛。

二、咽的生理

咽是呼吸道和消化道的共同通道,具有多种重要生理功能,如呼吸功能、吞咽功能、调节中耳气压功能、共鸣作用、防御和保护功能。

第四节　喉的应用解剖生理

要点导航

重点:喉腔的分区及各区域内的具体结构的位置及解剖特点。
难点:喉的软骨组成。

一、喉的应用解剖

喉(larynx)位于舌骨之下的颈前正中部,上通喉咽腔,下连气管,是下呼吸道的门户,在成人相当于第3~6颈椎平面之间,是由软骨、肌肉、韧带、纤维组织和黏膜等构成的一个锥形管腔状器官(图4-21)。喉既是发音器官,又是呼吸道的一部分。

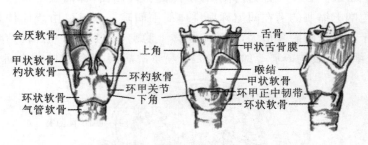

图 4-21　喉的结构

（一）喉的软骨

构成喉支架的软骨共有9块,包括3个较大但不成对的会厌软骨、甲状软骨和环状软骨,3对较小的小角软骨、楔状软骨和杓状软骨(图4-22)。

1. 甲状软骨(thyroid cartilage)　最大的喉软骨,由左、右两侧对称的四边形软骨板在前面中线融合而成,构成喉支架的前壁和大部分侧壁。此软骨正中上方呈V形陷凹,称甲状软骨上切迹,是颈部中线及喉部手术的重要标志。成年男性此切迹下方向前突出成锐角,称为喉结。左、右侧软骨板后缘分别向上、下延伸,各自形成柱状突起,分别称为甲状软骨上角和下角,上角与舌骨大角以韧带相连,下角与环状软骨构成环甲关节。

2. 会厌软骨(epiglottic cartilage)　位于喉的最上部,扁平如树叶状,上缘游离呈弧形,茎在下端,借韧带附着在甲状软骨上切迹的后下方。会厌分为舌面和喉面。会厌舌面组织疏松,

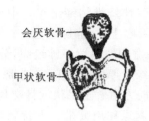
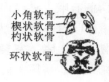
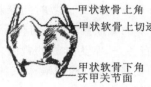
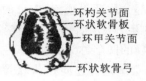

会厌软骨　小角软骨　楔状软骨　杓状软骨　环状软骨　甲状软骨

甲状软骨上角　甲状软骨上切迹　甲状软骨下角　环甲关节面

环杓关节面　环状软骨板　环甲关节面　环状软骨弓

甲状软骨（正面）　　　环状软骨（背面）

图 4-22　喉软骨示意图

炎症时易充血、水肿，一旦发生水肿极易造成喉阻塞。严重时可肿胀成球状影响呼吸。喉面黏膜与软骨附着紧密，不易发生炎性水肿。

3. 环状软骨（cricoid cartilage）　位于甲状软骨之下，下接气管，是喉部唯一完整的软骨环，前部较窄，称环状软骨弓；后端宽，称环状软骨板。环状软骨是保持喉腔通畅的重要支架。若被损伤，易造成喉狭窄，导致呼吸困难。

4. 杓状软骨（arytenoid cartilage）　成三角锥形，左、右各一，位于环状软骨板上缘。杓状软骨与环状软骨构成环杓关节，其作用是参与声门的关闭与张开。

5. 小角软骨（corniculate cartilage）　为细小的软骨，位于杓状软骨顶端，左、右各一。

6. 楔状软骨（cuneiform cartilage）　位于杓会厌襞内，小角软骨之前，左、右各一。

（二）喉的肌肉

喉的肌肉分喉外肌和喉内肌两组。喉外肌包括舌骨上肌群和舌骨下肌群，喉外肌将喉与周围结构相连接，有固定喉、牵拉喉体上升或下降的功能。喉内肌从功能上分为四组。

1. 使声门关闭　有环杓侧肌和杓肌，环杓侧肌起于环状软骨弓两侧的上缘，向后止于杓状软骨肌突的前面，紧贴弹性圆锥的外面，外侧被甲状软骨遮盖。杓肌为杓横肌和杓斜肌的合称。环杓侧肌收缩时，声带内收，声门裂的后 1/3 张开。杓肌收缩时，两块杓状软骨靠拢，以闭合声门裂后部。

2. 使声门外展　主要为环杓后肌，该肌起于环状软骨背面，止于杓状软骨肌突后部，该肌收缩时，声门开大，并使声带紧张。环杓后肌为声带内肌中唯一的外展肌，若两侧同时麻痹，可出现窒息。

3. 使声带紧张与松弛　环甲肌起于环状软骨弓的前外侧，止于甲状软骨下缘，该肌收缩时能使声带紧张；甲杓肌收缩可使声带松弛。

4. 使会厌活动肌　主要有杓会厌肌和甲状会厌肌。杓会厌肌为一部分杓斜肌绕杓状软骨顶部延伸至杓会厌襞而成，该肌收缩使喉入口关闭。甲状会厌肌为甲杓肌延展于声带突及杓状软骨外侧缘而成，该肌收缩使喉入口开放。

（三）喉的韧带

喉的软骨之间有纤维状韧带组织连接，主要有如下几部分。

1. 甲状舌骨膜 甲状软骨上缘至舌骨之间的弹性纤维结缔组织。中央厚,两边薄,中间增厚部分称甲状舌骨中韧带,两侧有喉上神经内支及喉上动、静脉通过。

2. 喉弹性膜 属喉黏膜固有层的一部分,为一宽阔的弹性纤维组织,分上、下两部分。上部薄弱,包括喉入口以下至声韧带以上者。室襞边缘增厚的部分称室韧带。下部称喉弹性圆锥,是一层坚韧且富有弹性的结缔组织薄膜。此膜前方附着于甲状软骨交角内侧的近中间处,后方附着于杓状软骨声带突,其上缘两侧形成的游离缘称声韧带。甲状软骨下缘与环状软骨弓之间的弹性圆锥部分称环甲膜,其中央的环甲中韧带为急救时的穿刺部位。

3. 舌会厌正中襞 会厌舌面中央连接舌根的黏膜襞,其两侧有舌会厌外侧襞。舌会厌正中襞与舌会厌外侧襞的凹陷称为会厌谷,左、右各一,常为异物的藏匿之处。

4. 杓会厌襞 会厌两侧连向杓状软骨的韧带组织,构成喉入口的两侧缘,此襞的后外下方的凹陷称梨状窝,左、右各一,尖锐异物易停留于此。

5. 环气管韧带 连接环状软骨下缘与第一气管环的纤维膜。

(四)喉腔的分区

喉腔以声带为界,可分为声门上区、声门区和声门下区三部分(图 4-23)。

1. 声门上区(supraglottic portion) 声带以上区域,包括会厌、杓会厌襞、室带和喉室。由杓区、杓会厌襞及会厌游离缘构成喉入口。喉入口与室带之间者为喉前庭。声带上方与之平行的皱襞为室带。声带和室带之间,开口成椭圆形的腔隙称为喉室,其前端向上向外延展成一小憩室,称为室小囊,囊内有黏液腺分泌黏液,以润滑声带。

2. 声门区(glottic portion) 位于声带之间,包括两侧声带,前联合和后联合。声带左、右各一,在室带下方,由黏膜、声韧带、肌肉构成白色带状组织,边缘整齐。声带游离上皮下层和声韧带之间的疏松间隙称任克间隙,与声带息肉形成有关系。声带张开时,出现一个顶向前的等腰三角形的裂隙,称声门裂,简称声门,为喉腔最狭窄处。其前端为前联合,后端为后联合。

3. 声门下区(infraglottic portion) 位于声带下缘和环状软骨下缘之间,其下界相当于环状软骨下缘。幼儿期此处黏膜下组织疏松,炎症时易水肿致喉阻塞。

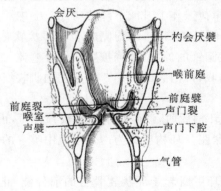

图 4-23　喉腔分区

(五)喉的神经

主要有喉上神经和喉返神经,均属迷走神经的分支。

1. 喉返神经 迷走神经进入胸腔后的分支,左、右两侧路径不同。右侧喉返神经在锁骨下动脉之前由迷走神经干分出,向后绕过锁骨下动脉下,再向上行,沿气管食管沟直达环甲关节的后方进入喉内。左侧路径较右侧长,当迷走神经跨过主动脉后,左侧喉返神经离开主干,向后绕主动脉弓的下方，转而上行，其后的路径与右侧相同。喉返神经为运动神经，支配除环甲肌以外的喉内各肌的运动。左侧喉返神经的径路较右侧长，损伤机会多，易发生声带麻痹。

2. 喉上神经　于舌骨大角平面分为内、外支。外支为运动神经，支配环甲肌，维持声带张力。内支支配除环甲肌之外的喉内各肌，为感觉神经。

（六）喉的血管和淋巴

1. 血管　喉的动脉来自甲状腺上动脉的喉上动脉和环甲动脉，主要供给喉上部，甲状腺下动脉的喉下动脉主要供给喉下部。静脉伴随动脉，汇入甲状腺上、中、下静脉，再流入颈内静脉和无名静脉。

2. 淋巴　以声门区为界，分为声门上区组和声门下区组。声门上区组淋巴管丰富，汇集于杓会厌襞后形成较粗大的淋巴管，主要进入颈内静脉周围的颈深上淋巴结。声门区的声带组织内淋巴管极少。声门下区组织的淋巴管较少，引流入喉前、气管前和气管旁淋巴结，然后再汇入颈深下淋巴结群。

（七）小儿喉部的解剖特点

小儿喉部的解剖与成人有不同之处，其主要特点如下。①小儿喉部黏膜下组织较疏松，炎症时易发生肿胀，小儿喉腔尤其是声门区又特别窄小，所以小儿发生急性喉炎时容易发生喉阻塞，引起呼吸困难。②小儿喉的位置比成人高，3个月的婴儿，其环状软骨弓相当于第4颈椎下缘水平，6岁时降至第5颈椎。③小儿喉软骨尚未钙化，比成人软，行小儿甲状软骨和环状软骨触诊时，其感觉不如成人明显。

二、喉的生理

喉为发声器官，又是呼吸道的膜部，主要有以下四项功能。

（一）呼吸功能

喉是呼吸道的重要组成部分，声门裂是呼吸气体出入的必经之路，也是呼吸通道的最狭窄处，声门裂的大小，是根据呼吸量的需要，由中枢进行反射性调节的。平静呼吸时，声门裂较小，呼气时微闭，吸气时张大，运动时，因需氧量增加，声门裂扩张较大，以增加肺的通气量。

（二）发声功能

声带是发音的振动器官，正常人在发声时先吸入空气，声带内收、拉紧，控制呼气，肺部呼出的气流冲动声带振动发出声音，称为基音；声带发出的这种基音，经过喉腔、咽腔、鼻腔和胸腔的共鸣及唇、牙、舌、软腭和颊部的协调运动，便构成了日常听到的声音，其音调取决于声带振动频率，强弱取决于声带振动幅度。

（三）屏气功能

屏气时声门紧闭、呼吸暂停，可控制膈肌活动，固定胸腔内压，增加腹压，以利于举重、咳嗽、排便、分娩等的完成。

（四）保护功能

喉的杓会厌襞、声带、室带具有括约肌的作用，能发挥保护下呼吸道的功能。吞咽或呕吐时，咽肌收缩，呼吸暂停，声门及喉入口关闭，可防止食物进入喉腔。若异物不慎进入喉腔，喉肌反射性痉挛，可使异物停留在声门以上，以免进入气管。万一异物误入气管，可诱发剧烈的反射性咳嗽，促使异物排出。

第五节　气管、支气管及食管的应用解剖及生理

要点导航

重点:食管四个生理狭窄的具体位置及与上切牙的距离。

难点:气管的解剖特点及支气管的分支。

一、气管、支气管的应用解剖及生理

(一) 气管、支气管的应用解剖

1. 气管(trachea)　由软骨环、平滑肌、黏膜及结缔组织构成,上起喉的环状软骨下缘(相当于第 6 颈椎水平),下至气管隆嵴(相当于第 5 胸椎水平),由 16～20 个"C"形软骨环构成部分气管壁并维持气管腔的管径。成人气管长 10～12 cm,左右径 2～2.5 cm,前后径 1.5～2.0 cm。胸骨上窝以上有 7～8 个气管环位于颈前正中部,称为颈部气管,胸骨上窝以下者称胸部气管。颈部气管位置表浅,前面覆有皮肤、皮下脂肪、筋膜等,第 2～4 气管环前面有甲状腺峡部,是气管切开术的重要解剖标志。胸部气管有 9～12 个气管环,后方为气管膜壁,紧贴食管,故气管、食管被异物堵塞时彼此功能互受影响。

2. 支气管

成人气管约在第 5 胸椎上缘水平处分成左、右两侧主支气管(图 4-24),气管的下端可见一嵴突,称为隆嵴(carina of trachea),是左右主支气管的分界,也是气管镜检查时的重要解剖标志。右侧支气管粗、短、直,与气管长轴约成 25°角,似乎是气管直接向下的延伸,故气管异物更容易进入右侧支气管,它又分为上、中、下三个肺叶支气管。左侧支气管较右侧细、长、斜,与气管长轴成 45°～75°角,它向下可分为上、下两肺叶支气管。支气管的分支如树枝状,分主支气管、肺叶支气管、肺段支气管、细支气管、终末细支气管、呼吸性支气管、呼吸性细支气管。最终以呼吸性细支气管通入肺泡管和肺泡。

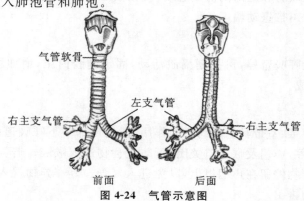

气管软骨

左支气管

右主支气管　　　　　　　　右主支气管

前面　　　　　后面

图 4-24　气管示意图

（二）气管、支气管的生理

气管、支气管是进行气体交换的主要通道，并有调节呼吸的作用；气管、支气管又可借助于气管黏膜纤毛上皮的纤毛运动及咳嗽反射将下呼吸道的分泌物排出，以清洁和保持呼吸道通畅；当异物侵入气管时，可引起强烈的反射性痉挛性咳嗽，以促使异物的排出，因而具有阻止异物侵入肺部的保护性反射作用；此外，其还具有包括非特异性免疫和特异性免疫的免疫功能。

二、食管的应用解剖及生理

（一）食管的应用解剖

食管（esophagus）为一富有弹性的肌性管道，长约 25 cm，是上消化道的组成部分之一，上端起自喉咽部梨状窝及环咽隙下方的食管入口处（相当于环状软骨的下缘后方，即第 6 颈椎平面），沿脊柱前面下行穿过膈肌食管裂孔，止于贲门，相当于第 10 或第 11 胸椎高度。食管壁厚 3～4 mm，从内到外由黏膜层、黏膜下层、肌层和外膜层组成。食管受交感和副交感神经支配。食管已经是消化道最狭窄的部分，但食管还存在四个生理狭窄（图 4-25），为易受损伤和异物易停留的部位。

第 1 狭窄：食管入口，由环咽肌收缩而成，是食管最狭窄的部位，异物最易嵌顿此处，距离上切牙约 15 cm，其前有环状软骨，后为椎体。

第 2 狭窄：主动脉弓压迫食管左侧壁所致，相当于第 4 胸椎高度，距上切牙约 23 cm 处，食管镜检查时局部可见搏动。

第 3 狭窄：左主支气管压迫食管前壁所致，相当于第 5 胸椎高度，距上切牙约 27 cm。由于第 2、3 狭窄位置邻近，临床上合称为第 2 狭窄。

第 4 狭窄：食管通过膈肌处，位于距上切牙约 40 cm 处，相当于第 10 胸椎平面。

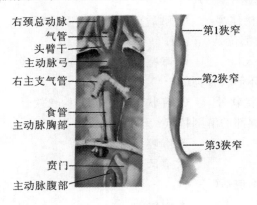

右颈总动脉
气管
头臂干
主动脉弓
右主支气管
食管
主动脉胸部
贲门
主动脉腹部

第1狭窄
第2狭窄
第3狭窄

图 4-25 食管示意图

（二）食管的生理

食管是连接咽和胃的通道，主要功能是作为摄入食物的通道，通过蠕动将食物转送到胃。同时，食管也是一个生理上的排泄引流管，可将鼻腔、口腔、喉咽腔及气管的分泌物送入胃内。食管尚有分泌功能，但没有吸收功能，食管壁的黏膜下层有黏液腺能分泌黏液，对黏膜起润滑保护作用，可使食管黏膜免受反流胃液的刺激。

（胡　茜）

直通护考

选择题

A 型题

1. 下列哪个鼻窦与牙根感染关系密切？（　　）

A. 额窦　　　　B. 上颌窦　　　　C. 前组筛窦　　　D. 蝶窦　　　　E. 后组筛窦

2. 炎症第一位的鼻窦炎是（　　）。

A. 额窦　　　　B. 上颌窦　　　　C. 筛窦　　　　D. 蝶窦　　　　E. 无明显差别

3. 不属于鼻道窦口复合体的结构是（　　）。

A. 中鼻甲　　　B. 钩突　　　　C. 筛泡　　　　D. 半月裂孔　　　E. 前组筛窦

4. 中鼻道外侧壁结构不包括（　　）。

A. 筛泡　　　　B. 钩突　　　　C. 半月裂孔　　　D. 筛漏斗　　　　E. 鼻泪管

5. 位于腭舌弓与腭咽弓之间的淋巴组织团块称（　　）。

A. 咽扁桃体　　B. 腭扁桃体　　C. 管扁桃体　　D. 舌扁桃体　　E. 咽侧索

6. 鼻泪管开口于（　　）。

A. 上鼻道　　　B. 中鼻道　　　C. 下鼻道　　　D. 鼻丘　　　　E. 半月裂孔

7. 面部"危险三角区"是指（　　）。

A. 两口角与鼻根部三点连线内　　　B. 两眼外眦与下颏尖三点连线内

C. 面前静脉与面后静脉间　　　D. 强调外鼻静脉、眼静脉及海绵窦的关系，无具体范围

E. 以上均不是

8. 鼻咽癌的好发部位是（　　）。

A. 咽隐窝　　　B. 扁桃体窝　　C. 咽后壁　　　D. 咽鼓管口　　E. 以上均不是

9. 上呼吸道最狭窄的部位是（　　）。

A. 声门裂　　　B. 喉入口　　　C. 喉室　　　　D. 声门下区　　E. 两侧假声带间

10. 喉部唯一完整的环形软骨为（　　）。

A. 会厌软骨　　B. 甲状软骨　　C. 环状软骨　　D. 杓状软骨　　E. 楔状软骨

11. 哪项不是婴幼儿喉部的解剖特点？（　　）

A. 黏膜下组织疏松　　　　B. 喉腔相对较大　　　　C. 淋巴组织丰富

D. 喉软骨柔软　　　　E. 会厌卷曲、声带短

12. 正常咽鼓管功能不包括（　　）。

A. 调节中耳气压　　　　B. 引流　　　　C. 防声

D. 扩音　　　　E. 防逆行感染

13. 鼓膜正常标志不包括（　　）。

A. 松弛部　　　B. 锤骨柄　　　C. 锤骨短突　　D. 鼓岬　　　　E. 光锥

14. 咽的错误描述是（　　）。

A. 吞咽作用　　B. 分为三腔　　C. 共鸣　　　　D. 软骨构成　　E. 呼吸作用

X 型题

1. 开口于中鼻道的鼻窦有（　　）。

A. 上颌窦　　　B. 前组筛窦　　C. 后组筛窦　　D. 蝶窦　　　　E. 额窦

2. 中耳包括（　　）。

A. 鼓窦　　　　B. 鼓室　　　　C. 鼓岬　　　　D. 咽鼓管　　　　E. 乳突

3. 鼓膜标志是（　　）。

A. 紧张部　　　B. 光锥　　　　C. 锤骨柄　　　D. 松弛部　　　E. 镫骨足板

4. 咽淋巴环的构成包括（　　）。

A. 腺样体　　　B. 管扁桃体　　　C. 腭扁桃体　　　D. 舌扁桃体　　　E. 咽后淋巴结

第五章 耳鼻咽喉科护理概述

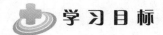

学习目标

知识目标：

1. 掌握耳鼻咽喉科专科护理评估及护理诊断与合作性问题。
2. 熟悉耳鼻咽喉科患者常见症状和体征。
3. 了解耳鼻咽喉科常用检查名称、检查目的及护理配合。

能力目标：

1. 能根据耳鼻咽喉科患者的基本特征制定有效的护理管理。
2. 正确进行耳鼻咽喉专科护理操作技术。

耳鼻咽喉诸器官在解剖结构、生理功能和疾病的发生、发展方面联系紧密，常常表现在多个器官同时受到侵袭或主要一个器官病变而累及其他器官或组织，因此表现出多种主诉或不适。耳鼻咽喉诸器官具有听觉、平衡、嗅觉、呼吸、发声和吞咽等重要生理功能，且与免疫防御系统及味觉关系密切，因此，耳、鼻、咽、喉诸器官患病可严重影响患者工作、生活和学习。耳鼻咽喉诸器官与整个机体有着广泛而精密的联系，因此，应观察耳鼻咽喉科患者的全身状况，在诊断和护理中必须具有整体观念、系统思维。耳鼻咽喉科急症多且较凶险，有时甚至威胁患者生命，因此，对此类患者应积极治疗，同时给予严密观察。

耳鼻咽喉诸器官多为深而细小的腔洞，需要良好照明和专科仪器才能进行较好窥视和检查，而患者发病时多表现为耳痛、耳聋、流涕、声嘶等局部症状，易引起患者及家属的忽视。同时，或因患者经济条件、缺乏有关知识等因素的影响，未能及时就医、治疗而延误病情。因此，在接诊耳鼻咽喉科患者时应耐心仔细，并详细进行健康指导，帮助患者掌握疾病相关知识，以便发挥患者的积极性。

第一节 耳鼻咽喉科患者的护理评估

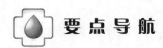

重点：耳鼻咽喉科患者的常见症状。
难点：耳鼻咽喉科患者的基本体征。

一、健康史

（1）了解此次患病的经历　有无明显诱因、发病时间、主要症状、严重程度如何、持续时间、诊治经过、有无缓解或加重的因素等。

（2）了解患者既往健康状况　既往有无鼻炎、鼻窦炎、急性传染病等相关性疾病；有无不良的生活习惯，有无与环境、职业相关的致病因素；有无高血压、血液病、糖尿病、心脏病；有无家族史、外伤史、手术史、过敏史，女性需了解其月经史和生育史。

（3）如患者就诊或住院时有疼痛、眩晕等不适，护士应缩短评估交流时间，先处理关键问题，待患者情况允许时再完善评估资料。

二、身体状况

（一）耳部常见的症状和体征

1. 耳部常见的症状

（1）耳廓形状异常　多见于先天性耳廓畸形、外伤或耳廓疾病，如耳廓化脓性软骨膜炎等。

（2）耳痛（otalgia）　耳内或耳周疼痛，耳痛性质为钝痛、刺痛、抽痛等，约95％为耳病所致，5％属牵涉性痛。常见原因为炎症性、创伤性、神经性、牵涉性。耳廓软骨膜炎、外耳道脓肿时，疼痛剧烈。婴幼儿会哭闹不安、扭动头部和用手扯耳等。三叉神经的耳神经痛为耳道抽痛，具有阵发和短暂的特点。

（3）耳鸣（tinnitus）　听觉功能紊乱所致的常见症状，患者主观感觉到耳内有鸣声（高音调性或低音调性），但周围环境中并无相应的声源，与休息、情绪有关。可分为主观性耳鸣和客观性耳鸣，前者多见。客观性耳鸣是指患者和他人都能听到耳鸣的声音，少见。耳聋患者多伴有耳鸣，传导性聋为低音调性，如机器轰鸣，感音神经性聋多为高音调性，如蝉鸣。耳鸣也是某种疾病的先兆，如：注射链霉素后发生耳鸣，提示可能发生药物耳毒性反应；高血压患者出现耳鸣提示血压可能升高。耳鸣常使患者感到烦躁，表现为失眠、焦虑、情绪激动等，而心理障碍又加重耳鸣，形成恶性循环。

（4）耳漏（otorrhea）　经外耳道流出或在外耳道内积聚的异常分泌物。黏液性或脓性者多见于急、慢性化脓性中耳炎；水性耳漏者要警惕脑脊液耳漏。患者常因耳道长期流脓且伴有臭味而回避社交。

（5）耳聋（deafness）　临床上将不同程度的听力损失称为耳聋，根据病变部位与性质，将耳聋分为传导性聋、感音神经性聋和混合性聋。外耳、中耳病变导致的听力损害为传导性聋，耳蜗和耳蜗以后病变为感音神经性聋，兼有传导性聋和感音神经性聋为混合性聋。听觉丧失会导致小儿语言功能发育障碍，社交困难，日常工作与生活受到严重影响，患者易产生焦虑、孤独、自卑等心理问题。

（6）眩晕（vertigo）　常感自身或周围物体沿一定方向与平面旋转，属运动性或位置性错觉。多为外周前庭系统病变引起，表现为睁眼时周围物体旋转，闭目时自身旋转，多伴有恶心、呕吐、面色苍白、出冷汗等自主神经功能紊乱的现象。出现眩晕时，患者易发生跌倒，应注意安全防护。

2. 耳部常见体征

(1) 鼓膜充血　多见于大疱性鼓膜炎、急性化脓性中耳炎早期、急性乳突炎等。

(2) 鼓膜穿孔　常见于鼓膜外伤、急性化脓性中耳炎未及时控制、慢性化脓性中耳炎等。

(3) 鼓室积液　多见于分泌性中耳炎。

(二) 鼻部常见症状和体征

1. 鼻部常见症状

(1) 鼻塞(nasal obstruction)　鼻通气不畅,由于鼻黏膜充血、水肿或增生肥厚以及鼻腔新生物等原因引起。

(2) 鼻漏(rhinorrhea)　鼻内分泌物过多地从前鼻孔或后鼻孔流出。

(3) 鼻出血(epistaxis)　鼻腔疾病常见症状之一,也是某些全身性疾病或鼻腔邻近结构病变的症状之一。

(4) 嗅觉障碍(olfactory dysfunction)　临床上常见的嗅觉障碍有三种,即嗅觉减退、嗅觉缺失或失嗅、嗅觉异常。

(5) 鼻源性头痛(rhinogenic headache)　鼻腔、鼻窦病变引起的头痛。鼻腔、鼻窦病变可直接刺激三叉神经末梢引起头痛,并可反射到头部的其他部位。

(6) 喷嚏(sneeze)　人体正常的鼻内保护性反射,如每日喷嚏次数过多,每次连续3~5个甚至更多,连续4日以上,则可视为异常。

2. 鼻部常见体征

(1) 鼻黏膜充血、肿胀,鼻甲充血、肿大　见于急性鼻炎、慢性鼻炎、鼻窦炎、变应性鼻炎。

(2) 鼻黏膜干燥,鼻甲缩小　见于萎缩性鼻炎。

(3) 鼻窦面部投射点红肿和压痛　见于炎症较重的急性鼻窦炎。

(三) 咽部常见症状和体征

1. 咽部常见症状

(1) 咽痛(pharyngalgia)　最常见的咽部症状,因咽部急慢性炎症、溃疡、咽部异物、肿物刺激、咽邻近器官疾病引起,也可以是全身性疾病的伴随症状。患者常因疼痛不敢或不愿吞咽。

(2) 咽部感觉异常(pharyngeal paresthesia)　患者自感咽部有异物、痒感、灼热、肿物及痰黏着感,或颈部紧压感。常见的原因有慢性咽炎、咽角化症、扁桃体肥大、茎突过长等,也可为神经官能症的一种表现,多为精神因素所致。

(3) 吞咽困难(dysphagia)　吞咽费力,食物通过口、咽和食管时有梗阻感,吞咽时间延长甚至不能咽下食物。一般分为功能障碍性、梗阻性、麻痹性三种。

(4) 打鼾(snore)　睡眠时因软腭、舌根等处软组织随呼吸气流振动而产生节律性声音。各种病变造成的上呼吸道狭窄及全身性疾病如肥胖、内分泌紊乱等均可引起打鼾。

(5) 腭咽反流　当食物不能顺利通过咽部进入食管时可反流到口腔、鼻咽和鼻腔,称为腭咽反流。

2. 咽部常见体征

(1) 咽部黏膜充血肿胀　因咽后壁淋巴滤泡增生所致,见于急性咽炎、慢性咽炎、急性扁桃体炎、慢性扁桃体炎、扁桃体周围脓肿、咽后脓肿等。

(2) 腭扁桃体肥大　见于急性扁桃体炎、慢性扁桃体炎、扁桃体生理性肥大、扁桃体肿瘤等。临床上将腭扁桃体肥大分为三度：一度肥大扁桃体限于扁桃体窝内；二度肥大扁桃体超出扁桃体窝，但距中线尚有一定距离；三度肥大扁桃体如核桃，达到或接近中线，甚至两侧扁桃体能相互触碰。

（3）腺样体肿大   见于急性腺样体炎、腺样体肥大等。

（4）鼻咽部隆起或新生物   见于鼻咽纤维血管瘤、鼻咽癌等。

（四）喉部常见症状和体征

1. 喉部常见症状

（1）声嘶（hoarseness）   喉部疾病最常见的症状。表示病变累及声带，常见原因主要是声带病变如炎症、息肉、肿瘤以及支配声带运动的神经受损，如喉返神经受损等。病情轻者声音嘶哑，严重者可致失声。

（2）喉痛（laryngalgia）   喉部常见症状，常见于喉部急性炎症、喉部慢性炎症、恶性肿瘤、喉结核、外伤等。

（3）吸气性呼吸困难（dyspnea）   常见于喉部阻塞性病变，又称为喉源性呼吸困难。主要表现为吸气费力，吸气时间延长，吸气时空气不易进入肺内，此时胸腔内负压增加，出现胸骨上窝、锁骨上窝、剑突下、肋间隙软组织凹陷，临床上称为"四凹征"。

（4）喉喘鸣（laryngeal stridor）   喉或气管发生阻塞，患者用力呼吸，气流通过喉或气管狭窄处发出的特殊声音。吸气性喉喘鸣是小儿急性喉炎喉梗阻的一个重要特征，喉阻塞越重，喉喘鸣越响。

（5）咯血（hemoptysis）   喉部以下的呼吸道发生出血，经口咯出。咯血量多少不一，少者为痰中带血，多者可大口咯出鲜血。咯血前常有喉痒、咳嗽等不适。

2. 喉部常见体征   充血、水肿、增厚、溃疡、瘢痕、新生物或异物存留等。

三、辅助检查

耳鼻咽喉科患者常用的辅助检查包括听力检查、前庭功能检查、鼻阻力检查、电子耳鼻咽喉镜检查、声谱仪和声图仪检查、动态喉镜检查、多导睡眠监测（PSG），以及耳鼻咽喉颅底各部X线、CT、MRI检查等。护士应从患者近期的各种辅助检查结果报告了解患者的阳性体征、病变范围、病变性质和疾病的诊断等。各种辅助检查的目的和方法，以及如何解读辅助检查的结果。

四、心理-社会状况

耳鼻咽喉科疾病均发生在头部，疾病本身以及治疗方式会引起头面部明显的结构和功能改变，如上颌骨截除使面部严重塌陷，语音不清；全喉切除使患者失去发音功能，且颈部留下终生性造口；耳聋给患者的生活和工作带来严重障碍等。这些改变都会严重影响患者的心理和社会健康，需要患者重新调整和适应生活的改变，适应不良会导致严重的心理和社会疾病如自我形象紊乱、自尊降低、抑郁、家庭关系受损、社会退缩、生活质量严重下降等，有些患者还会导致自杀倾向。所以护士应重视评估患者的认知能力、自我观念、情绪和情感、角色适应状态、压力水平和压力应对方式、受教育程度、家庭结构、家庭功能、家庭关系、生活习惯、社会支持系统等。通过评估，发现患者存在或潜在的心理和社会问题，并根据每个患者的不同特点提供针对性的护理措施。

第二节　耳鼻咽喉科患者的常见护理诊断及合作性问题

 要 点 导 航

重点:耳鼻咽喉科患者常见的护理诊断及合作性问题。

难点:耳鼻咽喉科患者常见的护理诊断及合作性问题的相关因素。

通过对耳鼻咽喉科患者全面评估,掌握患者的主观资料和客观资料,对这些资料进行逻辑分析,提出每个患者个性化的护理诊断及合作性问题。只有正确地做出护理诊断及合作性问题或明确护理问题,才能提供个性化的护理措施,解决或预防患者现存或潜在的护理问题。耳鼻咽喉科患者常见的护理诊断及合作性问题包括如下内容。

(1)疼痛:头痛、咽痛或耳痛　与耳鼻咽喉各器官的急性炎症、慢性炎症、外伤或手术等因素有关。

(2)体温过高　与炎症有关,如急性化脓性中耳炎、急性鼻窦炎、急性会厌炎、急性化脓性扁桃体炎、耳源性颅内外并发症。

(3)感知紊乱　与嗅觉、听力异常有关,表现为嗅觉减退或听力下降。

(4)语言沟通障碍　与耳鼻咽喉科各种原因引起的听力下降、气管切开、喉部病变或喉切除术后发音功能受损有关。

(5)口腔黏膜受损　与喉切除术后不能经口进食、鼻腔堵塞后张口呼吸等因素有关。

(6)营养失调:低于机体需要量　与咽喉部炎症引起的吞咽困难、喉部肿瘤引起的进食梗阻等因素有关。

(7)知识缺乏　缺乏耳鼻咽喉科疾病的预防和治疗、用药、并发症控制、自我护理的知识和技能。

(8)自理能力缺陷　与手术后或疾病因素引起的疲劳和疼痛有关。

(9)自我形象紊乱　与鼻部手术、喉部手术后,面部结构和功能改变有关;与耳廓和鼻部畸形有关;与炎症引起的分泌物过多、有异味有关。

(10)清理呼吸道无效　与鼻腔、咽喉、气管炎症、气管切开或喉部手术后气道分泌物增多且黏稠不易排出,患者咳嗽排痰能力下降有关。

(11)焦虑　与担心疾病的治疗和预后结果,对住院环境、住院流程不熟悉,担心疾病对工作、生活的影响,经济负担增加等因素有关。

(12)舒适受损:鼻塞、鼻痒、流涕、咽干、咽痒、喷嚏等　与相关部位炎症反应或过敏反应有关。

(13)有感染的危险　与咽鼓管功能不良、先天性耳前瘘管、异物、外伤、各种手术后切口易被污染等因素有关。

(14)有受伤的危险　与平衡功能失调、视觉障碍或听力障碍所致的观察环境危害能力降低有关。

（15）有体液不足的危险　与鼻出血、手术后出血、摄入液体不足等因素有关。

（16）有窒息的危险　与喉部或气管异物、肿瘤、咽部急性炎症、外伤或气管切开后痰液积聚阻塞呼吸道有关。

（17）社交隔离的危险　与听力障碍或喉部手术后语言交流能力受损，面部手术或先天畸形引起的自尊降低等因素有关。

（18）有跌倒的危险　与突发的一过性失明、眩晕发作、术后体能虚弱有关。

第三节　耳鼻咽喉科护理管理

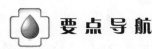 要点导航

重点：耳鼻咽喉科诊室管理。

难点：耳鼻咽喉科护士的素质要求。

一、耳鼻咽喉科护士的素质要求

1. 扎实的专科理论知识和敏锐的观察能力　耳鼻咽喉科疾病危、急重症多，病情变化快，凶险程度高，有时甚至危及生命。因此，作为一名耳鼻咽喉科护士要具有扎实的专科理论知识，敏锐的观察能力，能够根据患者的症状和体征的改变及时发现患者的病情变化，以便作出准确迅速的反应，向医生及时汇报并协助处理，防止延误病情。如一扁桃体切除的患儿，在全麻未醒时出现频繁的吞咽动作，说明可能有活动性出血或口中分泌物多，要立即报告医生，协助止血或吸引，防止因术后出血导致的不良后果。

2. 娴熟的专科操作技能　作为一名耳鼻咽喉科护士，除了掌握基础护理各项操作外，还应具备娴熟的专科技能操作水平。如外耳道冲洗、外耳道滴药、上颌窦穿刺冲洗、鼓膜穿刺抽液、鼻腔冲洗等技术，以达到帮助患者进行规范治疗的目的。

3. 敏捷准确的抢救配合能力　耳鼻咽喉科急诊、急救患者多，病情变化快，这就要求耳鼻咽喉科护士经常进行各种状况的应急演练，培养敏捷、迅速、准确的抢救配合能力，以便在实际抢救过程中保证医疗安全。

4. 强烈的责任感和同情心　因鼻、喉部病变，或手术治疗会使患者的口腔或鼻腔散发出强烈的异味，气管切开或喉切除的患者术后需要经常吸痰，耳鼻咽喉科护士除了做好口腔护理、气管内吸痰等这些基础操作以满足患者生理需求外，还应充分理解、同情和关爱患者，观察患者未表达出来的需求，同时给予预见性护理，满足患者心理需要，而不能表现出厌恶、嫌弃的表情甚至躲避的姿态，以免对患者的心理造成不良刺激。

5. 具备一定的健康教育能力　耳鼻咽喉科患者住院结束后，许多治疗还需要患者或家属回家后继续自行完成，如鼻腔冲洗、滴鼻、洗耳和滴耳，上颌骨切除术后清洗牙托，气管切开或

全喉切除术后需自我进行气管套管的护理等,这些知识和技能都需要耳鼻咽喉科护士教会患者或家属,以便达到继续治疗、提高治疗效果的目的。因此护士需要具备讲授、演示、评估、反馈和纠正等多种形式的健康教育能力,针对不同文化层次、不同接受能力的患者,采用不同的健康教育方式,使患者易于掌握和运用。

6. 具备一定的心理治疗能力　不同的社会心理因素会对疾病的转归带来不同的影响,乐观开朗的心理,可促进机体的新陈代谢,增强机体的抗病能力,而焦虑、忧郁等不良的心理会使各器官的功能受到阻抑,削弱体质和抗病能力,影响疾病的康复。如癔病性失音、伪聋、幻嗅、幻听等均与患者的不良心理状态有关,恶性肿瘤患者也会常常产生不良和消极的情绪。因此,作为耳鼻咽喉科护士,要善于体察患者的心理和情绪,了解患者是否有不良心理反应及相关因素。对于有心理障碍的患者,除汇报医生、严格交接班、采取相应防护措施外,还应通过细心倾听患者的倾诉、表示真诚的理解和关心、详细的解释、行之有效的鼓励和安慰、言语暗示等一般的心理治疗方法,帮助患者解除心理障碍,树立信心,建立主动积极配合治疗和护理的乐观心理,促进患者的康复。

二、耳鼻咽喉科门诊的管理

1. 耳鼻咽喉科诊室管理

(1) 做好开诊前准备　①环境准备:对诊室及待诊区域环境进行清洁、打扫,以备有个整洁、干净的就诊环境。②物质准备:备齐与添补诊疗桌上各种常用检查器械、无菌物品、敷料及药品等,按院感要求准备各种消毒物品及器具。③各种物品摆放有序、整齐。

(2) 组织有序就诊　原则上按号先后安排就诊,但对老、弱、幼儿及残疾患者可优先安排就诊,对急重症患者如外伤、呼吸困难、鼻出血等患者应安排立即就诊,并密切配合医生做好抢救工作。

(3) 协助检查治疗　婴幼儿患者就诊检查时,要协助医生固定体位或头部。

(4) 备齐抢救物品及器械　急救药品、物品的管理,要做到定点定位放置;定期查看;定品种、定数量、定人管理,以保证抢救物品随时处于完好备用状态。

(5) 常规物品的消毒及保养　及时清理、补充检查器械和物品,做好器械的消毒、保养工作。如酒精灯内的酒精及时添加,使用中注意安全。

(6) 开展健康指导　通过发放各种健康教育单,对就诊患者及家属有效进行卫生指导及健康指导,帮助患者及家属了解、掌握本科疾病的预防、护理及保健,积极配合治疗,取得满意疗效。

(7) 做好卫生管理,保持诊室清洁。

2. 耳鼻咽喉科治疗室管理

(1) 治疗室整洁有序　治疗室要保持干净、整洁,物品分类放置,治疗前半小时停止清扫。

(2) 做好治疗前的各种准备工作　工作人员着装整齐,各种无菌器械、敷料、药品等有序放置,处于备用状态。

(3) 规范配制消毒液　按院感要求配制各种消毒液,定期监测,符合规定,定点放置,标记清晰。

(4) 做好消毒隔离工作　在治疗过程中严格遵守消毒隔离制度及诊疗常规,防止交叉感染。

(5) 严格执行操作规范　各项治疗操作中严格遵守规范流程,如有创检查应事先核查有无谈话签字单,治疗结果记录于病历卡并签名。治疗前、后做好患者的核对、解释和健康教育工作,发现疑问及时与医生联系。

(6) 备齐抢救物品及器械 治疗室内应配备治疗床、急救药品和物品,如抢救车、吸氧装置、吸引器等,以备治疗过程中患者发生意外时抢救之用。

三、耳鼻咽喉科病房的管理

耳鼻咽喉科病房护理管理的主要任务是协调医生、护士、辅助科室、工勤人员等,做好患者住院期间的各项治疗及护理工作,为住院患者提供一个整洁、安静、安全、舒适的治疗和休养环境。及时准确地为患者进行各种治疗,严密观察病情变化及治疗效果,按护理程序实施手术前、后的护理工作,为医生诊治提供准确信息。通过各项护理评估,为患者提供心理护理和健康教育,传授自我护理知识和技能,满足患者的生理和心理需求,保证患者住院期间的安全,促进患者康复。

耳鼻咽喉科病房应设置专门的检查室,作为检查患者和换药使用。检查室内应配备各种专科检查器械、无菌物品及药品等,还需备好氧气、吸引器等抢救物品。在离护士办公室最近的地方设置专门的重症监护病房,将危重患者集中放置,专人看护,以利于及时观察病情,如遇突发抢救,便于节省时间。

第四节 耳鼻咽喉科专科护理技术操作

要点导航

重点:耳鼻咽喉科专科护理技术操作的目的。

难点:耳鼻咽喉科专科护理技术操作流程。

耳鼻咽喉科专科护理技术操作是耳鼻咽喉科护士常用的操作技术,操作前应按要求做好相关准备,认真完成专科护理技术操作规程。

(1) 对患者认真评估,了解患者病情、合作程度。

(2) 向患者讲解专科护理技术操作的目的、操作方法及注意事项,做好患者的沟通和解释工作,以减少患者恐惧心理,争取患者配合。

(3) 准确识别患者身份,严格执行治疗单经二人核对无误和手卫生制度。

(4) 对无菌性操作应遵守无菌技术操作原则,规范着装、戴口罩。

(5) 操作后处理 做好终末处置,整理用物,按院感要求处理用物。洗手,摘口罩,在护理记录单上记录。

一、外耳道冲洗

（一）操作目的

清除耵聍和外耳道异物。

（二）操作技术流程

1. 操作前用物准备 治疗车、清洁治疗巾、注射器、弯盘、消毒长棉签、生理盐水。

2. 操作过程

（1）推车至患者身旁，协助患者取坐位，头偏向健侧，颈肩部围清洁治疗巾，患者手托弯盘紧贴耳垂下方颈部皮肤，以便冲洗时水可流入弯盘。

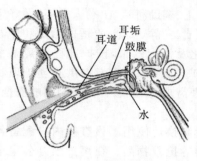

图5-1 洗耳法示意图

（2）操作者用一只手向后上轻拉患侧耳廓，使外耳道成一直线，另一只手将装有生理盐水的注射器沿外耳道后轻轻推入（图5-1），冲洗液的温度应与体温相近，以免温度过低，引起眩晕等不适；冲洗的动作应轻柔，不可用力过猛；亦不可将冲洗器塞到外耳道内，否则水不能流出；更不可直射鼓膜，以免造成鼓膜损伤。反复冲洗至耵聍或异物冲净为止。

（3）冲洗后用棉签拭净耳道，检查外耳道及鼓膜有无损伤，观察有无恶心、呕吐等内耳刺激症状。

（4）协助患者休息，并询问患者有无不适。

二、耳部滴药

（一）操作目的

（1）治疗中耳炎及外耳道炎。

（2）取出耵聍和外耳道的异物。

（二）操作技术流程

1. 操作前用物准备 治疗单、治疗车、消毒棉签、棉球、滴耳药、3％双氧水。

2. 操作过程

（1）推车至患者身旁，协助患者取坐位或卧位，头偏向健侧，患耳向上，暴露外耳道，用棉签拭净耳道内的分泌物，如分泌物较多时，可用3％双氧水反复清洗至清洁为止，然后轻拉耳廓，充分暴露外耳道。

（2）检查药液，特别是滴耳药的温度。冬天滴药前可把滴耳药放在手掌心握暖，或者把滴耳药放到40℃左右的温水中加温（注意温度不要太高，以免破坏药效，同时不能污染滴耳药），使药液的温度尽量与体温相接近。再次核对患者姓名后，将药液摇匀顺外耳道后壁缓缓滴入2～3滴，轻压耳屏，使药液充分进入耳道内。

（3）滴药后再次核对，并保持原体位3～5 min，使药液与耳道充分接触，然后将棉球塞入外耳道口，以免药液流出。

（4）妥善安置患者，询问患者有无眩晕、心慌等不适。

三、鼻腔滴药

（一）操作目的

（1）收缩或湿润鼻腔黏膜。

（2）改善鼻腔、鼻窦黏膜状况，达到引流、消炎、消肿、通气的作用。

（二）操作技术流程

1. 用物准备 治疗车、消毒棉签、生理盐水、滴鼻剂（选择刺激性小且不会引起全身不良反应的药物）；婴幼儿尽量不用滴鼻剂，因为其鼻黏膜很娇嫩，使用滴鼻剂会刺激鼻黏膜而影响发育。

2. 操作过程

（1）推车至患者身旁，用消毒棉签蘸少许生理盐水为患者清理鼻腔，协助患者摆好体位。①仰卧垂头位：仰卧，肩下垫枕，颈伸直，头后仰，颏尖朝上，使颏隆凸与外耳道口的连线与床面（或地面）垂直。适用于鼻炎及后组鼻窦炎患者。②侧头位：患侧朝下，肩下垫枕，头略下垂。适用于前组鼻窦炎患者。③坐位垂头位：适用于鼻炎及后组鼻窦炎患者（图5-2）。

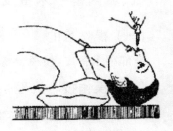

图5-2 鼻腔滴药示意图

（2）左手轻推患者鼻尖以充分暴露鼻腔，右手持滴鼻剂。

（3）距患者鼻孔约2 cm处，从两侧（或患侧）鼻孔滴入药液2～3滴。

（4）滴药后，轻捏鼻翼使药液均匀分布于鼻腔和鼻窦黏膜，再次核对患者姓名和药液。

（5）患者保持原体位3～5 min后方可坐起，使药液充分进入鼻窦。

四、鼻窦负压置换

（一）操作目的

吸引鼻腔内分泌物，促进鼻窦引流。

（二）操作技术流程

1. 操作前用物准备 治疗车，负压吸引装置1套，治疗盘（盘内放置橄榄头，麻黄素药液（成人用1%麻黄素，儿童用0.5%麻黄素），阴压液，滴管）。

2. 操作过程

（1）推车至患者身旁，协助患者摆好体位：肩下垫枕，颈伸直，头后仰，使颏突与外耳道口连线与台面（即床面）垂直。

（2）操作者左手轻推鼻尖，右手持滴管，自治疗侧前鼻孔贴壁缓缓滴入麻黄素药液3～5滴收缩鼻腔黏膜，利于窦口打开，2～3 min之后嘱患者擤尽鼻涕。

（3）患者卧位同前，滴入阴压液3～5 mL：嘱患者保持仰卧垂头位，并张口呼吸，以防药液进入口腔，引起呛咳。

（4）连接负压吸引装置后，在吸引器的皮管末端接橄榄头，打开并调节负压吸引器，使负压小于24 kPa（180 mmHg）。

（5）将橄榄头覆盖患侧前鼻孔，对侧前鼻孔用另一只手指压鼻翼封闭，嘱患者均匀连续发"开——开——开"音，同时负压吸引1～2 s后迅速移开，此时，对侧前鼻孔和鼻咽同时闭合，使鼻腔及鼻咽腔为一封闭腔并呈负压状态；移开患侧橄榄头，松开另一侧手手指，"开"音短暂中断，此时"三口"齐开，鼻腔及鼻咽腔压力恢复正常，利于鼻窦脓液排出和药液进入（图5-3）。上述操作重复3～4次，达到充分置换的目的。同样方法治疗对侧鼻腔。

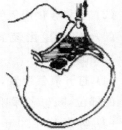

图5-3 鼻窦负压置换
疗法示意图

（6）操作后，协助患者坐起并清洁面部，嘱其吐出口腔内分泌物、擤出鼻腔内药液。询问患者有无不适，保持坐位15 min，在此期间不宜擤鼻或弯腰，使药液存留鼻窦内，达到治疗效果。

五、鼻内镜手术备皮

（一）操作目的

鼻部手术备皮，使视野清楚，便于手术操作。

（二）操作技术流程

1. 操作前用物准备　治疗车、消毒弯盘、弯头小剪刀、棉签、凡士林油膏、纱布、额镜。

2. 操作过程

（1）推车至患者身旁，嘱患者擤净鼻涕，头稍后仰，检查鼻腔。

（2）凡士林油膏用棉签均匀涂在剪刀两叶，以便剪下的鼻毛粘在其上，不会被吸入鼻腔，又可直接涂于局部以防止破鼻前庭皮肤而造成感染。

（3）一手拇指将患者鼻尖轻轻向上抬起，暴露鼻前庭，另一手持剪，凸面贴近鼻前庭皮肤，沿鼻毛根部剪断鼻毛，剪鼻毛时，动作要轻，勿损伤皮肤及黏膜引起出血。用凡士林棉签或纱布清洁落在鼻前庭的鼻毛，检查鼻毛有无残留。

六、咽喉氧气雾化吸入

（一）操作目的

（1）治疗鼻部、喉部炎症，减轻水肿。

（2）气管切开者，可以稀释痰液，保持呼吸道通畅。

（3）解除支气管痉挛，使气道通畅，改善通气。

（二）操作技术流程

1. 操作前用物准备　治疗车、氧气装置、雾化装置（口含嘴或者面罩）、注射器、雾化药物、快速手消毒剂。

2. 操作过程

（1）推车至患者身旁，患者取坐位或半坐卧、卧位。

（2）安装雾化用氧气装置。

（3）连接雾化装置与氧气装置，用注射器抽吸药液并置于雾化装置内，药量范围5～8 mL。

（4）打开氧气装置，氧流量4～5 L/min，管路出雾后，将口含嘴或面罩放在需要进行雾化吸入的部位，嘱患者深呼吸。

（5）雾化15～20 min后，取下口含嘴或面罩，关闭氧气开关，协助患者用漱口液漱口、进行面部清洁，观察患者呼吸、咳嗽状况及痰液性状，并询问其有无不适。

（周　平　华中昌）

直通护考

选择题

A 型题

1. 下列不属于喉部症状的是（　　）。

A. 吐血　　　　　B. 声嘶　　　　　C. 疼痛　　　　　D. 喉鸣　　　　　E. 以上均是

2. 用前鼻镜检查时,错误的是（　　）。

A. 镜叶闭合进入鼻前庭　　　　B. 镜叶尽量伸入鼻腔内　　　　C. 镜叶半开放退出

D. 调整头位　　　　E. 以上均不是

3. 检查口咽部时压舌板按压的位置是（　　）。

A. 舌前 1/3 处　　B. 舌前 2/3 处　　C. 舌后 2/3 处　　D. 舌根部　　　　E. 舌尖部

4. 鼻塞的原因和病变程度不同,可表现为（　　）。

A. 单侧或双侧　　　　B. 呈间歇性　　　　C. 持续性

D. 交替性或进行性加重　　　　E. 以上均是

5. 外耳道滴药时,错误的是（　　）。

A. 患耳朝上　　　　　　　　　　B. 有脓时先洗净拭干再滴

C. 滴药后轻压耳屏数次　　　　　　D. 滴药后立即起立

E. 温度应接近体温

6. 一般性平衡功能检查不包括（　　）。

A. 闭目直立检查法　　　　B. 指鼻试验　　　　C. 行走试验

D. 盖莱试验　　　　E. 轮替运动

7. 鼻腔冲洗时,下列哪项是不当的?（　　）

A. 患者稍低头　　　　B. 张口呼吸　　　　C. 灌洗瓶悬挂于 1.5 m

D. 橄榄头塞入患侧前鼻孔　　　E. 先从阻塞较重侧开始

8. 间接喉镜下,健康人的声带颜色是（　　）。

A. 鲜红色　　　　B. 暗红色　　　　C. 白色　　　　D. 粉红色　　　　E. 蓝色

9. 耳部手术备皮应剃除头发（　　）。

A. 3~5 cm　　　B. 5~6 cm　　　C. 6~8 cm　　　D. 8~10 cm　　　E. 10 cm 以上

10. 鼻窦负压置换疗法不适于（　　）。

A. 急性鼻窦炎　　B. 慢性筛窦炎　　C. 慢性额窦炎　　D. 慢性蝶窦炎　　E. 小儿慢性鼻窦炎

X 型题

1. 耳部滴药的目的是（　　）。

A. 治疗中耳炎　　　　B. 治疗外耳道炎　　　　C. 取出耵聍

D. 取出外耳道的异物　　　　E. 治疗神经性耳聋

2. 鼻部常见症状为（　　）。

A. 鼻塞　　　　B. 鼻漏　　　　C. 嗅觉障碍　　　　D. 呼吸困难　　　　E. 鼻出血

3. 1% 麻黄碱可治疗（　　）。

A. 慢性单纯性鼻炎　　　　B. 急慢性鼻窦炎　　　　C. 萎缩性鼻炎

D. 鼻出血　　　　E. 鼻部手术前后

4. 下列鼻窦负压置换疗法实施过程,哪项是错误的?(　　)

A. 平卧

B. 先用 1% 麻黄碱收缩鼻腔

C. 然后将抗生素和激素的混合液注入鼻腔

D. 橄榄头塞入健侧鼻腔

E. 每次持续 8～10 s

5. 咽喉氧气雾化吸入的作用是(　　)。

A. 解除支气管痉挛,使气道通畅,改善通气

B. 气管切开者,可以稀释痰液、保持呼吸道通畅

C. 缩小中鼻甲

D. 治疗鼻部炎症、减轻水肿

E. 治疗喉部炎症、减轻水肿

第六章　耳鼻咽喉部患者的护理

第一节　耳部疾病患者的护理

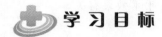 学习目标

知识目标：

1. 掌握鼻中隔偏曲、鼻窦炎、鼻息肉患者的护理措施。
2. 熟悉鼻出血患者的病情评估要点、护理措施。
3. 了解梅尼埃病、分泌性中耳炎的发病机制。

能力目标：

1. 能正确运用护理程序，为耳科各种疾病患者制定合理的护理计划并正确实施，进行健康指导。
2. 具有以患者为中心的服务理念，护理过程中能主动关心、体贴患者。

一、先天性耳前瘘管

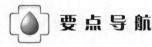 要点导航

重点：先天性耳前瘘管患者的护理措施。

难点：耳科疾病患者的护理诊断及合作性问题。

先天性耳前瘘管(congenital preauricular fistula)是临床上很常见的一种先天性外耳疾病，以单侧多见，是在胚胎发育早期，在遗传、药物损害或病毒感染等因素的作用下产生的耳廓、外耳道、中耳和内耳的畸形或瘘管。

【护理评估】

（一）健康史

询问患者发现耳前瘘管的年龄，是否伴有其他先天性疾病，是否有反复感染史，近期是否有急性感染等情况。

（二）身体状况

患者一般无症状，偶尔局部发痒，挤压时有少许白色分泌物，微臭，继发感染时，局部红肿、疼痛、流脓液，重者周围组织肿胀，皮肤可以破溃成多个漏孔。可反复感染破溃，长期不愈合。

（三）心理-社会因素

患儿出生时瘘管就存在，父母未予重视，感染时才引起注意而接受治疗。患者常不愿意被他人发现耳前瘘管，一旦感染化脓或破溃时则十分焦虑，担心手术效果及感染或手术遗留瘢痕而影响美观。

（四）辅助检查

经瘘管口插入泪道探针探查，可发现瘘管。于瘘管口注入 40％碘油，摄乳突 X 线片可显示瘘管的走行和内口位置。

【护理诊断及合作性问题】

（1）皮肤完整性受损　由耳前瘘管反复感染、脓肿、破溃所致。

（2）有感染的危险　局部细菌入侵时，有感染化脓的可能。

（3）体温过高　因先天性耳前瘘管合并感染引起。

（4）焦虑　与反复感染或担心手术效果有关。

【护理目标】

先天性耳前瘘管患者的护理目标：①患者能够保持耳部清洁，降低感染的风险；②患者能够掌握先天性耳前瘘管日常及手术后的自我护理知识。

【护理措施】

（1）教会患者预防耳前瘘管感染的知识：①注意休息，不要过度疲劳；②保证营养均衡，预防机体抵抗力降低；③注意瘘管周围皮肤的清洁干燥，不用手抓挠。

（2）脓肿需切开排脓时，应向患者说明病情及手术必要性，以消除其紧张心理，并做好伤口引流及换药。

（3）如需做耳前瘘管切除术，则应积极做好术前准备，并向患者及家属说明手术目的和过程以及术后会遗留瘢痕，遵医嘱准备亚甲蓝等药品。

（4）术后护理　①局麻术后即可进软食；②术后取平卧位或健侧卧位，避免压迫伤口；③观察敷料的渗湿情况及是否松脱；④洗脸时注意保持切口的清洁干燥，拆线前不洗头，术后1周左右拆线。

（5）注意观察药物的疗效及不良反应。

（6）健康指导

①注意个人卫生，告知患者或家属要经常保持外耳清洁，避免化脓感染。

②对于无症状的瘘管，不可经常挤压或用异物掏挖。

③养成良好的卫生习惯，经常修剪指甲，避免触及伤口。

④若出现局部疼痛、红肿，及时就诊。

【护理评价】

通过治疗和护理计划的实施，评价患者：①是否掌握防治耳前瘘管感染的方法；②是否掌握先天性耳前瘘管的自我护理知识。

二、耳外伤

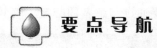

重点：耳科疾病患者的护理措施。

难点：耳科疾病患者的护理诊断及合作性问题。

头面部受到直接或间接的外力冲击时、外耳创伤后以及患者长期受冻于寒冷冬季等均可引起耳外伤。鼓膜外伤（tympanic membrane trauma）是指鼓膜受到直接或间接的外力冲击而导致的鼓膜破损。

案例引导

患者，杨某，女性，42岁，因外伤后左耳听力下降伴闷塞感2天入院，诊断为左耳外伤性鼓膜穿孔，入院后体查：耳内镜检查可见左耳鼓膜呈不规则穿孔仅存鼓环，穿孔边缘和耳道内可见血痂。听力检查示：传导性耳聋，完善各项检查后对症、支持治疗半个月，穿孔处不能自行修复，行鼓膜修补术。术后第7天，拔纱条后患者洗澡时因外耳道未塞棉球污水进入耳内，致外耳道炎发生，鼓膜延迟愈合。鼓膜修补术后患者洗头、洗澡时外耳道务必塞入清洁棉球，棉球如被浸湿需立即更换。病例中，护士对鼓膜修补术后患者的指导欠具体，洗澡时因外耳道未塞棉球而致水进入外耳道，最终导致患者鼓膜延迟愈合。问题：

鼓膜外伤护理的注意事项有哪些？

【护理评估】

（一）健康史

询问患者外伤史，评估患者听力下降的程度及持续时间，有无耳鸣及眩晕等伴随症状。

（二）身体状况

表现为剧烈耳痛、耳鸣、耳内闷塞感和听力下降，有些患者可见外耳道少量出血。同时合并颞骨骨折时常为严重外力撞击所致，患者极为痛苦，表现为耳出血或脑脊液耳漏。压力伤除导致鼓膜破裂外，还可由于镫骨强烈运动而导致内耳受损，出现眩晕、恶心或不同程度的耳聋。

（三）辅助检查

（1）耳镜检查　鼓膜多呈不规则形或裂隙状穿孔，边缘常有少量血迹或血痂（图6-1，彩图30）。听力检查呈传导性耳聋。若出血量多或有水样液流出，提示有颞骨骨折或颅底骨折所致的脑脊液耳漏。呈传导性或混合性耳聋。

（2）听功能检查　音叉试验，Rinner试验（±），Weber试验，偏向健侧；Schwabach试验，受试耳骨导缩短。纯音测听示：感音神经性耳聋。

（3）头部MRI检查排除听神经瘤及颅内肿瘤等疾病。

（四）心理-社会状况

评估患者的年龄、生活习惯、家庭及经济状况等，了解患者对本病的认知水平。患者可因听力下降、耳鸣而产生焦虑心理，要通过与患者的交流了解其心理状态。

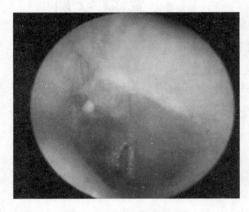

图 6-1 外伤性鼓膜穿孔

【护理诊断及合作性问题】

（1）有感染的危险　与鼓膜外伤有关。

（2）急性疼痛　与外力冲击及外伤有关。

（3）感知障碍　与听力减退有关。

（4）焦虑　与听力减退及耳鸣耳闭有关。

（5）知识缺乏　缺乏预防鼓膜外伤的相关知识。

【护理目标】

鼓膜外伤患者的护理目标：①耳痛缓解或消失；②耳鸣减轻或消失，听力改善或恢复正常；③鼓膜创面愈合良好，无感染发生；④自我控制情绪，心理压力减轻；⑤了解鼓膜外伤的防护知识。

【护理措施】

（1）叮嘱患者外伤后 3 周内外耳道不可进水和滴药，洗头、洗澡时应特别注意，如填塞外耳道的棉球污染应及时更换，以避免发生中耳感染，使鼓膜愈合延迟。

（2）避免感冒，教会正确擤鼻涕的方法，以防来自鼻咽的感染。

（3）遵医嘱应用抗生素治疗，并注意观察疗效。

（4）需行鼓膜修补术者，术前应向患者介绍手术目的和经过，以解除患者的紧张心理。

（5）术后观察耳部是否有出血、流脓等现象，发现异常及时报告医生处理。填塞的碘仿纱条一般于 2 周后取出，如感染较重，则需提前拔出以通畅引流。

（6）嘱患者勿用力咳嗽、打喷嚏、擤鼻涕等，以免修补鼓膜穿孔的硅胶片或筋膜等脱落，导致手术失败。

（7）健康指导

①鼓膜修补术者术后应注意防止感冒，1 个月内禁止任何水上运动。

②严禁用发夹、火柴杆等锐器挖耳。

③遇到爆破情况，可用棉花或手指塞耳，若能戴防护耳塞效果更好。

④取外耳道异物或耵聍时要细心、适度，避免伤及鼓膜，耵聍较多影响听力时，应到专科医

院就诊。

⑤跳水和潜水时注意保护双耳。

【护理评价】

通过治疗和护理计划的实施,评价患者是否能够达到:①鼓膜穿孔愈合,疼痛消失;②听力好转或恢复,耳鸣耳闭减轻或消除;③无感染等并发症发生;④患者焦虑减轻或消失;⑤患者掌握了鼓膜外伤的预防、治疗与自我护理知识。

三、外耳道炎及疖

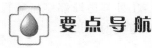

重点:耳科疾病患者的护理措施。

难点:耳科疾病患者的护理诊断及合作性问题。

外耳疾病为耳科常见病,各年龄阶段均可发生,常见疾病有外耳道炎及疖、耵聍栓塞等。外耳道炎(external otitis)是外耳道皮肤或皮下组织的急慢性炎症。局限性外耳道炎亦称外耳道疖;外耳道皮肤或皮下组织的弥漫性炎症又称弥漫性外耳道炎。病因:外耳道局部环境的改变;游泳或洗澡时不洁水进入;锐器挖耳损伤皮肤、异物擦伤皮肤导致外耳道感染;中耳炎患者脓液流入外耳道,刺激皮肤导致感染;全身性疾病使机体抵抗力下降,如糖尿病、营养不良、慢性肾炎、贫血等。环境因素改变,如温度升高、空气湿度增加,腺体分泌受到影响等为发病诱因。

【护理评估】

(一)健康史

(1)评估患者有无全身性疾病史,如糖尿病、营养不良、慢性肾炎、贫血等。

(2)评估患者是否有挖耳损伤皮肤,游泳、洗发时有无污水进入外耳道等。

(3)评估患者耳部有无不适,以及疼痛、分泌物流出发生和持续的时间。

(二)身体状况

(1)弥漫性外耳道炎   急性者表现为耳内有灼热感、疼痛,可流出少量分泌物。外耳道皮肤弥漫性红肿,外耳道壁上可积聚分泌物,外耳道腔变窄,耳周淋巴结肿痛。慢性者外耳道发痒,有少量渗出物。外耳道皮肤增厚、皲裂、脱屑,分泌物积存,甚至可造成外耳道狭窄。

(2)外耳道疖   早期剧烈搏动性耳痛,咀嚼或说话、压耳屏或牵拉耳廓时加重,并可放射至同侧头部。疖肿堵塞外耳道时,可有耳鸣及耳闷塞感。外耳道软骨部皮肤有局限性红肿。脓肿成熟破溃后,外耳道内有脓血流出耳外,此时耳痛可减轻。可有发热、全身不适等症状。

(三)心理-社会因素

发热、耳痛等症状影响食欲及睡眠,患者可出现烦躁不安、焦虑、恐惧等心理。因此,应注意评估患者对疾病的认知程度、患者的情绪状况以及患者对疼痛的耐受力等。

(四)辅助检查

(1)有明显的耳廓牵引痛和耳屏压痛。

(2)急性弥漫性外耳道炎   耳镜检查可见鼓膜呈粉红色,也可基本正常。

(3)外耳道疖   耳镜检查可见外耳道软骨部有局限性红肿隆起或在隆起中央有白色脓栓,触之有波动感,脓液很稠。

（4）如病情严重,耳廓周围可见水肿,耳周淋巴结肿胀或压痛。

（5）血常规检查可见白细胞升高。耳疖,中医称"耳门痈""黑疔""耳疔",预防耳疖方法:不要随意挖耳;游泳后耳内若有积水,可将头侧转,使耳朝下,单足跳跃数次,将耳内积水倒出,以免发炎;清除耳垢,避免潮湿等刺激。

【护理诊断及合作性问题】

（1）耳痛　由外耳道炎症引起。

（2）知识缺乏　缺乏外耳道炎及疖的防治知识。

【护理目标】

急性外耳道炎患者的护理目标:①外耳道局部疼痛减轻或消失;②外耳道肿胀消失,并保持干燥;③患者掌握预防和治疗外耳道炎的知识。

【护理措施】

（1）保持外耳道清洁、干燥,避免损伤外耳道皮肤。

（2）建议患者多饮水,进食富含营养、较清淡的饮食。

（3）遵医嘱应用抗生素控制感染,疼痛剧烈者遵医嘱给予止痛药。

（4）局部尚未化脓者可用10％鱼石脂甘油滴耳,或涂有该药液的纱条敷于患处,每天更换纱条2次,配合局部湿热敷或理疗。

（5）疖肿成熟后及时挑破脓头或切开引流。用3％过氧化氢溶液清洁外耳道脓液及分泌物。可放置无菌纱条或橡皮引流片引流,每天换药。

（6）对反复发作病例,应考虑是否存在全身性疾病,如糖尿病、贫血、维生素缺乏、内分泌功能紊乱等并积极进行治疗。

（7）健康指导

①指导患者纠正不良挖耳习惯并注意个人卫生。

②教会患者及家属滴耳药的方法。

③积极治疗急慢性外耳道炎及中耳疾病,防止复发或迁延不愈。

④炎症期间不要从事水上运动。

⑤洗头、沐浴、游泳时尽量勿使水进入外耳道,如有水进入外耳道内,可用无菌棉签将水吸出,或患耳向下单足蹦跳,让水流出后擦干。

⑥用药后如耳部症状加重,应及时就医,确定是否局部药物过敏。

【护理评价】

通过治疗和护理计划的实施,评价患者是否能够达到:①外耳道红肿或肿胀消退;②局部疼痛消除;③外耳道干燥,无分泌物;④患者焦虑减轻或消失;⑤患者掌握外耳道炎的预防治疗与自我护理知识。

四、中耳疾病

 要点导航

重点:中耳炎性疾病患者的护理措施。

难点:中耳炎性疾病患者的护理诊断及合作性问题。

中耳黏膜发生急性炎症反应时可致急性化脓性中耳炎,当病程达到6～8周,病变侵犯中耳黏膜、鼓膜或深达骨质时,可发展成慢性化脓性中耳炎。分泌性中耳炎是中耳非化脓性炎性疾病。

A. 分泌性中耳炎

分泌性中耳炎(secretory otitis media)是以鼓室积液及传导性耳聋为主要特征的中耳非化脓性炎性疾病,分急性和慢性两种,儿童发病率比成人高。咽鼓管功能障碍、中耳局部感染、变态反应、可溶性免疫复合物对中耳黏膜的损害为慢性分泌性中耳炎的致病原因。本病可能是中耳的一种轻型或低毒性的细菌感染,是引起小儿和成人听力下降的重要原因。

【护理评估】

(一) 健康史

(1)认真评估患者发病前是否有感冒、腺样体肥大、鼻窦炎、中耳感染等情况,近期是否乘坐了飞机。

(2)评估患者听力下降的程度及时间。

(二) 身体状况

(1)听力减退　急性发病者大多于感冒后听力下降。头位前倾或偏向健侧时,听力可暂时改善;积液黏稠时,听力可不因头位变动而改变。慢性者起病隐匿。

(2)耳痛　急性者有隐隐耳痛;持续性慢性者可不明显。

(3)耳鸣　为低调间歇性,有"噼啪"声,"嗡嗡"声及流水声;当头部运动或擤鼻时,耳内可出现气过水声。

(4)耳内闭塞感　患者有耳内闭塞或闷胀感,按压耳屏后此症状可暂时减轻。

(三) 心理-社会因素

患者症状较明显时常因耳痛、耳鸣与听力下降而产生焦虑心理。慢性患者因病程长,病情易反复而产生焦躁不安和失望情绪。

(四) 辅助检查

(1)耳镜检查　急性期可见鼓膜充血、内陷;鼓室积液时可见液平面或鼓膜呈淡黄、橙红或琥珀色;慢性者鼓膜可呈灰蓝或乳白色。

(2)声阻抗测定　鼓室压曲线常呈平坦型或高负压型。

(3)听力测试　可显示传导性聋。

(4)鼓膜穿刺　可抽出积液。

(5)乳突 X 线检查　多发现乳突气房模糊,密度增加。

(6)鼻咽部检查　成人需做详细的鼻咽部检查,以了解鼻咽部病变,特别是注意排除鼻咽癌。

【护理诊断及合作性问题】

(1)感知改变　如听力减退,与鼓室积液有关。

(2)舒适度改变　与耳痛、耳鸣、耳内闷胀感或闭塞感有关。

(3)知识缺乏　缺乏有关分泌性中耳炎的预防、治疗和护理知识。

(4)焦虑　与听力减退、耳痛及缺乏相关知识有关。

【护理目标】

分泌性中耳炎患者的护理目标:①听力改善或恢复正常;②耳痛缓解或消失,耳鸣、耳闭塞感减轻或消失;③中耳腔积液清除,无继发感染发生;④自我控制情绪,心理压力减轻;⑤了解分泌性中耳炎的防护知识。

【护理措施】

(1)教会患者正确的滴鼻和擤鼻方法,保持鼻腔及咽鼓管通畅。

(2)加强生活护理,及时满足患者所需。

(3)遵医嘱给予抗生素类、类固醇激素类药物控制感染,以减轻炎性渗出和机化。注意观察用药效果和不良反应。

(4)可用1%麻黄碱液滴鼻,每日3～4次,以保持鼻腔及咽鼓管通畅。

(5)遵医嘱行鼓膜穿刺抽液,并严格遵守操作规程。行鼓膜切开或置入中耳通气管的患者,手术前护士应向患者解释目的及注意事项,以利配合。术后嘱患者注意休息,头部避免做幅度过大的运动。

(6)行咽鼓管吹张时,应先清除鼻腔分泌物。

(7)健康指导

①加强身体锻炼,增强体质,防止感冒。

②对10岁以下儿童,告知其家长定期行筛选性声阻抗检测。

③嘱患者积极治疗引起分泌性中耳炎的原发疾病,如腺样体肥大、鼻窦炎、扁桃体炎等。

④行鼓室置中耳通气管的患者,勿自行用棉棒擦拭外耳道,以防小管脱出。通气管取出前或鼓膜切开者,禁止游泳及淋浴,避免耳内进水,导致中耳感染。

⑤高空飞行上升或下降时,可做吞咽或张口说话动作,使咽鼓管两侧压力平衡。

【护理评价】

通过治疗和护理计划的实施,评价患者是否能够达到:①听力改善或恢复正常;②耳痛缓解或消失,耳鸣耳闭塞感减轻或消失;③患者掌握了分泌性中耳炎的预防治疗与自我护理知识。

B.急性化脓性中耳炎

急性化脓性中耳炎(acute suppurative otitis media)是由细菌感染导致的中耳黏膜的急性化脓性炎症,常以耳痛、鼓膜充血、穿孔、流脓为主要特点。好发于儿童,以冬春季多见。急性上呼吸道感染,在不洁的水中游泳或跳水、不适当的擤鼻、婴幼儿吸乳位置不当、咽鼓管吹张或鼻腔治疗等是主要发病原因。

【护理评估】

(一)健康史

询问患者既往史,是否患有耳病,了解其用药史、家族史及工作和居住环境等,了解患者有无上呼吸道感染史,评估患者听力下降的程度及持续时间,有无耳鸣及眩晕等伴随症状。

(二)身体状况

(1)耳痛　多数患者鼓膜穿孔前感觉耳深部疼痛剧烈,为搏动性跳痛或刺痛,可向同侧头部或牙齿放射。鼓膜穿孔流脓后耳痛减轻。少数患者可无明显耳痛症状。

（2）耳鸣及听力减退患耳可有搏动性耳鸣，听力逐渐下降且耳痛剧烈者，听觉障碍常被忽略，后期鼓膜穿孔后耳痛反而可能减轻。

（3）耳漏鼓膜穿孔后耳内有液体流出，初为水脓样，以后变为脓性分泌物。

（4）全身症状轻重不一。可有畏寒、发热、乏力、纳差。小儿症状比成人严重，可有高热、惊厥，常伴呕吐、腹泻等类似消化道中毒症状，鼓膜穿孔后，体温恢复正常，全身症状亦明显减轻。

（三）辅助检查

（1）耳镜检查　起病初期，鼓膜松弛部充血，锤骨柄及紧张部周边可见放射状扩张的血管。随着病情进展，鼓膜呈弥漫性充血、肿胀、向外膨出，正常标志难以辨别，局部可见小黄点。如炎症不能得到及时控制，即可发展为鼓膜穿孔。一般开始甚小，不易看清，彻底清洁外耳道后，可见穿孔处有搏动亮点，为脓液从该处涌出。坏死型者鼓膜迅速融溃成大穿孔。

（2）耳部触诊　小儿乳突区皮肤轻度红肿，乳突部可有轻微压痛，鼓窦区较明显。

（3）听力检查　多为传导性聋。

（4）血常规检查　白细胞总数及多形核C细胞增加，鼓膜穿孔后血象恢复正常。

（5）乳突X线检查　乳突部成云雾状模糊，但无骨质破坏。

（四）心理-社会状况

评估患者的年龄、生活习惯、家庭及经济状况等，了解患者对本病的认知水平。患者可因听力下降、耳鸣或外耳道流脓而产生焦虑心理，要通过与患者的交流，了解其心理状态。

【护理诊断及合作性问题】

（1）急性疼痛　剧烈耳痛与中耳急性化脓性炎症有关。

（2）体温过高　与急性化脓性中耳炎引起全身症状有关。

（3）焦虑　与听力减退、耳鸣、耳痛有关。

（4）知识缺乏　缺乏有关急性化脓性中耳炎的防治和护理知识。

（5）潜在并发症　急性乳突炎、耳源性颅内并发症。

【护理目标】

通过对护理措施的实施，使患者能够：①耳痛减轻或消失；②体温恢复正常；③中耳腔无脓性分泌物流出，无并发症发生；④自我控制情绪，心理压力减轻；⑤患者掌握急性中耳炎的治疗和防护知识。

【护理措施】

（1）注意适当休息，多饮水，进食容易消化、富含营养的软食，保持大便通畅。

（2）密切观察生命体征变化，高热者给予物理降温或遵医嘱使用退热药。

（3）注意观察耳道分泌物的量、性质、气味和伴随症状，注意耳后是否有红肿、压痛。出现恶心、呕吐、头痛剧烈、烦躁不安等症状时，应警惕并发症的发生。

（4）遵医嘱使用足量广谱抗生素控制感染，同时观察药物的疗效及不良反应。

（5）正确使用滴耳药。禁止使用粉剂，以免其与脓液结块而影响引流。并发上呼吸道感染或有鼻炎、鼻窦炎者给予血管收缩药滴鼻，以利咽鼓管引流通畅。

（6）正确评估患者疼痛情况，对耳痛剧烈者，遵医嘱酌情使用镇静、止痛药物。

（7）必要时配合医生行鼓膜切开术，以利排脓。

（8）健康指导

①告知正确擤鼻方法及哺乳的卫生知识，指导母亲采用正确的哺乳姿势。

②及时清理外耳道脓液，嘱患者坚持完成疗程，定期随访。

③有鼓膜穿孔或鼓室置管者避免参加游泳等可能导致鼓室进水的活动，禁滴酚甘油。

④指导患者加强身体锻炼，增强机体抵抗力，做好各种传染病的预防接种工作。

⑤积极治疗上呼吸道感染。

【护理评价】

通过治疗和护理计划的实施，评价患者是否能够达到：①体温恢复正常；②耳痛缓解或消失，耳鸣、耳闭塞感减轻或消失；③未出现并发症；④患者掌握了急性化脓性中耳炎的预防、治疗与自我护理知识。

C. 慢性化脓性中耳炎

慢性化脓性中耳炎（chronic suppurative otitis media）是指急性化脓性中耳炎病程超过 6 周时，病变侵犯中耳黏膜、骨膜或深达骨质的慢性化脓性炎症。临床上以反复耳流脓、鼓膜穿孔和听力下降为特点，多因急性化脓性中耳炎未获及时有效彻底的治疗而迁延为慢性，身体抵抗力差、致病菌毒性过强、鼻及咽部存在慢性病灶和咽鼓管功能障碍也可引起此病。严重者还可以引起颅内、外并发症。病变不仅位于鼓室，还可侵犯鼓窦、乳突和咽鼓管。常见致病菌为金黄色葡萄球菌、绿脓杆菌以及变形杆菌、克雷伯杆菌等。

案例引导

患儿，女性，12 岁，因右耳流脓 3 年，伴耳痛、发热、头痛、呕吐 4 日入院。3 年前患儿游泳后出现右耳流脓，曾在当地治疗，疗效欠佳。4 日前患儿出现耳部疼痛伴发热、头痛、呕吐、精神淡漠，4 日来患儿体温最高达 38.9 ℃。查体：体温 38.8 ℃，脉搏 88 次/分，呼吸 22 次/分，血压 100/66 mmHg，神志清楚，急性病容，发育正常，营养中等，查体合作，右鼓膜松弛部穿孔，紧张部微有膨隆，未引出病理征。经颞部 CT 控制体温后行右乳突根治术，术中见乳突内充满肉芽，上鼓室、鼓窦内有小胆脂瘤，骨板完整，术后症状消失。问题：

对慢性中耳炎患者应如何护理？哪些事项可以进行自我护理？

【护理评估】

（一）健康史

认真评估患者是否曾患急性化脓性中耳炎，是否有鼻咽部慢性疾病，是否有免疫功能低下等情况。

（二）身体状况

慢性化脓性中耳炎可分为单纯型、骨疡型、胆脂瘤型三种类型，均有不同部位的鼓膜穿孔（图6-2，彩图31）。

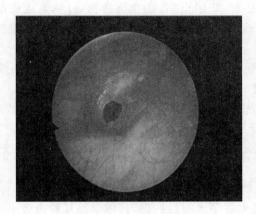

图6-2 中耳炎鼓膜穿孔

1. 单纯型 间歇性耳流脓，量多少不等。脓液呈黏液性或黏脓性，一般不臭，鼓膜穿孔常呈中央性，大小、位置不一，听觉损伤为轻度传导性耳聋。

2. 骨疡型 耳持续性流脓，呈黏稠性，常有臭味，可有血丝或耳内出血，鼓膜边缘性穿孔、紧张部大穿孔或完全缺失。患者多有较重的传导性耳聋。

3. 胆脂瘤型 长期耳流脓，脓量多少不等，有特殊恶臭。鼓膜松弛部穿孔或紧张部后上方有边缘性穿孔，听力检查一般有不同程度的传导性耳聋。

（三）心理-社会因素

一部分患者不知疾病危险性，常不予重视。有的患者因为长期耳流脓或担心手术效果而焦躁不安。因此，应注意评估者的性格特征、文化层次、对疾病的认知程度等。

（四）辅助检查

1. 耳镜检查 可见鼓膜穿孔大小不等。穿孔处可见鼓室内壁黏膜充血，肿胀，或增厚，高低不平，或有肉芽、息肉，大的肉芽或息肉可循穿孔伸展至外耳道，穿孔被遮盖不可见。鼓室内或肉芽周围及外耳道内有脓性分泌物。

2. 听力检查 纯音听力测试显示传导性或混合性听力损失，程度轻重不一，少数可为重度感音性听力丧失。

3. 乳突X线片、颞骨高分辨率CT扫描 有助于诊断。单纯型无骨质破坏征象，骨疡型有骨质破坏征象，胆脂瘤型可见圆形或椭圆形透亮区。

【护理诊断及合作性问题】

（1）感知改变 听力下降。

（2）潜在并发症 颅内、外感染。

【护理目标】

通过护理措施的实施，使患者能够：①耳内流脓停止；②听力提高或恢复正常；③无并发症发生；④能控制情绪，心理压力减轻；⑤患者掌握慢性化脓性中耳炎的治疗和防护知识。

【护理措施】

(1) 密切观察病情变化,注意有无头痛、发热、恶心、呕吐及耳后红肿、明显压痛等情况,防止发生颅内、外并发症。

(2) 对疑有颅内并发症者,禁用止痛、镇静类药物,以免遮盖症状。同时应密切观察患者生命体征的变化,及时、准确地使用降低颅内压药物;全身使用足量抗生素;保持大便通畅,防止脑疝的发生。

(3) 对骨疡型引流不畅或胆脂瘤型中耳炎的患者,宜早施行乳突手术。对中耳炎症已完全吸收,遗留鼓膜紧张部中央性穿孔的患者,可行单纯鼓室成形术。

(4) 经药物治疗无效,中耳有肉芽或息肉,或耳镜下虽未见明显肉芽或息肉的患者,CT 示乳突病变明显,应做乳突开放与鼓室成形术。

(5) 遵医嘱正确使用滴耳剂,用药前使用 3% 过氧化氢彻底清洗外耳道内脓液,然后滴用抗生素。

(6) 遵医嘱正确使用 1% 麻黄碱滴鼻,以保持咽鼓管引流通畅。

(7) 需要手术者,积极做好手术前后护理,具体参见耳科患者手术前后护理常规。

(8) 健康指导。

①向患者和家属讲解慢性化脓性中耳炎对人体的危害,特别是要强调慢性化脓性中耳炎可引起颅内、外并发症,使患者重视疾病,积极配合治疗,定期随访,病情变化时及时就医。

②教会患者滴耳和洗耳的方法及注意事项:忌用氨基苷类抗生素制剂滴耳,以防耳中毒;脓液多或穿孔小者,忌用粉剂,以免影响引流,甚至导致并发症;忌用腐蚀剂。

③告知患者,鼓膜穿孔或鼓室成形术后短期内不宜游泳,在沐浴或洗头时可用干棉球堵塞外耳道口,以免诱发中耳感染。

④教会患者正确的擤鼻方法。

⑤行鼓室成形术后短期内不要乘飞机,防止气压突然变化不利手术效果的巩固。告知患者术后 3 个月内耳内会有少量液体渗出,注意保持外耳道清洁,防止感染。定期随访。

⑥加强锻炼,提高机体抵抗力,防止感冒。

【护理评价】

通过治疗和护理计划的实施,评价患者是否能够达到:①耳流脓停止;②听力提高或恢复,耳鸣、耳闭塞感减轻或消失;③未出现并发症;④患者焦虑减轻或消失;⑤患者掌握了慢性化脓性中耳炎的预防、治疗与自我护理知识。

五、内耳疾病患者的护理

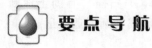

要点导航

重点:耳科疾病患者的护理措施。

难点:耳科疾病患者的护理诊断及合作性问题。

目前,许多内耳疾病病因尚无定论。膜迷路组织缺氧、代谢紊乱,内淋巴渗透压增高,膜迷路积水等可导致梅尼埃病;遗传性因素、内分泌紊乱等可导致耳硬化症。

A. 梅尼埃病

梅尼埃病(Meniere disease)是一种原因不明的以膜迷路积水为主要病理特征,以发作性眩晕、波动性耳聋、耳鸣、耳胀满感为临床特征的内耳疾病。多认为与耳蜗微循环障碍、内淋巴生成和吸收平衡失调、膜迷路积水、变态反应、病毒感染、代谢与内分泌机能异常等有关。多见于 50 岁以下的中青年,女性较男性多发。

【护理评估】

（一）健康史

询问患者既往史,是否患有耳病,了解其用药史、家族史及工作和居住环境等,评估患者听力下降的程度及持续时间,是否有耳鸣等伴随症状。

（二）身体状况

波动性发生的听力下降,有时伴有耳鸣、眩晕及恶心、呕吐等症状。

1. 眩晕 多为无先兆突发旋转性眩晕,持续数十分钟至数小时,长者可达数日甚至数周,眩晕常伴恶心、呕吐、出冷汗、面色苍白及血压下降等症状,发作间歇期可为数日或数年,有的患者终生只发作一次。

2. 耳鸣 多出现在眩晕发作之前。发作间歇期耳鸣逐渐减轻或消失,多次发作可使耳鸣转为永久性,并于眩晕发作时加重。

3. 耳聋 一般为单侧,多次发作后明显。当发作次数增多时,听力损失逐渐加重,可转为永久性感音神经性聋。

4. 其他症状 发作时患耳闷胀感或压迫感较多见,或有头胀满感,或有头重脚轻感,有时感耳内灼热或钝痛,有的患者可出现复听。

（三）辅助检查

1. 耳镜检查 鼓膜大多正常,咽鼓管功能良好。

2. 听力检查 呈感音性聋,多年发作者可呈感音神经性聋。

3. 前庭功能检查 发作期可见自发性水平型或水平旋转型眼球震颤,发作过后,眼震逐渐消失。眼震电图检查早期可正常,多次发作者可能提示前庭功能减退或丧失。

4. 颞骨 CT 扫描 偶尔显示前庭导水管周围气化差,导水管短而直。

5. 甘油试验 阳性反应提示耳聋,为膜迷路积水引起。

（四）心理-社会状况

评估患者的年龄、生活习惯、家庭及经济状况等,了解患者对本病的认知水平。患者可因听力下降、眩晕而产生恐惧心理,要通过与患者的交流,了解其心理状态。

【护理诊断及合作性问题】

（1）感知改变 如耳鸣、听力下降,与膜迷路积水有关。

（2）舒适度改变 如眩晕、恶心、呕吐,与膜迷路积水有关。

（3）焦虑 与眩晕、恶心、呕吐反复发作影响工作、生活有关。

（4）有受伤的危险 与眩晕发作致平衡障碍有关。

（5）知识缺乏 缺乏梅尼埃病的预防、保健和治疗知识。

【护理目标】

通过护理措施的实施,使患者能够:①眩晕、耳鸣等不适症状减轻或消除;②听力改善,患者情绪稳定,焦虑缓解;③自我控制情绪,心理压力减轻;④患者掌握了梅尼埃病的治疗和防护知识。

【护理措施】

（1）严密观察眩晕发作的次数、持续时间，患者的自我感觉以及神志、面色等情况。眩晕发作前，耳鸣常为先发症状。

（2）急性发作期嘱患者卧床休息，避免意外损伤。进食高蛋白质、高维生素、低脂肪、低盐饮食，适当限制入水量。提供安静舒适的环境，光线宜稍暗。

（3）遵医嘱给予镇静药、改善微循环药及减轻膜迷路积水等药物，同时观察药物的疗效以及副作用，长期使用利尿药减轻膜迷路积水时，应注意补钾。

（4）对症状重或服用镇静药者，起床时动作宜慢，并加床栏保护，下床活动时注意搀扶，防止摔倒。

（5）对发作频繁、症状重、保守治疗无效而选择手术治疗者，护士应告知手术目的及注意事项，做好各项术前准备，围手术期护理按耳部手术一般护理常规进行。

（6）健康指导

①指导患者保持健康的心理状态及良好的生活习惯，有规律地生活和工作。

②保持睡眠充足，戒除烟酒，禁用耳毒性药物。

③对眩晕发作频繁者，告知其不要骑车、登高等，以免发生危险。

④指导患者在治疗的同时配合适当的体育运动，增强体质。

⑤积极治疗因病毒引起的呼吸道感染及全身性疾病。

【护理评价】

通过治疗和护理计划的实施，评价患者是否能够达到：①自觉症状缓解，发作次数减少；②听力提高或恢复，耳鸣减轻或消失；③未出现意外伤害；④焦虑减轻或消失；⑤患者掌握了梅尼埃病的预防治疗与自我护理知识。

B. 特发性突聋

特发性突聋（idiopathic sudden deafness）是指无明显原因突然发生的重度感音性聋。患者多能准确提供发病时间、地点与情形。目前病因未明，认为本病的发生与内耳供血障碍或病毒感染有关，主要学说有两种。①病毒感染学说：临床上观察到，约28%的特发性突聋患者约在发病1个月前有上呼吸道病毒样感染的症状。其血清学检查常示抗病毒抗体滴度增高。②内耳供血障碍学说：由于内耳迷路动脉为终末动脉，而且特发性突聋表现为突然发生的感音神经性听力损失，故内耳血供障碍学说受到重视。

治疗要点：由于病因未明，特发性突聋的治疗主要根据经验。

1. 药物治疗　糖皮质激素，改善血流、扩管以及纤溶药物等治疗，或使用促血栓降解剂。怀疑为病毒感染时可用抗病毒药物治疗，也可加用银杏制剂、维生素类。

2. 选配助听器治疗　药物治疗无效者配助听器。

【护理评估】

（一）健康史

询问患者既往史，是否患有耳病，了解其用药史、家族史及工作和居住环境等，了解患者有无上呼吸道感染史，评估患者听力下降的程度及持续时间，有无耳鸣及眩晕等伴随症状。

（二）身体状况

突然发生的听力下降，有时伴有耳鸣、眩晕及恶心、呕吐等症状。

（三）辅助检查

（1）耳镜检查,外耳道及鼓膜多无异常改变。

（2）听功能检查　音叉试验,Rinner 试验（±）,Weber 试验,偏向健侧；Schwabach 试验,受试耳骨导缩短。纯音测听为感音神经性耳聋。

（3）头部 MRI 检查排除听神经瘤及颅内肿瘤等疾病。

（四）心理-社会状况

评估患者的年龄、生活习惯、家庭及经济状况等,了解患者对本病的认知水平。患者可因听力下降、耳鸣而产生焦虑心理,要通过与患者的交流,了解其心理状态。

【护理诊断及合作性问题】

（1）感知改变　与听力减退有关。

（2）焦虑　与耳聋程度加重有关。

（3）知识缺乏　缺乏有关耳聋的防治知识。

【护理目标】

通过护理措施的实施,使患者能够:①听力提高,耳鸣减轻或消除；②患者情绪稳定,焦虑症状缓解；③能控制情绪,心理压力减轻；④患者掌握了特发性突聋的治疗和防护知识。

【护理措施】

1. 用药护理　遵医嘱用药,并观察用药后的反应。

2. 心理干预　多与患者交流,特别是重度耳聋的患者,通过与患者交流及沟通,帮助其解除顾虑,从而增强信心,配合治疗。

3. 选配助听器　对于疗效不好的患者,可协助患者选配助听器。

4. 健康指导

（1）加强身体锻炼,增强机体抗病能力。

（2）向患者讲解疾病有关知识,做到早期发现、早期治疗。

（3）避免不良因素刺激,如受凉、过度疲劳、精神刺激等。

（4）远离噪音环境,慎用耳毒性药物。

【护理评价】

通过治疗和护理计划的实施,评价患者是否能够达到:①听力提高或恢复,耳鸣减轻或消失；②患者焦虑减轻或消失；③患者掌握了特发性突聋的预防、治疗与自我护理知识。

直通护考

选择题

A 型题

1. 一患者半年来感觉右耳闷胀感,听力下降,检查所见:光锥消失,锤骨柄横位,锤骨短突外突,最大的可能性是（　　　）。

A.急性化脓性中耳炎　　　　　　　　B.急性非化脓性（卡他性）中耳炎

C.慢性非化脓性（卡他性）中耳炎　　　D.耳毒性药物反应

2. 分泌性中耳炎的特征主要为（　　　）。

A.鼓室积液　　　　　　　　　　　　B.听力下降

C. 鼓室积液和听力下降　　　　　　　　　　D. 剧烈耳痛

3. 以下哪项不是急性化脓性中耳炎的治疗原则？（　　　）

A. 控制感染　　　B. 畅通引流　　　C. 治疗病因　　　D. 大量激素的应用

4. 持续性耳流脓，有臭味且脓液中含豆腐渣样物，鼓膜属边缘性穿孔，有骨质破坏者属何种慢性中耳炎？（　　　）

A. 单纯型　　　　B. 骨疡型　　　　C. 胆脂瘤型　　　D. 分泌性中耳炎

5. 胆脂瘤型中耳炎的主要治疗手段为（　　　）。

A. 手术治疗　　　B. 药物治疗　　　C. 激光治疗　　　D. 微波治疗

第二节　鼻部疾病患者的护理

学习目标

知识目标：

1. 掌握鼻中隔偏曲、鼻窦炎、鼻息肉患者的护理措施。

2. 熟悉鼻出血患者的病情评估要点、护理措施。

3. 了解变应性鼻炎的发病机制。

能力目标：

能正确运用护理程序，为鼻科各种疾病患者制定合理的护理计划并正确实施，进行健康指导。

一、慢性鼻炎

 要点导航

重点： 鼻中隔偏曲、鼻窦炎、鼻息肉患者的护理措施。

难点： 慢性肥厚性鼻炎的发病机制。

慢性鼻炎（chronic rhinitis）是发生在鼻腔黏膜和黏膜下层的慢性炎症，是一种常见病。临床表现以鼻腔黏膜肿胀、分泌物增多、无明确致病微生物感染、病程持续数月甚至或反复发作为特征，通常包括慢性单纯性鼻炎和慢性肥厚性鼻炎。局部因素多因急性鼻炎反复发作或治疗不彻底，而演变为慢性鼻炎。职业及环境因素长期或反复吸入粉尘或有害化学气体，生活或生产环境中温度和湿度的急剧变化，以及通风不良等，一些全身慢性疾病的局部表现，如贫血、结核病、糖尿病、风湿病，以及心、肝、肾疾病和自主神经功能紊乱，慢性便秘等，长期过度疲劳容易诱发本病。

【护理评估】

（一）健康史

询问患者既往史，是否经常感冒，了解其用药史、家族史及工作和居住环境等，了解患者有无上呼吸道感染史,评估患者鼻塞的程度及持续时间,有无打鼾、头痛等伴随症状。

(二)身体状况

1. 慢性单纯性鼻炎

(1)间歇性、交替性鼻塞即寒冷、夜间、休息时明显,夏季、白天、运动时减轻或消失;平卧时鼻塞较重,侧卧时居上侧通气较好,下侧较重,变换侧卧方位时,两侧鼻塞随之交替。

(2)鼻涕增多,一般为半透明的黏液涕,继发感染时可有脓涕。

(3)可伴有鼻根部不适、胀痛、头痛和咽干、咽痛等症状,闭塞性鼻音、嗅觉减退、耳鸣和耳闭塞感不明显。

2. 慢性肥厚性鼻炎

(1)单侧或双侧持续性鼻塞,较重,无交替性。

(2)鼻涕多但不易擤出,为黏液性或黏脓性。

(3)常有闭塞性鼻音、嗅觉减退、耳鸣和耳闭塞感,并伴有咽干、咽痛、头痛、头昏、失眠、精神萎靡等。

(三)辅助检查

1. 电子鼻内窥镜检查

(1)慢性单纯性鼻炎　可见鼻腔黏膜呈暗红色充血,下鼻甲肿胀,表面光滑、柔软而富有弹性,用探针轻压可出现凹陷,移开后立即复原。对麻黄碱反应灵敏,黏膜收缩明显,下鼻甲缩小。

(2)慢性肥厚性鼻炎　可见下鼻甲肿大、黏膜肥厚、充血,严重者黏膜呈紫红色,表面不平呈结节状或桑葚样,触诊有硬实感,不易出现凹陷,或虽有凹陷也不易复原;鼻底、下鼻道或总鼻道内有黏液性或黏脓性鼻涕聚集。对麻黄碱反应不敏感,黏膜不收缩或轻微收缩,下鼻甲大小无明显改变。

2. 鼻阻力检查　慢性鼻炎患者鼻通气阻力不同程度增大。

(四)心理-社会状况

评估患者的年龄、生活习惯、家庭及经济状况等,了解患者对本病的认知水平。患者可因鼻塞、头痛而焦虑,要通过与患者的交流了解其心理状态。

【护理诊断及合作性问题】

(1)舒适度改变　如鼻塞、头昏、头痛,与鼻黏膜充血、肿胀、肥厚及分泌物增多有关。

(2)感知觉紊乱　如嗅觉减退,与鼻黏膜肿胀、肥厚及分泌物增多有关。

(3)潜在并发症　鼻窦炎、中耳炎等。

【护理目标】

通过护理措施的实施,使患者能够:①鼻腔黏液、鼻塞和不适症状消失;②患者情绪稳定。

【护理措施】

(1)注意观察鼻腔分泌物的性质、量,为临床诊断提供依据。

(2)指导正确的滴鼻方法,选用合适的滴鼻剂,同时注意预防药物性鼻炎。

(3)对拟行手术治疗者,配合医生做好围手术期护理。

(4)健康指导

①指导患者戒除烟酒,规律生活,注意劳逸结合。

②及时、彻底治疗急性鼻炎等相关性疾病。

③加强身体锻炼,增加营养、增强机体抵抗力,防止上呼吸道感染。

④掌握正确擤鼻疗法,防止发生中耳炎。

⑤从事接触有害气体职业者,嘱其加强防护措施,改善工作环境。

【护理评价】

经过治疗与护理计划的实施,评价患者是否能够达到:①鼻部感染、鼻塞、鼻腔黏液等不适症状消失;②掌握本病的防治知识。

二、变应性鼻炎

 要点导航

重点:变应性鼻炎患者的护理措施。

难点:变应性鼻炎患者的护理诊断及合作性问题。

变应性鼻炎(allergic rhinitis,AR)是易感个体接触致敏变应原后导致的包含 IgE 介导的鼻黏膜慢性炎症反应性疾病,以鼻痒、喷嚏、鼻分泌亢进、鼻黏膜肿胀为主要特点。分常年性变应性鼻炎(perennial allergic rhinitis,PAR)和季节性变应性鼻炎(seasonal allergic rhinitis,SAR),后者俗称花粉症(pollinosis)。变应性鼻炎的发病与遗传及环境密切相关。患者多为特异性个体。变应原是诱发本病的直接原因,本病以儿童、青壮年多见。

【护理评估】

(一)健康史

(1)了解患者既往健康状况及有无家族史。

(2)了解患者有无明确的致敏原,如尘螨、鱼虾、花粉等。特别是变应性疾病,寻找有关病因,评估患者鼻塞、流涕、喷嚏以及嗅觉障碍的程度。

(二)身体状况

大多数患者感觉鼻内发痒,花粉症者可伴有眼和咽部发痒;每天有数次阵发性喷嚏发作,每次多于三个,甚至连续数十个;大量清水样鼻涕;鼻塞程度轻重不一,季节性者一般较重;部分患者尚有嗅觉减退。

(三)心理-社会因素

大量连续的喷嚏和流涕可影响患者的正常生活、学习和工作效率。护士应注意评估患者的年龄、对疾病的认识、文化层次、情绪反应等。

(四)辅助检查

(1)鼻镜检查 可见鼻黏膜水肿、苍白或浅蓝色,鼻腔有水样或黏液样分泌物。病史长、症状反复发作者可见中鼻甲息肉样变或下鼻甲肥大。用 1% 麻黄碱可使肿胀充血的鼻甲缩小,但严重水肿的鼻黏膜反应则较差。

(2)查找致敏变应原 可做特异性皮肤试验、鼻黏膜激发试验和体外特异性 IgE 检测,或做花粉浸液特异性皮肤试验。

【护理诊断及合作性问题】

(1)感知改变 嗅觉减退与变应性鼻炎鼻腔黏膜肿胀、分泌物增多有关。

(2)知识缺乏 缺乏变应性鼻炎的防治知识。

【护理目标】

通过护理措施的实施,使患者能够:①鼻塞、鼻痒、流涕等鼻部不适症状消失;②患者情绪稳定。

【护理措施】

(1) 避免接触变应原,了解变应原,确定变应原,嘱患者应尽量避免与之接触。

(2) 身边常备纸巾,打喷嚏时注意用纸巾遮鼻,掌握正确擤鼻方法。

(3) 注意观察鼻腔分泌物的性质、量。

(4) 疾病发作期间,指导患者遵医嘱用药,包括滴鼻、喷鼻及口服药的正确使用方法。常用药物如下。①糖皮质激素:指导鼻腔局部用药,使用时应注意适应证及药物的不良反应。②抗组胺药:扑尔敏有明显嗜睡副作用,从事驾驶、精密机械操作等人员不宜服用;息斯敏可引起心脏并发症,应用时不可过量。③肥大细胞膜稳定剂:4%色甘酸钠滴鼻剂及鼻喷剂,适用于轻症患者。④减充血剂:1%麻黄素(儿童为0.5%)鼻内局部应用治疗鼻塞,不宜长期使用。⑤抗胆碱药:0.03%异丙托溴铵鼻喷剂,可明显减少鼻水样分泌物。

(5) 健康指导　①指导患者要适当休息和睡眠,指导饮食与疾病的有关知识。②花粉播散季节,患者外出时应戴口罩,尽可能不接近树木、野草和农作物。③注意生活环境,避免长期处于污染空气中。④采用免疫治疗时,应明白只有连续、长期治疗才能显效。

【护理评价】

经过治疗与护理计划的实施,评价患者是否能够达到:①鼻塞、鼻痒等不适症状消失。②患者情绪稳定。③掌握了本病的防治知识。

三、鼻窦炎

 要点导航

重点:鼻窦炎患者的护理措施。

难点:鼻窦炎患者的护理诊断及合作性问题。

鼻窦炎是鼻窦黏膜的炎症性疾病,多与鼻炎同时存在,发病率为15%左右,是鼻科最常见的疾病之一。慢性鼻窦炎(chronic sinusitis)多因急性鼻窦炎反复发作或急性鼻炎、鼻窦炎治疗不当引起,近年的观点认为,窦口及邻近鼻道的引流和通气障碍是鼻窦炎发生的最主要机制。病程超过2~3个月。可单侧发病或单窦发病,以上颌窦和筛窦最为多见。

【护理评估】

(一) 健康史

(1) 评估患者有无急性鼻窦炎反复发作史或牙源性上颌窦炎史,了解其治疗过程。

(2) 评估患者有无鼻部其他疾病或全身性疾病。

(二) 身体状况

(1) 全身症状　头晕、记忆力减退、易疲倦、精神抑郁、注意力不集中等。

(2) 局部症状　鼻塞;流脓涕;局部疼痛及头痛,多在低头、咳嗽、用力或情绪激动时症状加重;嗅觉障碍。

(3) 后组筛窦炎和蝶窦炎　偶可引起视力减退、视野缺损或复视等。

（三）心理-社会因素

患者可因长期反复发病而明显焦虑,学习成绩下降,工作效率降低,社交欠活跃,对治疗缺乏信心。

（四）辅助检查

（1）前鼻镜检查　鼻黏膜慢性充血、肿胀或肥厚,中鼻甲肥大或息肉样变,中鼻道变窄、黏膜水肿或有息肉。

（2）鼻内镜检查和鼻窦 CT 扫描　可了解鼻腔解剖学结构异常、病变累及的位置和范围。

（3）细菌培养或免疫学检查　可进一步确定鼻窦炎的主要致病因素和特征。

（4）口腔和咽部检查　牙源性上颌窦炎可见牙齿病变,咽后壁有时可见到脓液或干痂。

（5）上颌窦穿刺冲洗　了解窦内脓液的性质、量,并行脓液细菌培养和药物敏感试验。

【护理诊断及合作性问题】

（1）感知改变　如嗅觉减退,与鼻窦黏膜炎症、肿胀及窦口阻塞有关。

（2）潜在并发症　鼻出血。

（3）知识缺乏　缺乏鼻窦炎术后的护理知识。

【护理目标】

通过护理措施的实施,使患者能够:①鼻塞、头痛等不适症状消失;②感染得到有效控制;③患者情绪平稳;④掌握本病的防治知识。

【护理措施】

（1）保证适当休息,增加营养,避免过度疲劳,尽可能消除疾病的诱发因素。

（2）做好心理护理,消除紧张情绪,使其能配合手术及检查。

（3）术前剪鼻毛,男患者剃胡须。

（4）术后半坐卧位,给温半流质饮食,禁食硬食及过度咀嚼。观察有无活动性出血,嘱患者及时吐出口内分泌物,避免流入胃内引起恶心、呕吐。

（5）术后面部肿胀明显者,48 h 内行冷敷,72 h 后可局部用金黄散热敷。

（6）观察患者视力及眼球运动、体温、疼痛等情况,发现异常及时与医生联系。

（7）填塞纱条抽除后,给麻黄碱按时滴鼻,嘱患者勿擤鼻,后吸鼻涕,以防鼻出血。

【护理评价】

经过治疗与护理计划的实施,评价患者是否能够达到:①鼻塞、头痛等不适症状消失;②感染得到有效控制;③患者情绪平稳;④掌握本病的防治知识。

四、鼻息肉

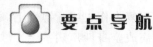
要点导航

重点:鼻息肉患者的护理措施。

难点:鼻息肉患者的护理诊断及合作性问题。

鼻息肉(nasal polyp)是鼻、鼻窦黏膜的慢性炎性疾病,以极度水肿的鼻黏膜在中鼻道形成息肉为临床特征。鼻息肉与变态反应、鼻黏膜的慢性疾病、嗜酸性粒细胞释放的多种细胞因子有关。在多种病因的共同作用下,鼻黏膜小血管通透性增加、黏膜水肿,受重力影响逐渐下垂,形成息肉。

案例引导

　　患者,男性,47 岁,因鼻塞、流脓性鼻涕 3 年入院。9 年前患者无明显诱因出现双鼻腔鼻塞伴少量分泌物流出,无嗅觉障碍、头痛、发热及耳鸣。近 3 年来鼻塞逐渐加重,脓涕较多。曾在当地医院治疗,疗效欠佳。体格检查:体温 36.8 ℃,脉搏 72 次/分,呼吸 17 次/分,血压 120/75 mmHg,神志清楚,慢性病容,发育正常,营养中等,查体合作,鼻内镜检查可见双鼻腔黏膜慢性充血,中、下鼻甲肥大,双鼻道可见剥皮荔枝状新生物,中鼻道、嗅沟有脓性分泌物、鼻窦 CT 示双鼻息肉及双鼻窦慢性炎症。处理:完善各项术前准备后行双侧鼻息肉摘除术＋鼻窦开放术。术后上述症状逐渐消失,经 7 天治疗后患者痊愈出院。问题:

　　1. 该患者还需进一步做哪些检查以确诊?

　　2. 如何制定护理措施?

【护理评估】

(一) 健康史

评估患者既往健康状况,是否有过敏性鼻炎、慢性鼻炎、哮喘史,有无家族史,有无慢性炎症刺激及诱发因素。

(二) 身体状况

(1) 鼻塞　常表现为持续性鼻塞并逐渐加重,重者说话呈闭塞性鼻音,睡眠时打鼾。

(2) 流涕　鼻腔流黏液样或脓性涕,或为清涕,可伴喷嚏。

(3) 嗅觉功能障碍　多有嗅觉功能减退或消失。

(4) 耳部症状　鼻息肉或分泌物阻塞咽鼓管口,可引起耳鸣和听力减退。

(5) 继发鼻窦炎症状　患者出现鼻背、额部及面颊部胀痛不适。

(三) 心理-社会因素

鼻息肉多需手术治疗,患者因对有关手术知识缺乏而易导致紧张、担心、害怕。护士应正确评估患者的年龄、性别、文化层次,以提供针对性护理措施。

(四) 辅助检查

(1) 前鼻镜检查　可见鼻腔内有一个或多个表面光滑呈灰白色或淡红色、半透明的新生物,触之柔软,可移动,不易出血,不感疼痛。

(2) X 线摄片及 CT　有助于诊断,了解病变部位及范围。

(3) 病理学检查。

【护理诊断及合作性问题】

(1) 舒适状态改变　与鼻息肉引起鼻塞、流涕有关。

(2) 感知改变　与鼻息肉引起嗅觉下降,听力下降有关。

(3) 自我形象紊乱　与鼻息肉引起蛙鼻有关。

（4）头痛　与鼻息肉阻塞鼻窦引流有关。

【护理目标】

通过护理措施的实施,使患者能够:①鼻塞、头痛等不适症状消失;②息肉生长得到有效控制;③患者情绪平稳;④患者掌握了本病的防治知识。

【护理措施】

（1）嘱患者进食含有丰富维生素、蛋白质的饮食,促进疾病康复。

（2）本病以手术治疗为主。术前准备参照鼻部手术护理常规。术后护理如下。

①密切观察患者鼻腔渗血情况,如出血较多,应及时通知医生处理。

②局麻患者术后取半坐卧位,利于鼻腔分泌物、渗出物引流,减轻头部充血;全麻患者按全麻护理常规至患者清醒后,改半坐卧位。

③局麻患者术后 2 h、全麻患者 6 h 可进温、凉的流质或半流质饮食,少量多餐,保证营养,避免辛辣刺激性食物。

④嘱患者不宜用力咳嗽或打喷嚏,以免鼻腔内纱条松动或脱出引起出血。

⑤保护鼻部勿受外力碰撞,防止出血。

⑥做好口腔护理,保持口腔清洁无异味,防止口腔感染,促进食欲,鼓励患者多饮水,口唇干燥时涂润唇膏。

⑦配合医生抽出患者鼻腔填塞纱条并使用滴鼻剂。

（3）遵医嘱使用糖皮质激素,减轻鼻塞症状,缓解不适。

（4）遵医嘱使用抗生素预防感染。

（5）告知患者药物的作用及注意事项。

（6）健康指导。

①保持良好的心态,避免情绪激动,适当参加锻炼。

②避免挤压、挖鼻、大力擤鼻等不良习惯。

③冬春季外出时可戴口罩,减少冷空气、花粉对鼻黏膜的刺激。

④遵医嘱正确进行鼻腔冲洗,定时服药、滴鼻。

⑤尽量避免上呼吸道感染,减少对鼻腔的强烈刺激。

⑥2 个月内避免游泳。

⑦定期复查,如有不适及时随诊。

【护理评价】

经过治疗与护理计划的实施,评价患者是否能够达到:①鼻塞、头痛等不适症状消失;②息肉生长得到有效控制;③掌握了本病的防治知识。

五、鼻中隔偏曲

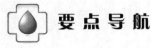 要点导航

重点:鼻中隔偏曲患者的术后护理措施。

难点:鼻中隔偏曲患者的护理诊断及合作性问题。

鼻中隔的上、下或前、后径偏离矢状面,向一侧或两侧弯曲,或鼻中隔一侧或两侧局部突

起,引起鼻腔、鼻窦功能障碍并产生症状者,均称鼻中隔偏曲(deviation of nasal septum)。可能与外伤、发育异常、压迫因素等有关。治疗以鼻内镜下鼻中隔偏曲矫正术为主。

【护理评估】

（一）健康史

（1）评估患者有无外伤史及鼻腔其他疾病,有无腺样体肥大史。

（2）评估患者鼻塞的程度、头痛的部位及性质,注意有无鼻出血、喷嚏及流涕等症状。

（二）身体状况

（1）鼻塞　为主要症状,多呈持续性,也可呈交替性。严重者可引起嗅觉减退。可单侧或双侧发病。

（2）鼻出血　常发生于偏曲之凸面、骨棘或骨嵴的顶尖部。

（3）头痛　偏曲之凸面挤压同侧鼻甲时,可引起同侧反射性头痛。

（4）邻近器官症状　可继发上呼吸道感染和鼻窦炎。

（三）心理-社会因素

正确评估患者的年龄、性别、对疾病的认知程度、文化层次、情绪反应等。

（四）辅助检查

（1）鼻内镜检查　使诊断更为准确。

（2）鼻窦CT扫描　可清晰观察鼻中隔与邻近结构的解剖关系,以及与鼻窦疾病的相关性。

【护理诊断及合作性问题】

（1）焦虑　与鼻中隔偏曲引起的鼻出血、外观改变有关。

（2）舒适改变　与偏曲部分压迫鼻甲引起的放射性头痛、鼻塞有关。

（3）知识缺乏　缺乏有关疾病预防、保健、治疗等方面的知识。

（4）急性疼痛　与手术引起的创伤、肿胀有关。

【护理目标】

通过护理措施,使患者能够：①鼻塞、头痛等不适症状消失；②鼻出血得到有效控制；③患者情绪平稳；④掌握了本病的防治知识。

【护理措施】

（1）保持病房安静、整洁、有序,常用物品定点摆放,避免跌倒与撞伤。

（2）本病以手术治疗为主。

①术前准备　参照鼻部手术前护理常规。

②术后护理　参照鼻部手术后护理常规。

（3）遵医嘱正确用药,告知患者药物的作用及注意事项。

（4）监测生命体征变化,给予患者相应的知识指导。

（5）健康指导。

①近期内避免剧烈运动,运动或工作时,注意保护鼻部免受外伤。

②遵医嘱继续按时使用滴鼻药。

③防止上呼吸道感染,定期复查,如有不适,随诊。

【护理评价】

经过治疗与护理计划的实施,评价患者是否能够达到:①鼻塞、头痛等不适症状消失。②鼻出血得到有效控制。③患者情绪平稳。④患者掌握了本病的防治知识。

六、鼻出血

鼻出血(epistaxis or nosebleed)是常见鼻部症状,可分为原发或继发,自发或诱发,出血量可多可少,少者涕中带血,多者可致休克甚至死亡。儿童、青少年出血部位多在鼻中隔前下方黎特氏区,中老年患者多见于鼻腔后部。病因分为如下两种。①局部原因:创伤、溃疡、鼻腔异物、急慢性感染、鼻中隔疾病、新生物、鼻黏膜受刺激(如吸入化学粉尘、烟或气体等)。②全身原因:凡可引起动脉压或静脉压增高,出血、凝血功能障碍或血管张力或脆性改变的全身性疾病均可引起鼻出血。如动脉性高血压、静脉性高血压、心血管疾病、血液病,急性传染病前驱期,气压改变,维生素 C、维生素 K、维生素 D 或钙质缺乏,异位月经等。治疗要点:鼻出血的治疗原则应是"先治标、后治本",即首先尽快把血止住,然后施以病因治疗。

案例引导

患者,女性,45 岁,因鼻出血 10 min 急送入院,入院时查体:患者呈急性病面容,神志清楚,血压 90/60 mmHg,脉搏 110 次/分,可见鲜红色血液自鼻孔流出,患者既往有鼻出血病史,诊断为鼻出血。问题:

1. 该患者还需进一步做哪些检查以明确病因?

2. 目前存在的护理诊断有哪些?

【护理评估】

(一)身体状况

1. 症状 血液可从鼻前孔或鼻后孔流出,或从鼻前、后孔同时流出,亦可从一侧鼻腔经鼻咽部流向对侧。少量出血时,仅涕中带血,大量出血时可在短时间内严重失血,引起休克。当失血量达 500 mL 时患者可出现头昏、口渴、乏力、面色苍白等症状,超过 500 mL 可出现胸闷、出冷汗、血压下降等表现。若超过 1000 mL 者可引起休克。反复少量出血可导致贫血。注意有时患者将血液咽下,刺激胃黏膜,然后呕出,应与胃出血引起的呕血相鉴别。后者还可有原发病的发现。

2. 体征 鼻腔局部多半可发现出血点。有时鼻黏膜呈弥漫性出血,如某些血液病。

(二)辅助检查

全身性原因引起的鼻出血,必须做全身详细检查,包括心、肺、肝、肾功能和血液检查,以及测定血压和做束臂试验。实验室检查包括全血细胞计数、出血和凝血时间、凝血酶原时间、部分凝血激酶时间、血小板计数、血块收缩时间、尿常规等,必要时做骨髓穿刺和鼻窦 CT 检查。

(三)心理-社会状况

鼻出血时,患者精神紧张,尤其是反复大量出血患者更有恐惧感。首先要安慰患者,缓解紧张情绪和恐惧感。对患者亲属也应做好解释工作,使之能在稳定患者情绪方面起到有利作用。

（四）并发症

大量出血可导致出血性休克,甚至有生命危险。反复少量鼻出血伴有剧烈头痛和鼻塞者,应怀疑鼻腔、鼻窦或鼻咽部恶性肿瘤。血压过高者,除鼻出血外,有发生脑血管意外的可能,应立即采取降压措施。老年人常同时有心血管、呼吸系统疾病,所以必须特别注意防止低氧血症,必要时做动脉血气分析和进行氧疗法。

【护理诊断及合作性问题】

（1）舒适度改变 与鼻部肿胀、前后鼻孔填塞有关。

（2）焦虑 与大量出血及前、后鼻孔填塞过程使患者难以忍受有关。

（3）呼吸模式改变 与前、后鼻孔被填塞后需张口呼吸有关。

（4）有感染的危险 与血液残留、鼻腔填塞,有利于细菌生长有关。

（5）有窒息的危险 与大量出血后,血凝块堵塞呼吸道有关。

（6）有休克的危险 与鼻腔大量出血有关。

（7）潜在并发症 如脑血管意外或低氧血症,与年龄因素、原有高血压等原因有关。

【护理目标】

通过护理措施,使患者能够:①快速止血;②患者情绪稳定;③避免严重并发症。

【护理措施】

（1）注意心理护理。安慰患者,稳定情绪,使其能积极配合医务人员行前、后鼻孔的填塞,烦躁患者必要时可用镇静剂。做好家属思想工作,减少家属情绪对患者的负面影响。了解出血部位,准确记录出血速度、出血量、出血规律性。大量出血患者需记录 24 h 小便量,防止肾功能衰竭发生。

（2）了解出血部位,准确记录出血速度、出血量、出血规律。大量出血患者需记 24 h 小便量,防止肾功能衰竭发生。

（3）鼻出血时一般取坐位,口下置弯盘将血吐入盘内。嘱患者不要将血咽下以免刺激胃黏膜引起呕吐。不出血时取半坐卧位,头部冷敷,使头部血流相对减少,可能有休克者取侧卧位。

（4）出血过多引起休克症状者,应及时采取急救措施,输血输液。及时去除口咽部血凝块,保持呼吸道通畅。

（5）行鼻腔填塞,特别是前、后鼻孔填塞患者,需保持口腔清洁,定时行口腔护理,防止口腔感染。注意填塞纱球是否堵塞咽鼓管开口,以免引起分泌性或化脓性中耳炎。注意观察体温变化,有高热患者及时做好降温处理。抽取纱条和取出纱条后,鼻内酌情滴入油类滴鼻剂（复方薄荷油、液状石蜡）,以保持鼻腔润滑。

（6）禁食过热、过硬食物,避免低头、打喷嚏,以防止填塞纱条移动及再出血。

（7）少量出血及初诊患者,根据情况可采取初步简易止血措施。

①指压法:鼻中隔前部少量出血,可用手指将鼻翼压向鼻中隔,或紧捏鼻翼数分钟。如鼻腔内填塞局部止血剂（吸收性明胶海绵、高膨胀止血海绵等）,再进行压迫,则效果更好。

②棉片止血法:用 1%麻黄碱、0.05%盐酸羟甲唑啉、1：1 000 肾上腺素（高血压、心脏病患者忌用）、6-氨基己酸或 3%过氧化氢水溶液棉片填塞鼻腔,常可使出血停止或缓解,便于寻找出血点。

（8）做好前、后鼻孔填塞准备,协助医生做好止血措施。常备用的物品有 1%麻黄碱棉片、1%丁卡因棉片、凡士林纱条、浸有液状石蜡的纱条或碘仿纱条、后鼻孔栓塞球、消毒细导管、粗丝线、血管钳和剪刀等。协助医生进行止血(图 6-3)。

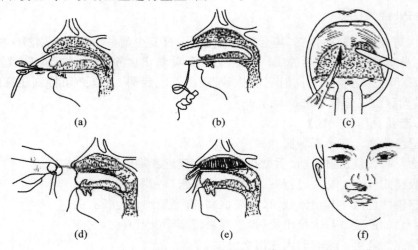

图 6-3 后鼻孔填塞止血

(9) 鼻腔填塞患者的护理　此类患者一般需住院治疗。保持口腔卫生,查看鼻后孔栓子固定线有无松动、栓子有无脱落。填塞时要防止堵塞咽鼓管开口,以免引起分泌性或化脓性中耳炎。在进行鼻腔填塞时,要防止患者晕倒,做好晕倒的救治准备。体温升高,提示可能有鼻腔或中耳感染。取出鼻腔填塞物时最好在床上进行,因局部刺激使患者精神紧张可能会发生晕厥。抽纱条时和取出纱条后,鼻内多滴油类滴鼻剂,以保持鼻腔润滑。鼻出血患者要防止低头、打喷嚏、用力咳嗽或擤鼻、不吃过烫食物,以防止再出血。

(10) 血管结扎法患者的护理　对严重鼻出血者可采用此法。根据出血部位,结扎上颌动脉、筛动脉、上唇动脉。术前应减轻患者顾虑,应向患者详细说明手术情况及术中配合。剪鼻毛,男患者剃胡须。术前 30 min 肌内注射苯巴比妥 0.1 g 及阿托品 0.5 mg,术后应注意伤口清洁,做止血、抗感染治疗。

(11) 血管内介入治疗的护理　对严重鼻出血者可采用此法。通过 seldinger 技术,自股动脉插管,选择性对颈内、外动脉造影,了解鼻出血的动脉来源,以可溶性或不可溶性栓塞物栓塞出血的血管,达到止血目的。此法效果肯定,创伤小。术前应做碘皮试,并说明介入治疗方法与疗效,增强患者的信心,术后应观察患者全身有无出血,股动脉穿刺部位应予压迫止血及观察有无出血和足背动脉搏动情况。

【护理评价】

经过治疗与护理计划的实施,评价患者是否能够达到:①止血效果明显;②并发症得到有效控制;③患者掌握了本病的防治知识。

直通护考

选择题

A 型题

1. 青少年鼻出血易发生的部位是(　　)。

A. 鼻前庭　　　　　　　　　　　　　　B. 利特尔区

C. 鼻-鼻咽静脉丛　　　　　　　　　　D. 鼻中隔

2. 鼻疖未成熟时,均忌挤压,这是为了防止发生(　　　)。

A.海绵窦血栓性静脉炎　　　　　　　　　B.上唇蜂窝织炎

C.病变反复发作　　　　　　　　　　　　D.鼻窦炎

3. 鼻塞呈持续性,下鼻甲肥厚,1%麻黄素收缩不明显,分泌物稠厚属于(　　　)。

A.慢性单纯性鼻炎　　　　　　　　　　　B.萎缩性鼻炎

C.慢性肥厚性鼻炎　　　　　　　　　　　D.过敏性鼻炎

4. 鼻中隔偏曲的主要治疗手段是(　　　)。

A.药物治疗　　　B.手术治疗　　　C.激光治疗　　　D.微波治疗

5. 鼻出血患者的止血常用措施不包括(　　　)。

A.指压法　　　　B.填塞法　　　　C.烧灼法　　　　D.电凝法

6. 下列哪项符合变态反应性鼻炎鼻腔分泌物特点?(　　　)

A.黏液性分泌物　　　　　　　　　　　　B.纯脓性分泌物

C.血性分泌物　　　　　　　　　　　　　D.含嗜酸性细胞水样分泌物

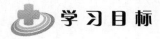

第三节　咽科患者护理

学 习 目 标

知识目标:

1. 掌握扁桃体炎、咽后脓肿、鼻咽癌、阻塞性睡眠呼吸暂停低通气综合征患者身体状况的评估、治疗要点和护理措施,掌握扁桃体切除术后患者的护理措施。

2. 熟悉扁桃体炎、咽后脓肿、鼻咽癌、阻塞性睡眠呼吸暂停低通气综合征的病因、发病机制及健康教育。

3. 了解慢性咽炎的病因、发病机制、护理评估、治疗要点和护理措施。

能力目标:

1. 能正确运用护理程序,为咽科各种疾病患者制定合理的护理计划并正确实施,进行健康指导。

2. 具有以患者为中心的服务理念,护理过程中能主动关心、体贴患者,帮助患者解除痛苦。

一、扁桃体炎

 要 点 导 航

重点:1. 急性扁桃体炎的临床表现。

　　　　2. 扁桃体切除术后护理。

难点:急性扁桃体炎的护理要点。

扁桃体炎为腭扁桃体的非特异性炎症,常伴有不同程度的咽黏膜和淋巴组织炎症,临床上可分为急性扁桃体炎和慢性扁桃体炎,是一种极为常见的咽部疾病。多发生于儿童及青少年,在季节交替、气温变化时最易发病。病因与发病机制:本病的主要致病菌为乙型溶血性链球菌,其次,葡萄球菌、肺炎链球菌和腺病毒也可引起本病。当机体抵抗力降低时,自身扁桃体隐窝的细菌,通过飞沫或直接接触的病原体大量繁殖而致病。如急性扁桃体炎反复发作,或隐窝引流不通畅致使隐窝内细菌、病毒滋生感染而演变为慢性扁桃体炎。积累在隐窝内的病原微生物与组织长期接触可产生自身变应原,引起变态反应,是引起慢性扁桃体炎及发生并发症的重要因素之一。

 案例引导

患者,女性,17岁,3天前患者熬夜后出现咽部疼痛,伴低热、全身不适。入院检查:两侧扁桃体Ⅱ度肿大,急性充血,隐窝口可见黄白色脓性分泌物,双侧下颌角淋巴结肿大压痛。问题:

该患者主要的护理诊断及合作性问题有哪些?对该患者应采取哪些护理措施?

【护理评估】

（一）健康史

询问患者发病前是否有上呼吸道炎症,有无受凉、劳累、过度烟酒、有害气体刺激以及反复发作史等。

（二）身体状况

1. 急性扁桃体炎 依其病理变化可分为两种类型。

（1）急性卡他性扁桃体炎 多为病毒感染,症状较轻,炎症仅限于表面黏膜。表现为咽痛、低热,全身症状较轻。体征:扁桃体及腭舌弓黏膜充血肿胀,扁桃体实质无显著肿大,隐窝内无脓性渗出物。

（2）急性化脓性扁桃体炎 多为细菌感染,起病较急,局部和全身症状较重,咽痛剧烈,吞咽困难,全身症状有高热、恶寒,伴关节酸痛及全身不适。炎症始于隐窝,继而进入扁桃体实质,使扁桃体明显肿胀,重者可出现多发性小脓肿。隐窝口有黄色脓点,并可融合成片形似假膜,易擦去。可有颌下淋巴结肿大。幼儿可因高热而抽搐、呕吐或昏睡。

2. 慢性扁桃体炎 自觉症状较轻,有咽干、发痒、异物感等症状。若扁桃体过度肥大,可能出现呼吸、吞咽或语言共鸣障碍。由于隐窝内细菌毒素被吸收可导致头痛、乏力、低热等全身反应。检查扁桃体和腭舌弓慢性充血,隐窝口处可见干酪样点状物,扁桃体大小不等,常与周围组织粘连。常有下颌角淋巴结肿大。

3. 并发症 急性扁桃体炎常导致扁桃体周围脓肿的发生,也可引起急性中耳炎、风湿热、急性肾炎、急性关节炎、急性心肌炎、急性心内膜炎等疾病。慢性扁桃体炎是常见的全身感染"病灶"之一,机体可受扁桃体隐窝内病原微生物的影响而发生变态反应,产生各种并发症,如风湿性关节炎、风湿热、风湿性心脏病、肾炎等。

（三）心理-社会状况

扁桃体急性炎症期,起病急骤,症状明显,容易引起患者和家属重视,及时得到治疗,少数患者因忽视而延误治疗或治疗不彻底。慢性扁桃体炎症状不明显,患者多不予重视,当急性发作或出现并发症及拟定手术时,患者易出现紧张或恐惧等心理反应。

（四）辅助检查

（1）血常规检查,查白细胞总数和中性粒细胞计数。细菌培养和药敏试验有助于查明病原微生物和抗生素的选用。

（2）测定血沉、抗链球菌溶血素"O"、血清黏蛋白、心电图等有助于并发症的诊断。

【护理诊断及合作性问题】

（1）急性疼痛　与扁桃体急性炎症有关。

（2）体温过高　与急性化脓性扁桃体炎有关。

（3）恐惧　与惧怕可能引起的并发症和扁桃体切除有关。

（4）潜在并发症　扁桃体周围脓肿、风湿热、关节炎、肾炎、出血、感染等。

【护理目标】

通过护理措施的实施,患者能够:①咽痛症状减轻或消失;②体温恢复正常;③稳定心理情绪,以积极的心态面对疾病;④炎症消退,未发生并发症。

【护理措施】

1. 急性扁桃体炎

（1）一般护理　鼓励患者进食易消化、富有营养的流质饮食。注意休息,多饮水,通大便。

（2）用药护理　遵医嘱给予抗生素,首选青霉素。病情严重者可酌情使用糖皮质激素。咽痛较剧或高热时,可服用解热镇痛药。

（3）密切观察　观察患者的体温变化、红肿及疼痛程度,体温过高者可给予物理降温。同时加强口腔护理,嘱患者用复方硼砂溶液、复方氯己定含漱液或1∶5000呋喃西林溶液漱口,也可选用各种喉片含服,以消炎止痛。

（4）手术治疗　对频繁发作的急性扁桃体炎或伴有并发症者,应建议其在急性炎症消退2～3周后,施行扁桃体切除术。频繁发作一般是指1年内有5次或以上的急性发作或连续3年平均每年有3次以上的急性发作。

2. 慢性扁桃体炎

1）非手术治疗　强身健体,增进机体免疫力,适当应用有脱敏作用的细菌制剂以及各种免疫增强剂;冲洗扁桃体隐窝,减少细菌繁殖。

2）手术治疗　扁桃体切除术是目前治疗慢性扁桃体炎的主要手段,必须严格掌握手术适应证,并做好术前及术后护理。

（1）术前准备　①心理护理,向患者解释手术的方法、注意事项及手术的必要性,消除患者恐惧紧张的心理;②完善各项术前检查,如血尿常规、心肺功能、血小板计数及出凝血时间等;③口腔清洁,术前3天用漱口液清洁含漱;④术日早晨禁食,并遵医嘱术前使用阿托品和苯巴比妥钠,以减少唾液分泌。

（2）术后护理

①体位:全麻未清醒者去枕平卧,头偏向一侧,局麻和全麻清醒后采用半坐卧位。

②密切观察:术后第 2 天,扁桃体窝出现一层白膜,对创面有保护作用。同时开始用含漱液漱口。若白膜形成不完整或颜色污垢均提示有感染征象。

③注意出血情况:嘱患者口中分泌物勿咽下,密切观察有无活动性出血及出血量。全麻未清醒者若有频繁吞咽动作且面色苍白,脉搏加快等提示有出血的可能,应立即报告医生并协助止血。

④饮食护理:局麻后 4 h、全麻清醒后无出血者,可进冷流质饮食,第 2 天白膜形成后可改为半流质饮食,但不宜过热,1 周后进软食,10 天后恢复正常饮食。

⑤遵医嘱给予抗生素和止血药。

【护理评价】

通过治疗和护理,评价患者是否达到:①咽痛症状减轻或消失。②体温恢复正常。③能认识到焦虑的原因,采取有效的应对措施。④无并发症发生。

知识链接

扁桃体肿大的分度

临床上根据病情轻重,将扁桃体肿大分为三度。

Ⅰ度:扁桃体有肿大但仍在咽腭弓范围内,即不超过咽腭弓。

Ⅱ度:扁桃体有肿大超过咽腭弓,但未达到咽后壁中线。

Ⅲ度:扁桃体有肿大达到咽后壁中线或超过咽后壁中线。

二、慢性咽炎

 要点导航

重点:慢性咽炎的临床表现。

难点:慢性咽炎的护理要点。

咽炎按发病的急缓和病程长短分为急性咽炎和慢性咽炎,属上呼吸道感染的一部分,好发于冬春季节,为耳鼻咽喉科常见病之一。多发生于成年人。慢性咽炎病程长,症状顽固,较难治愈。病因与发病机制:急性咽炎多为病毒感染,以柯萨奇病毒、腺病毒多见,少数为细菌感染,接触粉尘、烟雾、刺激性气体都可导致本病。慢性咽炎则与急性咽炎反复发作或治疗不彻底及邻近组织的慢性炎症刺激有关,长期接触粉尘、烟酒过度、职业因素及全身慢性疾病等均可引起。

 案例引导

患者,男性,32 岁,厨师。因反复咽干、咽痒、咽异物感 3 年就诊,常伴刷牙时恶心。体检:咽部慢性充血,咽后壁增厚,见多个淋巴滤泡增生。患者曾到多家医院就诊,均诊断为慢性咽炎,经治疗无好转,患者有烦躁情绪。问题:

该患者的护理措施有哪些?

【护理评估】

（一）健康史

询问患者的生活习惯、居住环境、职业、既往病史，如有无鼻病、贫血等慢性病。

（二）身体评估

1. 急性咽炎 起病较急，先有咽部干燥、灼热感、粗糙感，继而明显咽痛，空咽时尤甚，可放射至同侧耳部。全身症状一般较轻，严重者表现为发热、头痛、食欲不振和四肢酸痛等。检查可见咽部黏膜急性充血，咽后壁淋巴滤泡充血、肿大或有脓点。常伴有下颌下淋巴结肿大、压痛。

2. 慢性咽炎 咽部可有各种不适，表现为咽部干燥感、痒感、灼热感、异物感、微痛感等。常有黏稠分泌物附着于咽后壁，使患者起床时出现频繁的刺激性咳嗽伴恶心，萎缩性咽炎患者可咳出带有臭味的黄褐色痂皮。检查见黏膜弥漫性充血，血管扩张，呈暗红色，咽后壁有较多的淋巴滤泡甚至融合成块，咽侧索可充血肥厚，或咽黏膜干燥、萎缩变薄。

3. 并发症 可引起中耳炎、鼻及鼻窦炎、喉炎、气管支气管炎及肺炎。

（三）心理-社会状况

患者常因咽部不适感久治不愈而产生焦虑、烦躁等情绪，甚至产生恐惧心理，常表现为失眠、多疑、求医心切，到处诊治。部分患者对该病危害性认识不足，没有及时就诊或治疗不彻底。有的患者焦虑、烦躁，甚至恐癌。

【护理诊断及合作性问题】

（1）舒适改变 与咽部慢性炎症有关。

（2）焦虑 与长期咽部不适有关。

（3）知识缺乏 缺乏慢性咽炎防治知识。

【护理目标】

通过护理措施的实施，使患者能够：①咽部症状减轻，咳嗽改善；②焦虑症状减轻或消失；③患者掌握疾病相关知识。

【护理措施】

1. 心理护理 耐心向患者介绍本病的发生、发展及转归，减轻患者焦虑情绪，使其树立信心。

2. 治疗配合 遵医嘱漱口、含片或用中药等治疗；可采用激光、射频、微波、冷冻等方法治疗增生肥大的淋巴滤泡；对于慢性萎缩性咽炎与干燥性咽炎的患者，可用2％碘甘油涂抹咽部，以改善局部血液循环，促进腺体分泌，减轻干燥不适症状。

3. 健康指导 积极治疗会引起慢性咽炎的局部及全身的慢性疾病；戒烟酒，少食辛辣刺激的食物，均衡饮食，进食富含B族维生素、维生素C和维生素A的食物；避免用嗓过度；养成良好的生活习惯，提高机体抵抗力。

【护理评价】

通过治疗和护理，评价患者是否达到：①咽部炎症减轻，不适感消失。②焦虑减轻或消失。③掌握慢性咽炎的预防和治疗方法。

怎样预防咽炎?

（1）在急性期应及时选用抗病毒、抗菌药物治疗,勿使急性咽喉炎转为慢性,在慢性期抗菌药物一般是不需要的。

（2）及时治疗鼻、口腔、下呼吸道疾病,包括病牙。

（3）勿饮烈性酒和吸烟,饮食时避免辛辣、酸等强刺激调味品。

（4）改善工作生活环境,减少粉尘、有害气体对身体的刺激。

（5）生活起居有常,劳逸结合,保持每天通便,清晨用淡盐水漱口或少量饮用淡盐水(高血压、肾病患者勿饮盐开水)。

（6）适当控制用声,用声不当、用声过度、长期持续演讲和演唱对咽喉炎治疗不利。

三、鼻咽癌

 要点导航

重点:1. 鼻咽癌的病因。
　　　2. 鼻咽癌的治疗原则。

难点:掌握鼻咽癌的临床表现。

鼻咽癌是我国高发恶性肿瘤之一,发病率为耳鼻咽喉恶性肿瘤之首。流行病学调查显示,我国广东、广西、湖南、福建等地为世界鼻咽癌高发区。本病好发年龄为40～50岁,男性发病率为女性的2～3倍。病理上以低分化鳞癌多见。

目前认为鼻咽癌的发生与遗传因素、病毒因素、环境因素等有关。

1. 遗传因素　鼻咽癌有种族易感性和家庭聚集现象。有研究认为其与人类白细胞抗原(HLA)有关。

2. 病毒因素　主要为EB病毒,可从鼻咽癌患者的血清中查出EB病毒抗体,且抗体滴度随病情发展而升高。也可从鼻咽癌活组织培养的淋巴母细胞中分离出。

3. 环境因素　研究表明鼻咽癌的发生与多环烃类、亚硝胺类、微量元素镍等多种化学物质有关。空气污染、维生素缺乏以及性激素失调也可以改变黏膜对致癌物的敏感性。

案例引导

李某,男性,60岁,主诉涕中带血、左耳闷塞、耳鸣3个月,患者3个月前发现擤鼻涕时涕中带有血丝,未在意,后此情况经常出现,且逐渐加重,并伴有左耳闷,耳鸣。患者有经常食用腌菜的习惯。纤维鼻咽镜检查,可见左侧咽隐窝处黏膜有结节状新生物,左耳检查可见鼓室积液。问题:

该患者初步诊断为什么疾病?应如何对患者进行护理?

【护理评估】

（一）健康史

询问患者发病前的生活习惯、居住环境和家族史，是否经常食用腌制品，有无 EB 病毒感染史，是否经常接触被污染空气。

（二）身体状况

鼻咽癌常发生于咽隐窝及鼻咽顶后壁，解剖位置隐蔽，早期症状不典型。

1. 鼻部症状　早期常为涕中带血或擤出血性涕。晚期肿瘤破坏大血管致大量出血。肿瘤不断增大可阻塞后鼻孔，引起单侧鼻塞，继而双侧。

2. 耳部症状　肿瘤多发于咽隐窝处，阻塞或压迫咽鼓管咽口，可引起单侧耳鸣、耳闷塞感及听力减退等症状。易误诊为分泌性中耳炎。

3. 颈淋巴结肿大　鼻咽癌早期即可出现颈淋巴结转移，常发生在患侧颈深淋巴结上群，呈进行性增大，质硬，界限不清，表面不平，活动度差。无压痛，可发展至对侧。晚期可出现远处转移。

4. 脑神经症状　肿瘤经咽隐窝由破裂孔入颅或因转移淋巴结压迫，可相继出现第Ⅴ、Ⅵ、Ⅳ、Ⅲ、Ⅱ脑神经损害症状，出现偏头痛、面部麻木、上睑下垂、视力下降等症状。肿瘤可直接侵犯或转移淋巴结压迫可引起Ⅸ、Ⅹ、Ⅻ脑神经损伤，出现软腭麻痹、呛咳、声嘶、伸舌偏斜等症状。

（三）心理-社会状况

由于鼻咽癌部位的隐蔽性以及早期无明显症状，极易漏诊。随着病情发展，反复多次活检，给患者带来极大的痛苦和心理压力。一旦确诊，患者对放疗、化疗有不同程度的恐惧心理。因此，要注意评估患者的年龄、性别、对疾病的认知程度、情绪状况，应对方式和经济状况等。

（四）辅助检查

（1）鼻咽镜检查　间接鼻咽镜、纤维鼻咽镜或鼻窦内镜检查可见肿瘤呈菜花状、溃疡状或结节状，位于鼻咽顶后壁或咽隐窝处，易出血。

（2）EB 病毒血清学检查　可作为鼻咽癌诊断的辅助指标。EB 病毒壳抗原-免疫球蛋白A（EBVCA-IgA）的测定已成为鼻咽癌诊断、普查和随访监视的重要手段。

（3）活检　活检是确诊鼻咽癌的依据。一次活检阴性不能否定鼻咽癌的存在，少许病例需多次活检才能明确诊断。

（4）影像学检查　颅底 CT 扫描和 MRI 检查，可了解肿瘤大小、范围及颅底破坏等情况。

【护理诊断及合作性问题】

（1）恐惧　与被诊断为恶性肿瘤，对放射治疗与化疗不了解等有关。

（2）疼痛、头痛　与肿瘤侵犯脑神经和脑实质有关。

（3）潜在并发症　鼻出血。

（4）知识缺乏　缺乏有关鼻咽癌的防治知识。

【护理目标】

通过治疗和护理，使患者能够：①悲观、恐惧、绝望心理减轻或消失；②头痛症状减轻或消失；③未出现鼻出血现象；④了解鼻咽癌的相关防治知识。

【护理措施】

1. 心理护理　向患者积极解释病情及目前治疗的进展，采取疏导措施，消除恐惧心理，提高其战胜疾病的信心，配合治疗。

2. 休息与饮食　适当休息,给予高营养、高热量、易消化的软质食物,增强抵抗力。对不能进食者,可行鼻饲或从静脉给予营养液。同时指导患者进行口腔护理。

3. 对症护理

(1) 严重头痛者遵医嘱给予镇静剂或止痛剂。

(2) 鼻腔大量出血者,应协助医师积极止血,并做好输血准备。

(3) 在放疗或化疗治疗中,观察患者不良反应,如有骨髓抑制、消化道反应、皮肤反应、唾液腺萎缩、放疗性肺炎等及时对症处理,鼓励患者完成治疗疗程。

4. 健康指导

(1) 加强锻炼,改善营养,提高机体免疫力。改善不良的生活习惯,减少化学物质的接触及刺激,预防肿瘤的发生。

(2) 早期诊断。在鼻咽癌高发区及有家族遗传史的人群中,要定期筛查,发现有早期征兆(颈部肿块、回吸血涕、头痛、复视、耳聋、耳鸣等)时及时就诊。

(3) 定期复诊随访。

【护理评价】

通过治疗和护理,评价患者是否达到:①涕中或痰中带血消失;②头痛减轻或消失;③情绪稳定,应对能力增强;④了解鼻咽癌早期症状及有关防治知识,积极配合治疗。

四、阻塞性睡眠呼吸暂停低通气综合征

 要点导航

重点:阻塞性睡眠呼吸暂停低通气综合征的临床表现。

难点:阻塞性睡眠呼吸暂停低通气综合征的护理措施。

阻塞性睡眠呼吸暂停低通气综合征(OSAHS)是指成人在 7 h 的夜间睡眠时间内,至少有 30 次呼吸暂停,每次气流中断时间在 10 s 以上(儿童在 20 s 以上)或呼吸暂停指数(每小时呼吸暂停的平均次数)大于 5,并伴有血氧饱和度下降等一系列病理生理改变。

OSAHS 病因尚不完全清楚,可能与以下因素有关。

1. 上呼吸道堵塞或狭窄　吸气时肺泡能正常进行气体交换的关键是喉以上的上呼吸道,上呼吸道若发生狭窄或堵塞、组织的肥厚等,都可导致此病的发生,常见因素如鼻中隔偏曲、鼻息肉、鼻甲肥大、鼻腔肿瘤、腺样体肥大和鼻咽肿瘤等。

2. 肥胖　肥胖者颈、咽部脂肪组织增多或舌体组织肥厚拥挤而引起气道狭窄。

3. 内分泌紊乱　如甲状腺功能低下引起的黏液性水肿。

 案例引导

患者,男性,11 岁,打鼾、遗尿、嗜睡 1 年余。1 年前患者母亲发现患者睡眠时打鼾、鼾声如雷,且呼吸不畅、有憋气、口唇发青,日间张口呼吸、多动、精神萎靡、嗜睡。上述情况日益加重。入院检查:患者外鼻无畸形,鼻腔黏膜暗红,双下鼻甲稍大,收缩良好,鼻咽部腺样体肥大明显,致鼻咽腔狭窄。问题:

对该患者的护理诊断及合作性问题是什么?应采取哪些护理措施?

【护理评估】

（一）健康史

询问患者是否有引起上呼吸道狭窄的相关疾病,如鼻息肉、鼻甲肥大及家族中有无肥胖、鼾症病。有无甲状腺功能低下、糖尿病等影响呼吸的全身性疾病。

（二）身体状况

1. 打鼾 鼾声响度超过 60 dB,严重影响室内其他人睡眠。

2. 呼吸暂停 频繁发作,每次持续数十秒。睡眠时患者用力呼吸,胸腹部隆起,肢体不自主骚动。早期患者憋气常发生于仰卧位,侧卧位时减轻或消失。

3. 神经系统症状 患者常感觉睡眠不足,出现精神不振,记忆力减退,注意力不集中,工作效率低。

4. 心血管症状 常表现为高血压、心律失常,严重者会出现右心衰竭。

5. 肥胖 70%的患者属肥胖体型,食欲较好,但活动量小。

（三）心理-社会状况

疾病初期常常被忽视,直到出现严重并发症才引起重视。一旦确诊,患者及家属因为缺乏相关知识及担心预后而表现为恐惧和焦虑。因此,应注意评估患者的饮食与生活习惯、性格特征,患者的情绪状况以及对疾病的认知程度。

（四）辅助检查

1. 内镜检查 如鼻内窥镜、纤维鼻咽镜、喉镜等,有助于明确病因、病变部位及性质。

2. 多导睡眠监测 应用多导睡眠描记仪(PSG)对患者进行整夜连续的睡眠观察和监测。PSG 检查是诊断 OSAHS 的金标准。

3. 影像学检查 可做头颅 X 线、CT 扫描或 MRI 等检查,对进一步明确病因、判断阻塞部位具有一定意义。

【护理诊断及合作性问题】

（1）气体交换受损 与上呼吸道狭窄或阻塞有关。

（2）睡眠形态紊乱 与疾病引起的打鼾、憋气及心理因素有关。

（3）潜在并发症 呼吸骤停、呼吸衰竭、脑卒中、心力衰竭等。

（4）知识缺乏 缺乏本病的相关知识。

【护理目标】

通过护理措施,使患者能够:①患者呼吸道通畅;②患者打鼾症状减轻或消失,情绪稳定;③患者无并发症发生;④患者了解疾病的相关知识。

【护理措施】

1. 生活护理 告知患者尽量采用侧卧位或半坐位,以防止舌根后坠,减轻呼吸暂停症状。睡眠前也可将舌保护器放入患者口中,牵引舌体向前,使其处于前置位,从而减轻上呼吸道阻塞症状。同时通过控制饮食,适量运动,可在一定程度上缓解症状。

2. 吸氧 夜间持续低流量吸氧,缓解患者缺氧症状。晚饭及睡前勿随意使用镇静催眠药,以免抑制中枢神经系统导致睡眠窒息。

3. 病情观察 保证患者睡眠环境,加强巡视。密切观察患者呼吸暂停情况,若憋气时间过长,应及时将其唤醒,并准备好抢救用品以备急用。

4. 症状较轻的患者 应遵医嘱睡前服用抗忧郁药普罗替林 5～30 mg,但可引起心律失常、口干及尿潴留等症状,故用药时应注意患者的脉搏及尿量的变化。

5. 手术患者护理　对于病因明确,可进行相应的手术治疗,如鼻息肉摘除术,鼻中隔偏曲矫正术,扁桃体、腺样体切除术以及腭垂腭咽成形术或腭咽成形术等。术前术后护理参见相应章节。

6. 心理护理　及时与患者沟通,了解其自身感受,并给予安慰和疏导,消除其对治疗或手术的紧张、恐惧心理,保持良好心态,积极配合治疗。

7. 健康指导

(1)指导患者适当运动,均衡营养,控制体重,戒除烟酒。

(2)指导患者尽量采用侧卧位或半坐位睡眠体位。

(3)定期随访,监测血压及心功能等,防止并发症。

(4)告知患者不宜从事驾驶、高空作业等有潜在危险的工作。

【护理评价】

通过治疗和护理,评价患者是否达到:①气道通畅,能够有效呼吸;②打鼾症状减轻或消失,心理问题得到解决;③未出现并发症;④对疾病的相关知识有所了解,能配合治疗。

(赵焕英)

直通护考

选择题

A 型题

1. 引起急性扁桃体炎的主要致病菌是(　　)。

A. 乙型溶血性链球菌　　　　　B. 葡萄球菌　　　　　　　　　C. 肺炎链球菌

D. 腺病毒　　　　　　　　　　E. 白色念珠菌

2. 急性扁桃体炎的局部症状主要表现为(　　)。

A. 咳嗽　　　　B. 咽痛　　　　C. 呼吸困难　　　　D. 吞咽困难　　　　E. 放射性耳痛

3. 以下关于急性扁桃体炎的治疗,错误的有(　　)。

A. 抗生素首选青霉素　　　　　　　　　　B. 局部漱口

C. 必要时可使用糖皮质激素　　　　　　　D. 紧急手术,切除扁桃体

E. 可进行中医中药治疗

4. 诊断慢性扁桃体炎的主要依据是(　　)。

A. 反复急性发作　　　　　　　B. 咽部不适感　　　　　　　　C. 扁桃体肿大

D. 发热　　　　　　　　　　　E. 腭舌弓暗红

5. 扁桃体切除术后,以下减轻疼痛的措施中哪项是错误的?(　　)

A. 冰袋颈部冷敷　　　　　　　B. 给予解释安慰　　　　　　　C. 嘱患者深慢呼吸

D. 用水杨类止痛剂　　　　　　E. 针刺止痛

6. 扁桃体术后最危险的并发症是(　　)。

A. 术区感染　　　B. 大出血　　　C. 肺部感染　　　D. 中耳炎　　　E. 以上均不是

7. 以下哪项不是扁桃体术后出血的征象?(　　)

A. 面色苍白　　　　　　　　　B. 脉细弱　　　　　　　　　　C. 术后当天痰中少许血丝

D. 口吐鲜血　　　　　　　　E. 全麻未醒有频繁吞咽动作

8. 咽后脓肿切开术的体位是（　　　）。

A. 半卧位　　　　B. 平卧位　　　　C. 头低足高位　　D. 侧卧位　　　　E. 坐位

9. OSAHS 患者睡眠姿势应取（　　　）。

A. 半卧位　　　　　　　　　　B. 平卧位　　　　　　　　　C. 头低足高位

D. 侧卧位或半坐卧位　　　　　E. 俯卧位

10. 与鼻咽癌关系密切的病毒是（　　　）。

A. 流感病毒　　　B. 疱疹病毒　　　C. 鼻病毒　　　　D. 科萨奇病毒　　E. EB 病毒

11. 不属于鼻咽癌早期表现的是（　　　）。

A. 回吸性血涕　　B. 颈部肿块　　　C. 鼻塞　　　　　D. 耳鸣、耳闷　　E. 剧烈头痛

12. 鼻咽癌的治疗首选（　　　）。

A. 手术　　　　　B. 药物　　　　　C. 放疗　　　　　D. 中药　　　　　E. 综合

13. 扁桃体切除术后颈部用冰袋冷敷的作用是（　　　）。

A. 镇静　　　　　　　　　　　B. 加压止血　　　　　　　　　C. 促进白膜生长

D. 减少热刺激　　　　　　　　E. 止血和缓解疼痛

14. 扁桃体摘除术后全麻患者若出现频繁吞咽动作，应考虑为（　　　）。

A. 伤口出血　　　B. 伪膜生长　　　C. 术后疼痛　　　D. 术后感染　　　E. 以上均不是

X 型题

1. 鼻咽癌的早期症状有（　　　）。

A. 回缩涕中带血　　　　　　　B. 耳鸣和耳闭塞感　　　　　　C. 听力下降

D. 剧烈头痛　　　　　　　　　E. 颈淋巴转移

2. 扁桃体切除术后，正确的处理方法是（　　　）。

A. 手术后 4 h 可进热流质饮食　　　　　　　B. 注意出血情况

C. 伤口疼痛可用水杨酸类止痛剂　　　　　　D. 使用抗生素

E. 术后唾液中少许血丝无需处理

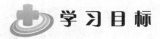

第四节　喉科患者护理

学习目标

知识目标：

1. 掌握急性会厌炎的典型症状、治疗要点和主要护理措施。掌握喉阻塞患者身体状况评估、呼吸困难分度及治疗要点。

2. 掌握急性喉炎的护理诊断及合作性问题和主要护理措施。

3. 熟悉声带小结和声带息肉的病因、身体状况评估及主要护理措施，熟悉喉癌患者的常

见症状、主要护理措施。

4. 了解喉阻塞的病因,喉癌的扩散转移途径及分期。

能力目标:

1. 能正确运用护理程序,为喉科各种疾病患者制定合理的护理计划并实施,进行健康指导。

2. 具有以患者为中心的服务理念,护理过程中能主动关心、体贴患者。

一、急性会厌炎

要点导航

重点: 急性会厌炎的临床特点。

难点: 急性会厌炎的护理措施。

急性会厌炎是以会厌为主的急性喉部炎症,又称急性声门上喉炎,起病急,发展迅速,严重时会厌肿胀可引起气道阻塞而引起窒息死亡。本病好发于成人,儿童也可患病。

本病的发生与细菌感染、变态反应、外伤和邻近器官急性炎症有关。细菌感染为本病主要的原因,常见的致病菌为乙型流行杆菌、葡萄球菌、链球菌、肺炎双球菌,也可以与病毒混合感染。对某种变应原发生反应,引起会厌变态反应性炎症,可继发细菌、病毒感染,也可为单独变态反应性炎症引起会厌肿胀。

案例引导

患者,男性,37岁,2天前因连续熬夜、抽烟过多而出现咽部疼痛,甚至咽下困难,因工作忙碌而无暇治疗,加之未及时休息,以上症状逐渐加重,并于2 h前出现明显吸入性呼吸困难。入院检查:双侧扁桃体肿大,隐窝口可见黄白色脓性分泌物,间接喉镜下可见会厌充血肿胀而显著增厚,喉口明显狭窄。双侧下颌角淋巴结肿大、压痛。问题:

针对患者症状请做出相应的护理诊断、合作性问题及护理措施?

【护理评估】

(一)健康史

评估患者有无上呼吸道感染,有无邻近器官感染如咽炎、扁桃体炎等,有无过度疲劳、吸入有害气体、外伤、误吸异物、接触变应原等。评估发病的缓急,有无呼吸困难、声嘶等。

(二)身体状况

1. 全身症状 多数患者起病急,出现畏寒、乏力和高热等全身症状。儿童或老年患者症状更为严重,病情发展迅速,表现为精神萎靡、面色苍白、四肢发冷。

2. 局部症状 患者多有剧烈的咽痛,吞咽时加重。会厌高度肿胀时,患者会出现语音含糊不清,甚至可引起吸气性呼吸困难,导致窒息。患者虽有呼吸困难,但很少有声音嘶哑的表现。

3. 体征　患者呈急性面容,严重者可出现呼吸困难。会厌明显充血、肿胀,严重时可呈球形。脓肿形成时,红肿黏膜表面可有黄白色脓点。

（三）心理-社会状况

本病起病急,患者常因咽喉部剧烈疼痛和吞咽困难,甚至呼吸困难来医院就诊,由于缺乏对本病的认识,往往容易轻视该病,误认为只是普通的咽喉炎,不愿住院治疗。

（四）辅助检查

血常规检查白细胞计数增高。间接喉镜下会厌充血水肿,严重时呈球形,即可诊断为急性会厌炎。必要时行影像学检查,如 X 线颈侧位片、CT 扫描和 MRI,可显示会厌等声门上结构肿大,喉咽腔阴影缩小。

【护理诊断及合作性问题】

（1）疼痛　与会厌充血肿胀有关。

（2）体温过高　与会厌感染引起的炎症有关。

（3）有窒息的危险　与会厌高度肿胀阻塞气道有关。

【护理目标】

通过护理措施的实施,患者能够:①疼痛症状得到缓解;②体温恢复正常;③炎症消退,充血、肿胀减退或消失,呼吸顺畅。

【护理措施】

（一）保持呼吸道通畅

（1）遵医嘱及时给予足量的抗生素和激素类药物,观察用药疗效。

（2）密切观察患者的呼吸形态,有无呼吸困难、吸气性软组织凹陷、喉喘鸣等喉阻塞症状,并及时向医生汇报。必要时吸氧,监测血氧饱和度。

（3）严重呼吸困难患者做好气管切开术前准备。

（4）向患者说明本病的特点和危害,使患者理解并积极配合治疗、护理,不随意离开病房。气管切开术者应按气管切开术后护理。

（二）疼痛护理

1. 向患者解释疼痛的原因,给予患者足量抗生素和糖皮质激素缓慢静滴。指导患者做好局部漱口、雾化等治疗。

2. 卧床休息,多饮水,进流质或半流质温凉饮食,忌辛辣,保持口腔清洁。告知患者尽量不发音或少发音,以利声带休息。

（三）高热护理

注意观察患者体温变化,必要时采用物理降温或根据医嘱使用药物降温。

（四）健康教育

向患者讲解本病的特点及预防措施,由变态反应所致者应避免与变应原解除。生活有规律,不过度疲劳,戒烟酒,积极治疗邻近器官感染,如出现咽喉剧烈疼痛应立即到医院就诊。

【护理评价】

通过治疗和护理,评价患者是否达到:①患者疼痛症状得到缓解或消失。②患者体温恢复正常。③患者炎症消退,充血、肿胀减退或消失,呼吸顺畅。

二、急性喉炎

要点导航

重点:掌握急性喉炎的病因及临床表现。

难点:急性喉炎的护理措施。

急性喉炎是喉黏膜的急性卡他性炎症,好发于冬春两季,是常见的急性呼吸道感染性疾病。成人、小儿均可发病,急性喉炎好发于6个月到3岁的儿童,临床表现与成人不同,易发生呼吸困难。

感染是本病的主要病因,常在病毒感染的基础上继发细菌感染。其次,与用嗓过度、吸入过多生产性粉尘或有害气体、喉部外伤等因素有关。

小儿急性喉炎易出现呼吸困难的原因:①喉腔相对狭小,声门下区组织疏松,炎症时易肿胀;②喉软骨柔软,用力吸气时向内凹陷,加重喉腔狭窄;③免疫功能较低,容易发生呼吸道感染;④神经系统功能不稳定,炎症时易诱发喉痉挛;咳嗽力量不足,分泌物不易排出。

案例引导

患者,男性,3岁,因鼻涕、鼻塞、咳嗽、高热3日,加重伴声嘶、犬吠样咳嗽1日住院。体温达39℃,家长自行应用感冒冲剂治疗,体温下降至正常,之后多次反复。问题:

该患者的护理诊断、合作性问题与护理措施是什么?

【护理评估】

（一）健康史

评估患者有无上呼吸道感染,有无过度发声、吸入有害气体、疲劳、机体抵抗力下降等诱因。

（二）身体状况

全身症状:多继发于感冒后,可有畏寒、发热、乏力等全身症状。

局部症状:声嘶、喉痛、喉部不适、干燥、异物感等。成人急性喉炎以声音嘶哑为主要症状;小儿急性喉炎起病较急,表现为"空"、"空"样或犬吠样咳嗽,吸气性呼吸困难,吸气性喉喘鸣和三凹征或四凹征。

体征:患者呈急性面容,成人间接喉镜下见喉黏膜弥漫性充血、肿胀,声带由白色变成粉红色或红色,因肿胀而闭合欠佳。小儿可见声门下黏膜呈梭形肿胀。

（三）心理-社会状况

因起病急骤,儿童症状较重,有窒息的危险,且沟通障碍,所以患者和家属就诊时非常急躁和恐惧。

（四）辅助检查

间接喉镜可观察喉黏膜与声带充血、肿胀情况。血常规检查白细胞总数及中性粒细胞增多。

【护理诊断及合作性问题】

（1）语言沟通障碍　与喉炎引起的声嘶或失音有关。

（2）舒适改变　与喉痛、咳嗽、感染有关。

（3）体温过高　与喉部感染有关。

（4）潜在并发症　喉阻塞。

【护理目标】

通过护理措施的实施，使患者能够：①患者声嘶或失音症状减轻或消失；②患者喉痛、咳嗽症状减轻或消失；③患者体温降低或恢复正常；④患者无并发症发生。

【护理措施】

1. 一般护理　卧床休息，患者禁声，多饮水，进清淡易消化的食物，保持大便通畅。

2. 病情观察　儿童患者需严密观察呼吸情况，尽量保持安静、减少哭闹，必要时吸氧。对于严重患者应做好气管切开的准备，以防止发生窒息。注意观察体温变化，过高者给予物理或药物降温措施。

3. 用药护理　遵医嘱给予患者抗生素及糖皮质激素，控制感染、减轻水肿。小儿需静脉用药。也可使用抗生素加激素超声雾化吸入，或热水内加入复方安息香酊缓慢吸入，可消炎、消肿；喉片含化等。

4. 健康指导　指导患者加强身体锻炼，提高机体抵抗力，防止上呼吸道感染。戒烟酒，少食辛辣刺激性食物，避免有害气体吸入。指导患者正确用嗓，避免高声讲话及哭闹。

【护理评价】

通过治疗和护理，评价患者是否达到：①声嘶或失音症状减轻或消失；②喉痛、咳嗽症状减轻或消失；③体温降低或恢复正常；④无并发症发生。

知识链接

小儿急性喉炎为什么容易出现呼吸困难？

（1）小儿喉腔狭小，喉软骨柔软，黏膜及黏膜下组织疏松，炎症时易发生肿胀。

（2）小儿神经系统较不稳定，易受激惹而发生喉痉挛，使喉腔更加狭小。

（3）小儿咳嗽力量不强，下呼吸道和喉部的分泌物不易排出。

（4）小儿对感染的抵抗力及免疫力不及成人，故炎症反应较重。

综上，小儿急性喉炎的病情比成人严重，易发生呼吸困难。

三、声带小结和声带息肉

 要点导航

重点：声带小结的术后护理。

难点：声带小结和声带息肉的临床表现。

声带小结和声带息肉均为喉部慢性非特异性炎症性疾病,是引起声音嘶哑常见的两种疾病。典型的声带小结(vocal nodules)为双侧声带前、中 1/3 交界处对称性结节状隆起(图6-4)。声带息肉(polyp of vocal cords)好发于一侧或双侧声带的前、中 1/3 交界处边缘,为半透明、白色或粉红色表面光滑的肿物(图 6-5)。

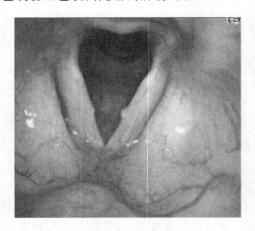
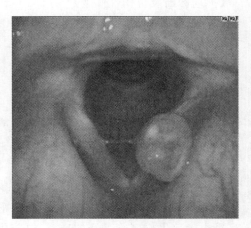

图 6-4　声带小结　　　　　　　　　　图 6-5　声带息肉

本病多因发声不当或用声过度导致,也可在一次强烈发声之后引起,所以本病多见于职业用声或过度用声的患者,如教师、歌唱演员、销售人员、喜欢喊叫的儿童等。长期慢性刺激如长期吸烟可诱发本病,也可继发于上呼吸道感染。

【护理评估】

(一)健康史

评估患者喉部不适和声音嘶哑发生和持续的时间,询问患者的职业特点,有无过度用嗓或长期吸烟史,有无上呼吸道感染史。

(二)身体状况

声带小结早期症状轻,仅用声多时感觉声带疲劳,时好时坏,呈间歇性,以后逐渐加重,表现为持续性声嘶。声带息肉表现为长时间声嘶。

(三)心理-社会状况

患者往往因声嘶影响工作而就诊,迫切希望快速地解决这个问题,但患者对本病的相关知识缺乏了解。所以要注意评估患者的年龄、性别、对疾病的认知程度、情绪状况、应对方式和经济状况等。

(四)辅助检查

间接喉镜可观察到声带小结及息肉的大小、部位。

【护理诊断及合作性问题】

(1)知识缺乏　患者缺乏自我保健的相关知识。

(2)窒息的可能　与声带过度充血肿胀有关。

【护理目标】

通过护理措施的实施,使患者能够:①患者掌握保护声带的知识;②患者呼吸平稳,未发生窒息。

【护理措施】

1. 一般护理 早期声带小结可通过禁声使声带充分休息,小结可自行消失。

2. 手术治疗 经保守治疗无效的声带小结和声带息肉可进行手术切除。常用的方法有局麻电子喉镜或纤维喉镜下切除术、全麻显微支撑喉镜下切除术。对行手术者应积极完善术前准备。

3. 术后护理

(1)饮食护理 表面麻醉术后 2 h 可进温凉流质或半流质食物,避免辛辣刺激性食物。

(2)病情观察 观察患者呼吸情况,如有不适及时通知医生。嘱患者将喉部分泌物轻轻咳出,观察其颜色及形状。术后禁声 2~4 周,使声带充分休息,减轻充血水肿。

(3)健康教育 告知患者使用正确的发音方法,避免长时间用嗓,戒烟酒,禁食刺激食物,预防上呼吸道感染。

【护理评价】

通过治疗和护理,评价患者是否达到:①保护声带的知识;②患者呼吸平稳,未发生窒息。

四、喉阻塞患者的护理

 要点导航

重点:喉阻塞患者的护理措施。

难点:喉阻塞患者的护理措施。

喉阻塞(laryngeal obstruction)又称喉梗阻,是因喉部或邻近组织的病变,使喉部通道发生阻塞,引起不同程度的呼吸困难的疾病,是耳鼻咽喉头颈外科常见的急症之一,如处理不当,可以引起窒息死亡。本病多发生于小儿,因为小儿喉腔较小,黏膜下组织疏松,神经系统不稳定,多在冬春季发病。治疗原则:迅速解除呼吸困难,防止窒息或心力衰竭。根据引起喉阻塞的病因,呼吸困难的程度和全身情况,采用药物或手术治疗。呼吸困难轻者,针对病因治疗;重症患者要及时行环甲膜切开或气管切开术,待患者呼吸困难缓解后再进行病因治疗。

 案例引导

患儿,男性,2 岁,发热、喉痛、咳嗽、声音嘶哑 3 天,口唇发绀 2 h。受凉后发热、"空"样咳嗽困难 3 天。检查:体温 39 ℃,脉搏 140 次/分,呼吸 25 次/分,哭闹、躁动,难入睡,食欲下降。嘴唇及指端青紫,可闻及吸气性喉喘鸣,吸气性呼吸困难,四凹征。诊断:喉阻塞。问题:

1. 对该患者的护理诊断及合作性问题是什么?应采取哪些护理措施?

2. 分析易导致呼吸困难的原因,并诊断其呼吸困难的分度。

3. 若该患者出现面色苍白,呼吸极度困难,脉率不齐等症状,该如何处理?请制定护理措施。

【护理评估】

（一）健康史

询问患者近期健康状况,有无过度疲劳、上呼吸道感染病史,有无喉外伤、异物吸入、喉部肿瘤史,有无甲状腺手术病史或气管插管病史等;注意评估患者呼吸困难发生的时间、程度、有无诱因等。

1. 急性炎症　小儿急性喉炎、急性会厌炎、急性喉气管支气管炎、喉脓肿等。喉部邻近部位的炎症,如咽后脓肿、咽侧感染、下颌淋巴结炎、颌下或口底蜂窝组织炎等。

2. 喉外伤　喉部挫伤、撞伤、挤压伤、切割伤、炸伤、烧灼伤、喉气管插管性损伤、内窥镜检查损伤、毒气或高热蒸汽吸入等。

3. 喉部异物　特别是较大的嵌顿性异物,如塑料瓶盖、玻璃球、大的中药丸等。不仅造成机械系阻塞,还可引起喉痉挛。

4. 喉肿瘤　喉癌、多发性喉乳头状瘤、喉咽肿瘤、甲状腺肿瘤等。中老年患者以喉癌多见,所引起的喉阻塞发展较慢,小儿以喉乳头瘤多见。喉部肿瘤合并感染及出血时可引起急性喉阻塞。

5. 喉水肿　喉血管神经性水肿,药物过敏反应和心、肾疾病引起的水肿等。除炎症、外伤可引起的喉水肿外,变态反应也可导致喉水肿。

6. 喉麻痹　声带麻痹不能张开而致喉阻塞,多由于甲状腺手术损伤喉返神经所致。

7. 喉痉挛　伤风患者和喉异物刺激导致喉痉挛引起喉阻塞,发展快。

8. 喉畸形　先天性喉喘鸣、喉蹼、喉软骨畸形、喉瘢痕狭窄。喉畸形和瘢痕狭窄,前者为先天性,后者是由于外伤所致。

9. 双侧声带瘫痪　多由外伤、肿瘤、甲状腺手术并发症等原因引起。

（二）身体状况

1. 吸气性呼吸困难　喉阻塞的主要症状。表现为患者吸气运动加强,时间延长,吸气深而慢,但通气量并不增加。发生机制:声门裂为喉部最狭窄处,吸气时气流将声带斜面向下、向内推压,但因同时伴有声带外展运动,使声门裂开大,所以正常情况下呼吸通畅。当喉部病变时,因声带黏膜充血、肿胀,声带变厚,使本来狭窄的声门裂愈加狭窄,故造成吸气性呼吸困难。而呼气时气流向外推开声带,使声门裂较吸气时变大,故呼气时呼吸困难不明显。声带上面平而下面倾斜,正常情况下,吸气时气流推声门斜面向内下,但因声带外展,声门开大,呼吸通畅,但当声门变窄时,吸入的气流将声带推向下方,使两侧声带游离缘彼此靠近,故声门更为狭小而出现吸气困难。

2. 吸气性喉喘鸣　吸入的气流通过狭窄的声门裂时,形成气流涡旋反击声带,声带振动所发出的尖锐的喘鸣音,是喉阻塞的主要特征。喉阻塞程度越严重,喉喘鸣声越响,扪及喉或气管就越有振动感。

3. 吸气性软组织凹陷　因患者吸气困难,吸入气体不易通过声门进入肺部,胸腹辅助呼吸肌代偿性加强运动,将胸部扩张以辅助呼吸,但肺叶不能相应膨胀,故胸腔内负压增加,胸壁及周围软组织凹陷,包括胸骨上窝、锁骨上窝、肋间隙以及胸骨剑突下凹陷,临床上称为"四凹征"。其程度随呼吸困难程度而异,儿童肌张力较弱,"四凹征"尤为显著(图6-6)。

4. 声音嘶哑　若病变位于声带或声门裂,由于声带活动障碍而发生嘶哑症状,则出现声音嘶哑,甚至失声,常为首发症状。

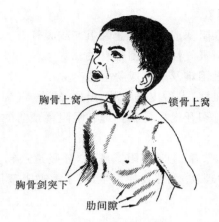

图 6-6　四凹征示意图

5. 全身缺氧症状　初期患者尚可耐受,随着阻塞时间延长,出现呼吸、心率加快,血压上升、面色青紫;若阻塞进一步加重,患者会出现坐卧不安,烦躁不能入睡;晚期可出现大汗淋漓,脉细速,心律不齐,心力衰竭,最终发生昏迷而死亡。

（三）喉阻塞分度

根据病因及呼吸困难的轻重,可将喉阻塞分为 4 度。

Ⅰ度:安静时无呼吸困难。活动或哭闹时有轻度吸气性呼吸困难、稍有吸气性喉喘鸣及胸廓软组织凹陷。

Ⅱ度:安静时有轻度吸气性呼吸困难、吸气性喉喘鸣和吸气性胸廓周围软组织凹陷,活动时加重,但不影响睡眠和进食,无烦躁不安等缺氧症状。脉搏尚正常。

Ⅲ度:吸气性呼吸困难明显,喉喘鸣声较响,胸骨上窝、锁骨上窝等胸廓软组织吸气期凹陷明显。并出现缺氧症状,如烦躁不安、不易入睡、脉搏加快、不愿进食等。患者脉搏加快,血压升高,心跳强而有力。

Ⅳ度:呼吸极度困难。由于严重缺氧和体内二氧化碳积聚,患者坐卧不安,手足乱动,出冷汗,面色苍白或发绀,定向力丧失,心律不齐,脉搏细数,血压下降、昏迷、大小便失禁等。若抢救不及时,常可因窒息或心力衰竭而死亡。

（四）心理-社会评估

喉阻塞患者因病情危急常急诊就医,患者和家属因患者呼吸困难威胁生命而感到非常恐惧,但对气管切开手术缺乏认识。因惧怕手术而拒绝气管切开,容易造成延误医疗时机,使病情加重,使患者窒息的危险性增加。因此不仅要评估患者的年龄、性别、情绪状态、对本病的认识,还要评估家属的心理状况,以提供全面有效的护理措施。

（五）辅助检查

根据病情,轻者先检查,确诊后治疗;重者应先实施抢救,待喉阻塞缓解后,再做进一步检查和诊治。

（1）影像学检查　喉部 X 线侧位片,喉部 CT,有助于炎症、外伤、异物、肿瘤的诊断。

（2）喉镜检查　纤维喉镜或直接喉镜检查,具有诊断和治疗的双重作用。怀疑喉部肿瘤,可取活体组织做病理检查;发现喉部异物立即取出。

【护理诊断及合作性问题】

（1）有窒息的危险　与喉阻塞或手术后套管阻塞或脱管有关。

（2）低效性呼吸型态　与吸气性呼吸困难有关。

（3）焦虑和恐惧　与呼吸困难及缺氧威胁生命有关。

（4）潜在并发症　低氧血症、术后皮下气肿、出血、感染、气胸等。

（5）知识缺乏　缺乏气管切开术后自我护理和喉阻塞预防的知识。

【护理目标】

通过护理措施的实施，使患者：①呼吸阻塞解除，呼吸道通畅，恢复正常呼吸型态；②情绪稳定，能够积极配合治疗和护理；③无并发症发生；④了解喉阻塞预防知识。

【护理措施】

1. 基础护理

（1）危急护理　保持呼吸道通畅，改善缺氧症状、预防窒息。

①及时根据医嘱用药，并注意观察患者用药后的效果。如为异物、喉部肿瘤、喉外伤、双侧声带瘫痪引起，应及时做好术前准备，以便随时手术。必要时给予雾化吸入，低流量吸氧。

②病情观察：对Ⅰ度和Ⅱ度喉阻塞患者应密切观察病情变化和喉阻塞程度，如病情加重及时通知医生。对Ⅲ度和Ⅳ度喉阻塞患者应密切观察呼吸、脉搏、血氧饱和度、血压、神志、面色、口唇颜色等变化，并立即报告医生。

③备齐急救物品：对Ⅱ度和Ⅲ度喉阻塞患者，在行气管切开术前应准备气管切开包、适宜型号的气管套管、吸引器等，放于患者床旁，同时密切观察呼吸状况。

④需行气管切开术的患者，按气管切开术患者的护理措施护理。

⑤给患者创造安静的休息环境，室内保持适宜的温度、湿度。协助患者取半坐卧位、卧床休息，减少耗氧量。减少患者活动量和活动范围，以免加重呼吸困难或发生意外。小儿患者尽量减少刺激，避免因哭闹而加重呼吸困难。

（2）一般护理　绝对卧床休息，小儿应避免哭闹，限制探视；给予富含营养易消化流质或半流质食物，或遵医嘱暂禁食。

（3）病情观察　密切观察患者的脉搏、血压、神志、呼吸、血氧饱和度、面色、口唇颜色等变化，重症喉阻塞患者床边备气管切开包。

（4）治疗护理　根据喉阻塞的病因和分度采取相应的护理措施。

①Ⅰ度处理原则：明确病因，进行病因治疗。减少活动，低流量吸氧。

②Ⅱ度处理原则：积极治疗病因，如由炎症引起者，使用足量抗生素和糖皮质激素，必要时吸氧。严密观察病情变化，做好气管切开术的准备工作。绝对卧床、吸氧，必要时镇静、雾化吸入。

③Ⅲ度处理原则：一般为气管切开，但由炎症、异物等引起者，可先去除病因，密切观察下仍可保守治疗，保持环境绝对安静。

④Ⅳ度处理原则：不管病例如何，立即进行气管切开术，紧急情况下，可先行环甲膜切开术或气管插管术抢救生命。已行气管切开手术的患者，按气管切开手术后的护理常规做好护理。

2. 心理护理　向患者解释呼吸困难产生的原因、治疗方法和疗效，使患者尽量放松而减轻恐惧心理，帮助患者树立信心，避免不良刺激，以免进一步加重呼吸困难和缺氧症状。对喉阻塞严重的患者，护士应守在患者床边，随时观察病情变化，同时安慰患者，减轻患者紧张和恐惧。说明气管切开的必要性，减轻患者焦虑、恐惧心理，取得患者合作。

3. 健康教育

(1) 指导患者加强身体锻炼,避免感冒,积极预防和治疗上呼吸道感染。

(2) 养成良好的进食习惯,进食时避免大声说笑、哭闹。

(3) 注意安全,避免喉外伤及呼吸道异物。

(4) 加强对小儿的看护,不给小儿吃豆类、花生、瓜子等。防止异物吸入。

(5) 过敏体质的人应避免接触过敏原等。

(6) 戒烟酒,避免辛辣刺激性食物及接触有害粉尘、气体。

(7) 向患者介绍发生喉阻塞的原因、危险性,一旦发现及时诊治。

(8) 解释造成喉阻塞的原因及预防知识。

【护理评价】

通过治疗和护理,评价患者是否达到:①呼吸道通畅,恢复正常呼吸型态;②患者情绪稳定,积极配合治疗和护理;③患者无并发症发生;④患者了解喉阻塞的预防知识。

知识链接

气管切开术患者的护理

气管切开术是一种切开颈段气管前壁并插入气管套管,使患者直接经套管呼吸和排痰的急救手术。手术时患者取仰卧位,垫肩、头后仰,保持正中位。一般采取局部麻醉。切开颈部皮肤,在第3~4气管环处切开气管前壁,插入带有管芯的套管。

【手术适应证】

1. 喉阻塞　各种原因引起的Ⅲ度、Ⅳ度喉阻塞,尤其是病因不能很快解除者。

2. 下呼吸道分泌物潴留　需吸痰,或各种原因导致的呼吸功能衰竭,需进行人工呼吸者。

3. 某些手术的前期手术　进行口腔、颈面部、喉部手术时,应做好术前准备以防止血液流入下呼吸道阻碍呼吸。

【护理诊断及合作性问题】

(1) 有窒息的危险　与原发病及术中压迫、刺激气管、分泌物堵塞有关。

(2) 语言交流障碍　与气管切开、失去发声功能有关。

(3) 焦虑、恐惧　与担心手术预后,恐惧手术有关。

(4) 潜在并发症　出血、感染、皮下气肿、气胸及纵隔气肿等。

【护理措施】

1. 术前护理

(1) 遵医嘱给予吸氧、术前用药、必要的实验室检查。

(2) 向患者及家属说明手术的方法,介绍术中、术后可能发生的相关问题,消除患者的各种顾虑,配合手术。

(3) 备好床旁用物,如吸引器、氧气、气管切开包、适当型号的气管套管等,保证各种输液管道的通畅,以便术中急用。

2. 术后护理

(1) 体位　术后应取平卧位,尽可能使颈部舒展以利于呼吸、咳嗽及气管内分泌物引流。手术当日不宜过多变换体位,以防套管脱出。

(2) 病情观察　密切观察生命体征,尤其是注意呼吸情况,血氧饱和度高低,观察痰液的性质和量,以及有无皮下气肿、出血、感染、气胸等并发症发生。

(3) 气管套管护理　保持套管内管通畅是护理的关键。一般每 4～6 h 清洗套管内管 1 次,清洗消毒后立即放回。分泌物多时可增加清洗次数。为防止套管脱出,应随时调节套管系带的松紧度,以能插一指为宜,并打死结。术后一周不宜调换外管。

(4) 吸痰　及时吸除套管内分泌物,若分泌物黏稠可用雾化吸入,定时通过气管套管滴入少许生理盐水、抗生素、化痰及黏液促排剂等药物。吸痰时注意无菌操作,将导管缓缓插入内套管中,边吸引边转动退出,忌上下提插,一次吸痰时间不超过 15 s。

(5) 气道湿化　保持室内清洁,湿度宜在 60%～70%,温度宜在 22 ℃左右。气管套管口盖双层湿纱布起过滤和湿化空气的作用。

(6) 切口护理　气管切开部位保持清洁、干燥,每日清洁消毒切口,被痰液浸渍的纱布应随时更换。

(7) 拔管　喉阻塞和下呼吸道阻塞症状解除,呼吸恢复正常者可考虑拔管。拔管前先堵管 24～48 h,在活动、睡眠时呼吸均平稳,即可拔管。拔管后 1～2 日内严密观察呼吸情况。

【健康指导】

1. 告知患者喉阻塞的原因、危险性及预防方法。增强体质,减少各种上呼吸道疾病的发生。

2. 需长期戴管或暂不能拔管者,出院时教会患者及其家属定期清洗煮沸消毒内套管,更换敷料。告知气管内滴药的方法与观察要点,嘱其定期随访。

附：硅胶气管套管(图 6-7)

硅胶气管套管轻便、管壁光洁度好,不易吸附分泌物和形成干痂,适宜病情危重,随时需使用呼吸机正压给氧和被动呼吸、带管时间短、颅内压高、需鼻饲饮食的昏迷患者,以及肿瘤术后需放疗者。护理上应注意定期湿化气道和气囊放气。

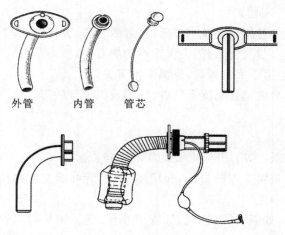

外管　　　内管　　　管芯

图 6-7　硅胶气管套管

五、喉癌患者的护理

要点导航

重点：喉癌患者的护理措施。

难点：喉癌患者的手术方式。

喉癌（carcinoma of larynx）是喉部常见恶性肿瘤，多为鳞状细胞癌，高发年龄为 40～60 岁，男性高于女性，城市高于农村，尤其是污染严重的工业区。但由于近年来烟草消费低龄化，喉癌的发病年龄有降低的趋势。绝大多数喉癌患者有长期吸烟史和饮酒史，吸烟为喉鳞状细胞癌重要的独立危险因素之一，人乳头状瘤病毒（HPV）感染、空气污染及石棉等职业暴露与喉癌也有一定的关系。

根据肿瘤发生的部位，喉可分为三种类型：声门上型、声门型、声门下型。声门型最为常见。一般分化较差，易发生淋巴结转移，预后较差。

根据流行病学调查和临床观察，发生本病的相关因素包括吸烟、饮酒、空气污染、长期接触有毒化学物质、滥用声带、慢性喉炎、内分泌障碍、病毒感染等。喉癌的临床表现有声音嘶哑、咳嗽、血痰、疼痛、咽喉不适、异物感、进食呛咳，晚期可出现呼吸困难、吞咽困难、颈部包块等。

早期诊疗可提高患者术后生存率及保留一部分喉的发声功能，减少术后并发症。治疗原则：手术、放疗、化疗是治疗喉癌三大基本手段。应根据肿瘤部位、范围、分化程度、全身状况制定治疗方案。

案例引导

患者，男性，60 岁，声音嘶哑进行性加重 1 年，伴吞咽困难 3 个月。有烟酒嗜好，吸烟史 30 余年，查体：体温 37 ℃，消瘦，颈部扪及肿大淋巴结，光滑无触痛。间接喉镜检查：右侧声带中部有直径约 0.4 cm 的粉色肿物，表面菜花样，经活检病理检查报告为声带癌（鳞状细胞癌），右侧声带固定于近中位。初步诊断：喉癌（声门型）。

问题：

该患者的护理诊断及合作性问题是什么？应采取哪些护理措施？

【护理评估】

（一）健康史

询问患者发病前健康状况，有无长期慢性喉炎或其他喉部疾病，有无进行性声音嘶哑、咽部不适、喉部异物感和呼吸困难等，重点了解发病的危险因素及诊治过程。

（1）烟、酒刺激　90％以上喉癌患者有长期吸烟史。酒对喉的致癌作用远逊于烟，声门上区癌可能与嗜酒有关。

（2）空气污染　长期接触生产性粉尘和废气，喉癌发生率高。

（3）病毒感染　人类乳头状瘤病毒的部分亚型可能与喉癌有关。

（4）癌前病变　喉白斑病。

（二）身体状况

1. 分型

（1）声门上型　好发于声带及以上，分化较差、发展较快，易发生淋巴结转移。早期可无特殊症状，或仅感觉喉部轻微不适、咳嗽。当肿瘤表面溃烂时，可有咽喉痛及反射性耳痛，痰中带血，严重者呼吸困难。病变侵及声带时，声音嘶哑，进行性呼吸困难。晚期呼吸及吞咽困难、咳嗽、痰中带血、咯血等。

（2）声门型　多为高分化外出型，声带前中分交界处较多，发展缓慢，一般不出现颈部淋巴结转移，但肿瘤一旦突破声门区很快出现淋巴转移。早期声音嘶哑，时重时轻，随肿块大小而变化。

（3）声门下型　病变位于声带以下、环状软骨下缘以上，较少见。因位置隐蔽，早期可无症状，瘤体增大致气管腔变窄时出现明显表现，如喘鸣、咳嗽、血痰、呼吸困难及颈淋巴结转移。因此，对不明原因的吸入性呼吸困难、咳血者，应仔细检查声门下区及气管。

2. 症状与体征

（1）声音嘶哑　喉癌的主要症状，进行性加重，甚至失声。声门型喉癌早期即可出现声音嘶哑，声门上型和声门下型喉癌，声音嘶哑为晚期症状。

（2）疼痛　声门上型喉癌如会厌癌常出现喉痛，可经迷走神经反射至耳部，吞咽时疼痛加重。早期症状不明显，仅有咽喉不适感或异物感，癌肿表面溃烂时才出现疼痛。

（3）吞咽困难　声门上型喉癌早期有咽喉部不适、痒、异物感，晚期侵犯舌根，可引起吞咽困难；当累及喉咽部或声门下型喉癌向后侵及食管时，可出现进行性加重的吞咽障碍及口臭。

（4）咳嗽、咳痰、咳血　喉癌中、晚期表现。咳嗽为刺激性干咳，多见于声门旁型；咳血见于各类型喉癌晚期，癌肿侵及血管或溃烂时可出现血性痰。

（5）喉阻塞　癌肿增大致喉腔或声门裂狭窄，可出现吸气性呼吸困难，进行性加重伴吸气期喉喘鸣。喉癌继发出血、水肿、感染时，可致急性喉阻塞，常需急诊处理。当肿瘤组织坏死、出血并发感染时，出现口恶臭。

（6）颈部淋巴结转移癌肿块　肿块一个或多个，单侧或双侧，多发生在颈内静脉走向的颈深淋巴结，气管旁淋巴结，颈后、颌下、锁骨下淋巴结等，质较硬，晚期活动度差或固定。

（7）颈部检查　对喉外形和颈部淋巴结的视诊和触诊。喉体大小是否正常，舌骨和甲状软骨间是否饱满，颈部淋巴结是否肿大。

（8）喉镜检查　间接喉镜、直接喉镜、纤维喉镜检查，可确定癌肿部位、形态、范围、对声带运动的影响。

（9）喉动态检查　通过观察声带振动情况，发现早期声带肿瘤。

（三）心理-社会评估

早期症状轻，不引起患者和家属的重视。疾病发展至晚期，出现严重声音嘶哑、咳血、呼吸和吞咽困难，患者和家属焦虑、恐慌。一旦确诊，实行全喉切除术，患者对术后失去说话能力顾虑很大，担心无法掌握其他沟通方式，不愿手术。

（四）辅助检查

CT 或 MRI 对诊断本病有重要意义，可了解病变范围。喉 X 线加颈侧位片，对诊断有帮助。可钳取活体组织做病理学检查,是确诊的主要依据。

【护理诊断及合作性问题】

(1) 低效呼吸型态　与吸气性呼吸困难有关。

(2) 恐惧　与担心术后失去语言功能、预后有关。

(3) 语言沟通障碍　与声音嘶哑和手术有关。

(4) 潜在并发症　窒息、出血、喉阻塞、感染,与手术、治疗护理不当和病变本身有关。

【护理目标】

通过护理措施的实施,使患者能够:①吞咽及呼吸困难减轻或消失,生理及心理上的舒适感有所增加,生活自理能力得到提高。②情绪稳定,焦虑减轻,积极配合治疗,以积极的心态面对疾病。③能正确看待及佩戴气管套管,学习其他发音方式如人工喉及食管发音。④避免了并发症的发生。

【护理措施】

1. 未做特殊治疗前

(1) 心理护理　正确判断患者的心理承受能力,或将诊断结果委婉地告诉患者,减轻或消除其恐惧心理。如需施行全喉切除术,术前应向患者和家属说明手术必要性及术后语言沟通的替代方法,使其接受和配合手术及护理。

(2) 呼吸困难的护理　晚期喉癌患者多存在不同程度的呼吸困难,喉镜检查或取活检后可加重呼吸困难。应对此类患者加强巡视,嘱卧床休息,采取舒适、安全且有利于呼吸的卧位,观察有无合并感染,必要时吸氧或施行气管切开术。

(3) 口腔护理　术前常规口腔护理,保持口腔清洁,对龋齿、义齿做相应处理。

(4) 抗感染治疗　术前给予抗生素,避免发生咽瘘。

(5) 预防误吸　声门上型喉癌或合并喉返神经麻痹者,喉功能失调,易发生误吸,尽可能取坐位或半卧位进食,以软食为宜。

(6) 全身支持疗法　晚期喉癌患者全身营养状况差,术前应加强营养,补充高蛋白质及高热量食物。进食困难者可静脉给予高营养。戒烟、戒酒。

2. 喉切除术　为治疗喉癌的主要方式,原则是在彻底切除喉癌的基础上尽可能保留喉的生理功能,扫除可疑颈部转移淋巴结。有全喉切除术和部分喉切除术两类。

(1) 术前准备　①备皮、剃须:上起下唇水平、下至第3肋、左右至肩部皮肤。②患者术后将暂时或永久失去发声能力,或有不同程度的声嘶,术前需交代注意事项及交流方式,取得患者理解与合作。③术前3天含漱液漱口,治疗鼻腔及口腔炎症,防止术后感染。术前8 h禁食、禁饮。留置胃管,全麻后置导尿管。

(2) 术后护理　①全麻未清醒时,去枕平卧,头偏向一侧。全麻清醒后取半卧位,有利于呼吸和减轻水肿。注意观察生命体征,术后1～2日伤口易出血,气管内分泌物较多,有感染的危险。②早期鼻饲饮食,胃肠功能恢复后混合流食,恢复期给予易消化、高营养软食。保持口腔清洁,将口中血性分泌物吸出或吐出。鼓励并协助早期下床活动,预防肺部并发症及压疮的发生。③负压引流,保持引流管通畅,记录引流液的量及颜色,血性液增多提示手术创面出血。24 h内引流量小于10 mL,可拔出引流管。④患者暂时或永久失去喉部发声能力,耐心协助患者建立新的交流方式,帮助患者学会食管发音或应用人工喉、电子喉发声。⑤气管套管护理,固定牢固,保持套管内管通畅,及时吸出套管内分泌物并定时消毒内套管。⑥防止伤口感染,保持切口清洁干燥,观察套管内分泌物,如为绿色,行细菌培养,防止铜绿假单胞菌泛滥。⑦协助患者更换体位,鼓励咳嗽、咳痰,减轻肺部并发症。⑧维持下呼吸道湿润、通畅,定期向套管内滴入抗生素,每日雾化吸入,稀释痰液,便于咳出。⑨术后2~6个月拔出套管。教会患者及家属护理套管,避免洗澡进水、异物或粉尘吸入。⑩吞咽训练:声门上喉癌半喉切除术患者,需经过一段时间的吞咽训练,才能正常进食而不发生误吸。

3. 颈廓清术护理 由于手术持续时间长、创面大、失血较多,故术后严密观察患者生命体征及伤口情况,观察并记录每日引流液的颜色、性质及量。如遇颈动脉突然破裂大出血,应立即用手指或纱布压迫止血,并迅速报告医生。

颈廓清术易合并出血、感染、乳糜瘘、咽瘘、空气栓塞、气胸、纵隔气肿、颅内压增高及皮肤坏死等并发症。

4. 放射治疗患者的护理 讲解放疗的目的及注意事项,鼓励患者树立信心,克服放疗反应,坚持完成每一个疗程。放疗可使喉黏膜肿胀,加重喉阻塞,因此有呼吸困难者应在放疗前先行气管切开,并在放疗时使用非金属套管。放疗后颈部皮肤若出现红肿、糜烂等放疗反应,应清洁后涂抗生素油膏加以保护。

5. 激光治疗的护理 仅适用于声门癌早期。术前按全麻患者常规准备。向患者解释术后如何保证咽部得到充分休息,不能讲话、吹口哨、喊叫等;教会患者如何正确轻微发声,减轻喉黏膜水肿、充血,预防伤口裂开、出血和继发感染。术后按全麻患者护理,注意观察生命体征,保持呼吸道通畅,防止窒息。术后1周内禁止发音,较大范围手术禁止2~3周。患者交流可通过纸笔或其他方式。要求病房温度22~24 ℃,湿度60%~70%,湿度过低会刺激患者咳嗽而引起伤口破裂出血。

激光和喉镜刺激可诱发心律不齐或心力衰竭,需严密观察心跳、脉搏及血压等变化,发现异常及时报告医生作妥善处理。

【护理评价】

通过治疗和护理,评价患者是否达到:①吞咽及呼吸困难减轻或消失,生理及心理上的舒适感有所增加,生活质量有所提高。②情绪稳定,焦虑减轻,积极配合治疗。③能正确看待及佩戴气管套管,学会其他发音方式。④患者未发生并发症。

(赵焕英　王园园)

直通护考

选择题

A 型题

1. 急性会厌炎最严重的情况是(　　　)。

A. 畏寒发热　　　B. 咽喉疼痛　　　C. 败血症　　　　D. 呼吸困难　　　E. 吞咽困难

2. 急性喉炎的主要症状是(　　　)。

A. 咳嗽　　　　　B. 喉痉挛　　　　C. 声嘶　　　　　D. 呼吸困难　　　E. 发热

3. 喉阻塞一般可分四度,其主要依据是(　　　)。

A. 患者年龄大小　　　　　　B. 呼吸困难程度　　　　　　C. 病程长短

D. 声嘶程度　　　　　　　　E. 以上均不是

4. 安静时有轻度呼吸困难患者,喉阻塞为(　　　)。

A.Ⅰ度　　　　　B.Ⅰ～Ⅱ度　　C.Ⅱ度　　　　　D.Ⅱ～Ⅲ度　　　E.Ⅲ度

5. 由炎症引起的Ⅱ度喉阻塞,最佳治疗方案是(　　)。

A.过量抗生素　　　　　　　　　　　　　　B.大量类固醇激素

C.抗生素加类固醇激素　　　　　　　　　　D.抗生素加激素,同时气管切开

E.抗生素加激素,备气管切开术

6. 气管切开术时切开气管的位置在(　　)。

A.环状软骨至1环　　　　　　B.5～6环　　　　　　　　C.环状软骨至2环

D.根据病情而定　　　　　　　E.2～4环

7. 气管切开术后护理,最重要的是(　　)。

A.气管内滴药　　　　　　B.观察有无出血　　　　　　C.观察有无皮下气肿

D.保证套管通畅　　　　　E.伤口每日换药

8. 患儿,2岁,有发热、声嘶、犬吠样吸气性喉喘鸣和吸气性呼吸困难等症状。首先应考虑的是(　　)。

A.急性会厌炎　　　　　　B.急性喉炎　　　　　　　　C.气管支气管异物

D.咽白喉　　　　　　　　E.喉痉挛

X 型题

1. 喉阻塞常见的原因有(　　)。

A.小儿急性喉炎　　　　　　B.喉肿瘤　　　　　　　　C.一侧声带麻痹

D.喉外伤　　　　　　　　　E.双侧声带不完全麻痹

2. 哪些是喉阻塞的临床症状?(　　)

A.吸气性呼吸困难　　　　　B.吸气性喉喘鸣　　　　　C.吸气性软组织凹陷

D.声嘶　　　　　　　　　　E.发绀

3. 气管切开术可用于(　　)。

A.气管异物　　　　　　　　B.喉阻塞　　　　　　　　C.下呼吸道分泌物潴留

D.食管异物压迫支气管　　　E.脑外伤

4. 带气管套管出院的患者应注意(　　)。

A.教会清洗内套管的方法　　　　　　　　　B.切不可取出外套管

C.注意系带是否固定牢固　　　　　　　　　D.防止异物吸入

E.防止水溢入气管套管内

第五节　气管、支气管及食管异物患者的护理

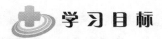 学习目标

知识目标:

1. 掌握气管、支气管及食管异物的症状、体征及处理原则。

2. 掌握气管、支气管及食管异物的护理措施。

3. 了解气管、支气管及食管异物的病因。

能力目标：

1. 能完成气管切开术的术前准备及术后护理。

2. 能对气管、支气管及食管异物患者进行用药指导。

3. 能对气管、支气管及食管异物患者进行健康指导。

呼吸道异物是耳鼻咽喉科常见的危重急症，以儿童多见，且多为外源性异物。治疗不及时可发生窒息及心肺并发症而危及生命。

一、气管、支气管异物患者的护理

 要点导航

重点：气管、支气管异物围手术期的护理措施及健康教育。

难点：气管、支气管异物的分期。

气管、支气管异物（foreign bodies in the trachea and bronchi）是耳鼻咽喉科常见急重症之一，多见于1～5岁儿童，3岁以下小儿占多数。其严重性取决于异物的大小、性质、形状、停留时间和造成气道阻塞的程度。轻者可致气管、支气管和肺部损伤，重者可因窒息死亡。

异物按来源可分为内源性和外源性两种。内源性如呼吸道内的干痂、伪膜、坏死物质等。外源性是经口鼻误吸的外界物质，根据其性质大体上可分为植物性、动物性、化学性和矿物性。异物的种类繁多：常见的尖锐异物有骨片、果核、鱼骨、瓜子、针及钉等；较大的异物有花生米、果冻、蚕豆等；还有小孩容易放入口中玩耍的异物，如硬币、珠子、小玩物等。

 案例引导

患儿，男性，2岁，两小时前因进食花生时旁人逗笑发生误吸，出现呛咳前来就诊。现面色苍白，呼吸急促，口唇发绀。查体：体温37.5℃，胸部叩诊右侧呈浊音，听诊右侧呼吸音低，X线片右侧肺不张。初步诊断：下呼吸道异物。问题：

1. 该患儿护理诊断及合作性问题有哪些？主要护理措施是什么？目前紧急处理原则有哪些？

2. 如何预防其发生？如何对家长进行健康指导？

【护理评估】

（一）健康史

询问患者或小儿家长发病过程，了解小孩有无进食坚果类食物，有无将小物件放入口内或鼻腔。了解成人有无异物吸入等情况。昏迷或全麻患者监护情况。评估患者有无面色发绀及呼吸困难等症状。

（1）由于小儿发育特点，婴幼儿牙齿发育与咀嚼功能不完善，不能将硬食物嚼碎，咽喉反射功能不健全，食物易吸入气道，是最常见的原因。因嬉笑、追逐、打闹、跌倒和啼哭，易将异物吸入气道。

（2）异物本身如瓜子、花生米、豆类、塑料笔帽、针钉等表面光滑，体小质轻，容易吸入气道。儿童进食特殊食物如吸食果冻，强行给儿童喂药，可误吸入气道。

（3）成人在工作时，习惯口含物品作业，尤其是仰头作业时，遇有外来刺激或突然说话，有可能将异物吸入气道。

（4）用手指伸入口内或咽部企图挖出异物，或取出异物时操作不当，可使异物被吸入气道。

（5）全麻及昏迷患者咽反射消失，义齿或呕吐物易吸入气道。

（6）精神病患者或企图自杀者。

（二）身体状况

1. 异物进入期　异物经喉进入气管时，刺激喉黏膜立即可引起剧烈呛咳、憋气、面色青紫等，有时异物可被侥幸咳出。异物嵌顿于声门，可发生重度呼吸困难，严重者可窒息死亡。异物进入气管内，异物对气管隆嵴的刺激可引起剧烈的咳嗽。若异物较小，贴附于气管壁，除有轻微咳嗽或憋气外，症状可暂时缓解。异物进入一侧支气管后，刺激减少，咳嗽呼吸困难症状减轻，如异物尚能活动，则有痉挛性高声咳嗽。

2. 安静期　进入气管或支气管的异物，随呼吸气流而上下活动，引起阵发性咳嗽。气管内异物随气流冲击声门下，在咳嗽或呼气末闻及声门拍击声。置听诊器于颈部气管前可听到拍击声，同时可触到撞击感。肺部听诊哮鸣音。

3. 刺激与炎症期　异物刺激呼吸道黏膜产生炎症反应，若合并细菌感染引起咳喘、痰多等。植物性异物炎症较明显，可引起咳嗽、痰多、喘鸣及发热等全身症状。

4. 并发症期　异物导致的阻塞性通气障碍及缺氧，使肺循环阻力增加，心脏负担加重而并发心力衰竭，表现为呼吸困难，烦躁不安，面色苍白或发绀，心率加快，160～180 次/分，肝脾肿大等。此外，还可引起肺不张、肺气肿等，患侧呼吸运动受限、呼吸音减低，叩诊时患侧呈过清音或浊音，导致肺炎则可闻及湿啰音。肺气肿严重或剧烈咳嗽时，可导致细支气管或肺泡破裂，并发气胸、纵隔气肿或皮下气肿等。

（三）心理-社会评估

患者因剧烈咳嗽、窒息感而精神紧张、恐惧，因此要评估患者对本病的认知程度和心理状态。家属未目睹或儿童又不能自诉而得不到异物史。

（四）辅助检查

（1）X 线、胸透或拍片　可显示金属等不透光异物，可确定异物形状、大小及所在位置。面对透光异物可根据阻塞程度而产生肺气肿或肺不张等间接征象推断异物的有无及位置。

（2）胸部 CT　尤其是多排螺旋 CT 及其后期处理技术如 MPR（多平面重建）、SSD（表面遮盖显示）、MIP（最小密度投影）、CTVE（CT 仿真内镜）等，对某些诊断困难的病例有助于明确异物的有无及其部位。

（3）支气管镜检查　确诊气管、支气管异物最可靠的方法，同时可取出异物。

【护理诊断及合作性问题】

（1）清理呼吸道无效　与异物停留，阻塞正常呼吸有关。

（2）有窒息的危险　与异物较大,阻塞气管或声门裂有关。

（3）有感染的危险　与异物滞留时间过长,阻塞远端肺叶的引流而继发感染有关。

（4）恐惧　与患者呼吸困难,害怕窒息死亡有关。

（5）知识缺乏　缺乏对气管及支气管异物的预防知识。

【护理目标】

通过护理措施的实施达到:①异物取出,患者呼吸阻塞解除,无窒息发生;②患者无感染等并发症发生或感染得到有效控制;③患者情绪稳定,积极配合治疗和护理;④患者及家属熟悉气管与支气管异物的相关防护知识。

【护理措施】

1. 预防窒息的护理　做好异物取出的围手术期护理。

（1）异物取出前　①遵医嘱立即给予吸氧。术前禁食、禁饮。②密切观察病情,尤其是呼吸情况,嘱患者安静、卧床,避免因哭闹或体位改变、走动引起异物移位且增加耗氧量。③准备好氧气、气管镜、气管异物钳和负压吸引器、气管切开包等急救物品,预防窒息。④向患者及家属介绍手术过程与必要性,术中及术后可能发生的各种并发症。

（2）异物取出后　①继续严密观察患者病情,注意呼吸、血氧饱和度变化,警惕喉头水肿的发生。②遵医嘱吸氧,使用抗生素和糖皮质激素药物。③吸净口内分泌物。

（3）术后嘱患者卧床休息,少说话,避免患儿哭闹;术后 6 h 可进温凉半流质饮食。

2. 预防感染的护理

（1）注意观察有无感染的早期征象,如体温升高、咳嗽、多痰等。

（2）遵医嘱给予抗生素药物。

3. 心理护理　指导患者及家属正确认识气管、支气管异物的危险性及预后,了解诊治及护理经过,使其减轻或消除恐惧心理,积极配合治疗。

4. 健康教育

（1）教育小儿不要将玩具含于口中玩耍,若发现,婉言劝说,让其自行吐出,切忌恐吓或用手指强行挖取,以免引起哭闹而误吸入气道。

（2）指导家长避免给婴幼儿进食花生、瓜子、豆类等坚硬食物和果冻,儿童进食时不可嬉笑、打闹、追逐和责骂。若异物已在喉内,不可用大块食物咽压,应设法诱其吐出。

（3）成人要纠正口中含物仰头作业的不良习惯。

（4）重视全麻及昏迷患者的护理,头偏向一侧,防止误吸分泌物。活动的义齿应取下,防止吸入下呼吸道。及时吸净口腔及呼吸道分泌物,保持呼吸道通畅。

（5）帮助患者及家属正确认识呼吸道异物的危险及预后。

（6）健康指导　呼吸道异物是最常见的儿童意外伤害之一,也完全可以预防,应加强宣传教育。

【护理评价】

通过治疗和护理,评价患者是否达到:①患者呼吸道通畅,未出现发绀、呼吸困难等症状;②患者能维持正常呼吸型态,未发生窒息;③患者未发生感染等并发症;④患者情绪稳定,积极配合治疗和护理;⑤患者及家属熟悉气管、支气管异物的相关防护知识。

二、食管异物患者的护理

要点导航

重点:食管异物患者的护理措施。

难点:食管异物患者的护理措施。

食管异物(foreign body in pharynx and esophagus)是耳鼻咽喉科常见的急症之一。可发生于任何年龄,老人及儿童多见。异物停留部位,最常见嵌顿于食管入口,其次为食管中段第2狭窄处,下段者较为少见。而食管中段,成年人多见。主要表现为吞咽困难和疼痛,可引起大血管破裂和皮下气肿、气管食管瘘等并发症。临床表现多有不同程度的吞咽疼痛和吞咽障碍,经咽部视诊、喉镜、食管镜及影像学检查可发现异物的存在。应及早取出异物,配合抗炎对症处理。食管异物的发生与年龄、性别、饮食习惯、精神及心理状态及食管疾病等诸多因素有关。食管异物的发生以动物性异物最常见,如鱼刺、鸡骨、肉块等,其次为金属类,如硬币、针钉等,此外还有化学合成类及植物类,如义齿、塑料瓶盖等。

案例引导

患者,男性,6岁。误吞硬币一枚,吞咽困难、疼痛,唾液增多 1 h。X 线示:食管上段见扁圆形高密度阴影。初步诊断:食管异物。问题:

1. 该患者的护理诊断及合作性问题是什么?

2. 应采取哪些护理措施?

【护理评估】

（一）健康史

询问患者或家属有无误咽或自吞异物史,以及异物的种类、大小和形状,仔细询问发病经过、有无自行处理,有无呛咳、吞咽疼痛等症状。注意以下因素。

（1）成年人注意力不集中误将鱼刺、肉骨等咽下。

（2）老年人因牙齿脱落或使用义齿,咀嚼功能减弱、口腔黏膜感觉迟钝,易导致误吞。

（3）婴幼儿牙齿发育与咀嚼功能不完善,不能将硬食物嚼碎,咽喉反射功能不健全,进食或口含异物时,因嬉笑、追逐、打闹、跌倒、啼哭、突然受到惊吓,易发生误咽。

（4）食管疾病,如食管狭窄或食管肿瘤,可发生异物阻留。

（5）全麻、昏迷、醉酒时可将呕吐物误咽。

（6）精神病患者或企图自杀者吞咽异物。

（二）身体状况

（1）吞咽困难　异物嵌顿于环后隙或食管入口时,吞咽困难明显。轻者仅能进食半流质或流质食物,重者可发生饮水困难。小儿患者常伴有流涎等症状。

（2）吞咽疼痛　异物较小或较圆钝时,吞咽疼痛不明显或仅有梗阻感。尖锐的异物或继发感染时,吞咽疼痛较重。异物嵌顿于食管上段,疼痛部位多在颈根部或胸骨上窝;异物嵌顿于食管中段时,常表现为胸骨后疼痛,并可放射至肩部。

(3)呼吸困难　异物可向前压迫气管后壁,或压迫喉部时,可出现呼吸困难,幼小儿童甚至可窒息死亡。

(4)并发症　食管周围炎(最常见)或穿孔、颈部皮下气肿或纵隔气肿、气管食管瘘、大出血等。

(三)心理-社会评估

患者可因疼痛、吞咽困难及呼吸困难等症状而紧张焦虑。因此应注意评估患者的情绪和心理状态,了解其对本病的认知程度。

(四)辅助检查

(1)间接喉镜检查　异物位于食管上段,尤其是有吞咽困难的患者,有时可见梨状窝积液。

(2)影像学检查　对 X 线显影的异物,可拍颈、胸正侧位片以定位;对不显影的异物(枣核、肉骨等)可用食管钡剂检查;疑有并发症等,可行 CT 扫描检查。

(3)食管镜检查　有明确异物史并且吞咽困难或吞咽疼痛,但 X 线及 CT 扫描检查不能确诊的患者,应考虑食管镜检查,以明确诊断,并及时取出异物。

【护理诊断及合作性问题】

(1)有窒息的危险　与异物较大、向前压迫气管后壁有关。

(2)疼痛　与异物刺激食管黏膜有关。

(3)紧张焦虑　与吞咽困难、吞咽疼痛及担心预后有关。

(4)潜在并发症　感染、食管穿孔、出血、气管食管瘘。

(5)知识缺乏　缺乏食管异物的防治知识。

【护理目标】

通过护理措施的实施达到:①无窒息发生,保持正常呼吸型态;②异物取出,患者疼痛缓解或消除;③患者情绪稳定,积极配合治疗和护理;④患者无并发症发生;⑤患者及家属了解食管异物的相关知识。

【护理措施】

1. 疼痛护理

(1)静卧休息　如为尖锐或钩状异物应绝对卧床休息,避免异物活动刺伤大血管。

(2)严密观察病情　观察患者疼痛表现及呼吸型态,一旦发现有呼吸困难等表现,应立即通知医生,以保持呼吸通畅,防止发生窒息。

2. 手术护理

(1)术前准备　①术前禁食;②遵医嘱术前用药;③向患者及家属详尽介绍手术的必要性、可能发生的并发症和注意事项等,取得患者及家属的理解,并签署手术同意书;④了解异物的形状、大小及嵌顿的位置,以便选择长短、粗细合适的食管镜及适当的异物钳。

(2)术后护理　①密切观察病情,遵医嘱酌情使用抗生素等;②异物取出完整,检查无明显食管黏膜损伤者,可进流食或半流质饮食;③估计手术中可能损伤食管黏膜时,术后应禁食1～2 天,给予静脉补液及全身支持疗法。疑有穿孔者,应行胃管鼻饲饮食;④怀疑有食管穿孔者,给予鼻饲流质饮食,并应用抗生素药物预防感染发生,穿孔愈合后可进流质饮食。

3. 预防并发症的护理　严密观察患者体征,如发现有皮下气肿、吞咽时呛咳及吐血等症状,及时通知医生,并协助处理。遵医嘱给予足量抗生素药物,积极防治感染,警惕并发症的发生。

4. 心理护理　关心安慰患者,指导讲解食管异物的治疗方法和预后,了解诊治经过,减轻或消除其恐惧心理,积极配合治疗。解除患者紧张、恐惧心理。

5. 健康教育

(1) 养成良好的饮食卫生习惯,进食时应专心,细嚼慢咽,不宜过于匆忙。

(2) 有义齿的老人,不要进食黏性强的食物。损坏或松动的义齿应及时修补,以免进食时松动、脱落,误吞成为异物。睡前、全麻或昏迷患者应将活动义齿取下。

(3) 教育小儿改正口含小玩物的不良习惯,以防不慎咽下。

(4) 误吞异物后,应立即到医院诊治。切忌用馒头、饭团等强行下咽,以免加重损伤,出现并发症,增加手术难度。

【护理评价】

通过治疗和护理,评价患者是否达到:①未发生窒息,保持正常呼吸型态;②异物取出,患者疼痛缓解或消除;③患者情绪稳定,能积极配合治疗和护理;④患者未发生并发症;⑤患者及家属了解食管异物的相关知识。

(王园园)

直通护考

选择题

A 型题

1. 患儿,2 岁,6 天来反复阵发性咳嗽、发热,胸片见右肺全肺扩张,最可能的诊断是(　　)。

A. 支气管炎　　B. 支气管异物　　C. 肺炎　　　　D. 胸膜炎　　　　E. 肺脓肿

2. 最危险的异物部位是(　　)。

A. 梨状窝　　　　　　　B. 食管第 1 狭窄部　　　　　C. 食管第 2 狭窄部

D. 食管第 3 狭窄部　　　E. 食管第 4 狭窄部

3. 患者,误吞鱼骨半天,经检查证实异物在食管上段,应做如何处理?(　　　)

A. 含饮食醋　　　　　　B. 用饭团或韭菜强行下咽　　　C. 用阿托品解痉

D. 食管镜下取出异物　　E. 以上均可

4. 了解食管内有无透光性异物可行(　　)。

A. 食管钡剂 X 线检查　　　　B. 肺部 X 线检查　　　　　　C. 间接喉镜检查

D. CT 检查　　　　　　　　　E. 肺部叩诊

5. 食管异物疑有穿孔者应给予(　　)。

A. 禁食　　　B. 流食　　　C. 软食　　　D. 补液　　　E. 鼻饲

X 型题

1. 支气管异物易发生于右侧的原因是(　　)。

A. 不受心脏压迫　　　　　　　　　　　　B. 右侧主支气管较粗短

C. 右侧有 3 个肺叶支气管　　　　　　　　D. 右侧主支气管与气管间的角度较小

E. 气管隆嵴偏于左侧

2. 下列关于食管异物的描述哪些不正确？（　　）

A. 不产生致命性并发症　　　　　　　B. 食管各段嵌顿异物发生率相仿

C. 食管镜检查时可能引起呼吸困难　　　D. 明确食管穿孔部位可行钡剂 X 线检查

E. 异物位于主动脉弓水平时应胸科治疗

第七章　口腔颌面部的解剖生理

学习目标

知识目标：

1. 掌握口腔前庭、固有口腔的表面解剖标志及生理特点；牙和牙周组织的解剖生理特点。

2. 熟悉颌面部上、下颌骨及血管、神经的解剖生理特点。

3. 了解肌肉的解剖生理特点。

能力目标：

1. 能独立识别口腔的表面解剖标志。

2. 能识别分辨口腔颌面部血管、神经及肌肉的分布。

口腔颌面部是口腔与颌面颈部的统称。临床上通常以眉间点、鼻下点的两条水平线为界，分为面上 1/3、面中 1/3 和面下 1/3。颌面部由面部的中 1/3 和下 1/3 两部分组成。根据解剖学特点并结合临床应用，可将颌面部划分为以下各区：眶下区、颧区、鼻区、唇区、颏区、腮腺咬肌区和面侧深区等。

第一节　口腔的应用解剖与生理

要点导航

重点： 口腔前庭、固有口腔的表面解剖标志；口腔的生理特点。

难点： 口腔的解剖结构。

口腔为消化道的起始部分，具有摄食、咀嚼、消化、吞咽、味觉等生理功能，另外还可协助发声、呼吸和语言动作等。口腔的前壁为唇，经口裂和外界相通，后经咽门与咽部相延续，两侧为颊，上、下壁分别为腭和舌下区。闭口时，由上牙列、下牙列、牙龈及牙槽突将口腔分为口腔前庭和固有口腔两部分(图 7-1)。

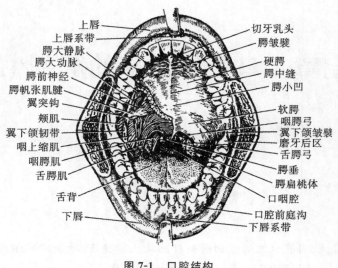

图 7-1　口腔结构

一、口腔前庭

口腔前庭是位于唇、颊与牙列、牙龈及牙槽突之间,闭口时呈蹄铁形的潜在间隙。在正中颌位时,口腔前庭主要在其后部经翼下颌皱襞与最后磨牙远中面之间的空隙与固有口腔相通,牙关紧闭或颌间固定的患者可以经此间隙输入营养物质。在口腔前庭各壁上,具有临床意义的表面标志如下。

1. 口腔前庭沟　口腔前庭沟,为唇、颊黏膜移行与牙槽黏膜的沟槽,呈蹄铁形,构成口腔前庭的上、下界。前庭沟黏膜下组织疏松,是口腔局部麻醉常用的穿刺及手术切口部位。

2. 上、下唇系带　上、下唇系带为口腔前庭沟中线上扇形或线形的黏膜小皱襞。上唇系带较下唇系带明显。制作义齿时,基托边缘应避开此系带。儿童的上唇系带比较宽大,有的与切牙乳头直接相连,随着年龄的增长,唇系带会逐渐缩小,否则会影响上颌恒中切牙的排列,需要手术治疗。

3. 颊系带　颊系带为口腔前庭沟上,位于上、下尖牙或前磨牙区的扇形黏膜皱襞。数目不定,一般上颊系带较下颊系带明显,义齿基托边缘在此处要进行缓冲,以免影响义齿的固位。

4. 腮腺乳头　在平对上颌第二磨牙牙冠的颊黏膜上,有一乳头状突起,称腮腺乳头,为腮腺导管的开口,可经此进行腮腺造影或腮腺导管内注射治疗。

5. 磨牙后区　由磨牙后三角及磨牙后垫组成。磨牙后三角位于下颌第三磨牙的后方,由下颌骨内、外斜线向上相交而成。该三角的尖端朝向后方,底朝前。磨牙后垫为覆盖于磨牙后三角表面的软组织,在下颌第三磨牙冠周炎时,磨牙后垫常出现明显红肿。

6. 翼下颌皱襞　翼下颌皱襞为延伸于上颌结节后内侧与磨牙后垫后方之间,呈垂直位的黏膜皱襞,深面为翼下颌韧带。该皱襞是下牙槽神经阻滞麻醉的重要标志,也是翼下颌间隙及咽旁间隙感染的口内切口的标志。

7. 颊脂垫尖　颊脂垫为颊部的脂肪团。大张口时,平对上、下颌后牙牙合面间的颊黏膜上,呈三角形隆起。其尖端称颊脂垫尖,为下牙槽神经阻滞麻醉刺入的重要标志。由于颊脂垫是由脂肪组织构成的,因而颊脂垫尖的位置不定,可偏上、下或远离翼下颌皱襞。故此时麻醉穿刺点应做相应的调整。

二、唇

唇的上界为鼻底,下界为颏唇沟,两侧以唇面沟为界,中部有横行的口裂将唇分为上唇和下唇。两唇联合处形成口角,相当于尖牙与第一前磨牙之间,施行口角开大或缩小术时,应注意此关系。在上唇皮肤的正中线上,可见由鼻小柱向下至唇红缘的纵行浅沟,称为人中沟,是面部中线的标志。其上中 1/3 交点处为人中穴,是抢救昏迷患者按压的穴位。

1. 唇部组织 分为皮肤、浅筋膜、肌层、黏膜下层和黏膜共五层:唇外层为皮肤,其内有丰富汗腺、皮脂腺和毛囊,为疖、痈的好发部位。由于该处位于危险三角区内,所以感染可通过面部静脉血流逆行扩散至颅内,引起海绵窦血栓性静脉炎,故严禁挤压,以免感染扩散。唇部皮肤与黏膜交界处形成一弓形称唇红缘。唇红缘中央下方最突起处为唇珠。

2. 肌层 主要由口轮匝肌构成,它围绕口唇呈环形分布。在处理唇部外伤时,应首先缝合口轮匝肌,以减少创口张力,然后按唇部解剖外形,准确对位缝合,以免愈合后形成较宽的瘢痕或隐裂。肌层与皮肤之间的浅筋膜,组织较疏松,血运丰富,故炎症外伤时,会出现明显的水肿或血肿。

3. 黏膜 唇的黏膜下层内有许多小的黏液腺即唇腺,导管开口于黏膜表面,阻塞时,可发生黏液腺囊肿。供应唇部血液的上、下唇动脉在唇红缘处形成冠状位的动脉环,用手指可感觉动脉搏动,上唇手术时,用唇夹在两侧口角处夹住上唇,或用手指捏紧上唇外侧即可达到减少出血的目的。唇部感觉神经来自上、下颌神经的分支,运动神经由面神经的颊支及下颌缘支分布。

4. 淋巴 唇的淋巴丰富。上唇及下唇外侧部的淋巴,注入下颌下淋巴结;下唇内侧的淋巴注入颏下淋巴结;上唇的淋巴管左、右两侧互不相通,而下唇内侧一部分淋巴管可相互交叉,汇入对侧的淋巴结。因此,临床上需加注意。此外,下唇外侧 1/3 部分的淋巴管,可经颏孔进入下颌骨,因此唇癌可扩散至下颌骨内。上唇及唇联合处的淋巴,有时还可流至耳前淋巴结或直接流向颈外侧深淋巴结。

三、颊

颊位于面部两侧,为口腔前庭的外侧部。其上界为颧骨下缘,下界为下颌骨下缘,前面以唇面沟、后面以咬肌前缘为界。颊由外向内分为皮肤、皮下组织、颊筋膜、颊肌、黏膜下层和黏膜,共六层。

颊部皮肤皮下脂肪多,表面丰满。皮下组织较面部其他部位发达。在皮下组织中有神经、血管穿行。颊筋膜位于皮下组织的深面,覆盖于颊肌表面,向后被覆于咽肌表面的称咽筋膜。颊咽筋膜在上述二肌间增厚,形成翼下颌韧带,张于翼钩与下颌骨的下颌舌骨线后端之间,该韧带也是翼内肌前缘的标志。颊肌起自翼下颌韧带及其上、下颌骨的毗邻部分,肌纤维向前进入口轮匝肌中,腮腺导管穿过该肌并开口于颊黏膜上。

四、固有口腔

固有口腔是口腔的主体部分,其前壁及两侧壁由上颌骨的牙槽突及上牙弓,下颌骨的牙槽突及下牙弓所构成。其顶为硬腭及软腭;底为口底。前面和两侧为牙弓,后面以咽峡为界。当上、下牙列咬合时,口腔前庭可经最后磨牙与下颌支之间的空隙与固有口腔相通。

（一）腭

腭为固有口腔的顶部，分隔口腔和鼻腔，参与发音语言及吞咽等活动。腭分为前2/3的硬腭及后1/3的软腭两部分。

1. 硬腭　硬腭呈穹隆状，由上颌骨的腭突与腭骨水平板构成支架，表面被覆软组织。在硬腭的口腔面，被覆致密的黏骨膜，能耐受摩擦及咀嚼压力。其表面常见的具有临床意义的解剖标志如下。

（1）腭中缝　硬腭中线上纵行的黏膜隆起称腭中缝，无黏膜下层。

（2）切牙乳头　又称腭乳头，是位于腭中缝前的黏膜隆起，位于左、右上颌中切牙之间的腭侧，其深面为切牙孔，有鼻腭神经、血管出入，向两侧分布于硬腭前1/3。因此，切牙乳头是鼻腭神经局部麻醉的表面标志。由于切牙乳头组织致密，神经丰富，故鼻腭神经阻滞麻醉时，应从切牙乳头的侧缘刺入黏膜。

（3）腭大孔　在腭中缝与上颌第三磨牙腭侧龈缘中、外1/3处有一凹陷，其深面即为腭大孔。有腭前神经与血管走行，分布于后牙腭侧牙龈及黏骨膜。

（4）腭皱襞　位于硬腭前部，自腭中缝前部向两侧略呈辐射状排列，形状不规则。

（5）上颌硬区及上颌隆突　在硬腭中央部分，黏膜薄而缺乏弹性的即为上颌硬区。在硬区前部有时可见不同程度的骨性隆起，称为上颌隆突。

切牙乳头、腭皱襞、上腭硬区及上颌隆突等处，在制作义齿基托时，要进行缓冲，否则会引起疼痛或形成溃疡。

2. 软腭　软腭位于腭的后1/3，其基础是横纹肌，表面被覆黏膜。软腭后部向后下方下垂的部分称腭帆，后缘游离。后缘的正中部有垂向下方的突起，称腭垂。腭垂两侧有两个皱襞为舌腭弓、咽腭弓，其间容纳腭扁桃体。腭帆、舌腭弓、舌根共同围成咽门。软腭前端中线两侧的黏膜，左、右各有一对称的腭小凹，是全口义齿基托后缘的参考标志。软腭在静止状态垂向下方，当吞咽或说话时，软腭上提并与咽后壁相贴。软腭的上提运动主要靠腭帆提肌的收缩完成。

（二）舌

舌位于口底上方，参与味觉、咀嚼、吞咽、语言等重要生理功能。舌的上面有一向前开放的V形沟，称为界沟，将舌分为前2/3的舌体和后1/3的舌根。界沟尖端有舌盲孔，为胚胎时期甲状舌管上端的遗迹，在发育过程中，如此管未消失则形成甲状舌管囊肿。

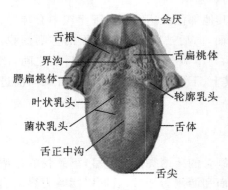

图7-2　舌的结构

舌背部的黏膜表面有许多小的突起，称舌乳头。按其形状可分为丝状乳头、菌状乳头、轮廓乳头、叶状乳头。丝状乳头数量最多，呈白色丝绒状，具有一般感觉的功能。丝状乳头尖端的上皮有角化现象，故在舌背表面出现微白的舌苔。菌状乳头数量较少，为红色钝圆形的小突起，散在于丝状乳头之间，主要分布在舌背的前半部，内含有味蕾司味觉。轮廓乳头最大，有7～11个，排列在界沟的前方，乳头中央隆起，周围有环状沟，沟壁内含有味蕾。叶状乳头在舌侧缘的后部，相当于磨牙的内侧，为上、下方向呈垄状的黏膜皱褶，含有味蕾。人类的叶状乳头趋于退化（图7-2，彩图32）。

舌的下面正中有一黏膜皱襞,称为舌系带。舌系带体积较宽,义齿修复时应做缓冲。如果舌系带过短或附着过前时,会引起吸吮、咀嚼、语言障碍,需手术治疗。在舌系带根部的两侧有一对小的隆起,称为舌下肉阜,阜顶上有下颌下腺管和舌下腺管的共同开口。由舌下肉阜向后外侧延伸的黏膜隆起,称为舌下襞,此襞深面有舌下腺。

舌主要由横纹肌组成,肌纤维成纵横、上下交错排列,舌肌收缩时会改变舌的形态。舌神经支配舌前 2/3 的感觉,舌后 1/3 的感觉由舌咽神经支配,味觉由面神经的鼓索支配。舌的运动由舌下神经所支配。舌的淋巴丰富且引流广泛,舌前 2/3 多引流至颏下、颌下或颈深上淋巴结群,舌后 1/3 多引流至颈深淋巴结群。由于舌的血运丰富,运动频繁,淋巴引流广泛,所以舌部的癌肿很容易早期就发生转移。

(三) 口腔底部

口腔底部指前方及两侧为下颌体的内侧,下方为封闭下颌体内侧的肌肉,内面覆有黏膜,外面被以皮肤的区域。其中以肌肉为界,分为深侧的舌下区及浅侧的颌下区、颏下区。舌下区位于舌和口底黏膜之下,下颌舌骨肌及舌骨舌肌之上,内含有颏舌骨肌,颏舌肌,舌下腺,下颌下腺深部,及其腺管以及有关的血管、神经。颌下区主要含有下颌下腺的大部分,以及与之相邻接的下颌下淋巴结、血管及神经等。颏下区又称颏下三角,是位于颏下由两侧二腹肌前腹所夹成的小三角区,在颏下区内主要含有颏下淋巴结、颏下动静脉的分支。由于口底组织比较疏松,当口底外伤或感染时,易形成较大的血肿、脓肿而将舌体抬高造成呼吸困难或窒息,故应提高警惕。

知识链接

口腔的味觉功能

味觉是口腔的一种特殊功能,它能刺激唾液的分泌、促进食欲,有助于咀嚼、吞咽等功能进行。味觉感受器是味蕾,主要分布在舌背表面的轮廓乳头、菌状乳头和叶状乳头内。此外,软腭、咽和会厌等处的黏膜上皮内也有味蕾分布。人的基本味觉有四种,即酸、甜、苦、咸,其他味觉都是由上述四种基本味觉配合而成的。再加上口腔的触觉、压觉、温度觉和嗅觉的参与,在中枢神经系统内,就会形成多种多样的复合感觉。舌的不同部位对味觉的敏感性不同,舌尖对甜味最敏感,舌侧面对酸味敏感,舌根对苦味敏感,舌的各部位对咸味均敏感。另外,腭部也能感受酸、苦味;软、硬腭交界处对酸、苦味比舌更敏感。

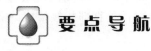

第二节　颌面部的应用解剖生理

要点导航

重点:颌骨的解剖生理特点;咀嚼肌群、面神经、三叉神经的解剖生理。
难点:口腔颌面部的神经分布。

颌面部的骨性结构由 14 块骨组成,其中成对的骨有上颌骨、鼻骨、泪骨、颧骨、腭骨和下鼻甲,单一的骨有下颌骨及犁骨。与口腔关系密切的骨主要是上颌骨和下颌骨。

一、上颌骨

上颌骨为面中部最大的骨骼,左、右各一,在腭中缝互相连接构成面部的支架,并参与构成眶下壁、鼻腔下壁及外侧壁、口腔上壁以及颞下窝、翼腭窝的前壁,其形状不规则,分为上颌体和四个突起,四个突起为额突、颧突、腭突和牙槽突(图 7-3)。

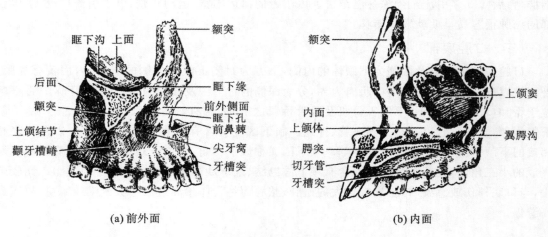

图 7-3　上颌骨图

(a) 前外面　　　　　　　　(b) 内面

(一) 上颌体

上颌体为上颌骨的主体部分,分为前、后、上、内四个面,体内的空腔为上颌窦。

(1) 前面(脸面)　光滑且微凹,参与构成颜面的骨部。上界为眶下缘,内界为鼻切迹,后界颧突及颧牙槽嵴,向下移行为牙槽突。在眶下缘中点下方约 0.5 cm 处,有一椭圆形的眶下孔,眶下孔向后、上、外方通入眶下管,有眶下神经、血管通过,行眶下神经阻滞麻醉时,应注意此方向。眶下孔的下方,相当于上颌尖牙与双尖牙根尖的附近有一深窝,称尖牙窝。尖牙窝与上颌窦仅以薄骨板相隔,常由此开窗进入上颌窦实施手术。

(2) 后面(颞下面)　又称颞下面,向后外方参与构成颞下窝、翼腭窝的前壁,是上牙槽后神经阻滞麻醉的重要标志。后面靠近中央处,有粗糙的隆起,称上颌结节。上颌结节上方有牙槽孔向下通牙槽管,有上牙槽后神经、血管通过,故上牙槽后神经阻滞麻醉,药液注入此处。

(3) 上面(眶面)　平滑呈三角形,构成眶下壁的大部分。其后份有向前走行的眶下沟,并向前、内、下通眶下管,开口于上颌骨前面的眶下孔。该管长约 15 mm。在眶下管的前份和后份下壁发出牙槽管,贯穿上颌窦的前壁和外侧壁下达牙槽,分别有上牙槽前、中神经和血管通过。因此,眶下孔麻醉可阻滞上述神经,但针尖刺入不宜过深,以免损伤眼球。

(4) 内面(鼻面)　组成鼻腔外侧壁的一部分。内面有三角形的裂孔通鼻腔,开口于中鼻道。上颌窦裂孔的后面有翼腭沟与腭骨垂直部相接构成的翼腭管,有腭神经和腭降动脉通过。

(二) 额突

额突自上颌骨的前内上部突向后上方。其上、前、后缘,分别与额骨、鼻骨和泪骨相连。外侧面参与构成眶的内侧缘及鼻背的一部分,内侧面组成鼻腔外侧壁的上份,上部与筛骨相连接。

（三）颧突

颧突为锥体形，自上颌体的前、后面之间突向外上方。上面粗糙呈三角形与颧骨相连接。向下，至上颌第一磨牙处形成颧牙槽嵴。

（四）腭突

腭突为断面呈三角形的水平骨板，在上颌骨体与牙槽突的移行处伸向内侧，在中线与对侧的上颌骨腭突相接形成腭正中缝，参与构成口腔顶部、鼻腔底部。在腭正中缝与两侧尖牙中点的连线上，上颌中切牙的腭侧有切牙孔，向后上通切牙管，内有血管及鼻腭神经通过，可在此做鼻腭神经麻醉。

（五）牙槽突

牙槽突又称牙槽骨，是上颌骨包围牙根周围的部分，两侧牙槽突在正中线上结合，形成完整的呈蹄铁形的牙槽骨弓。牙槽突由密质骨和松质骨组成，一般唇颊侧骨板较薄且有许多小孔，故上颌牙或牙周组织的治疗，如需麻醉，可行局部浸润麻醉。上颌牙拔除时，可向唇颊侧用力。

上颌骨中牙槽突是骨骼系统中变化最显著的部分之一。其变化与面部的发育、牙齿的萌出与脱落、咀嚼功能及牙齿的移动均有密切的关系。

上颌骨由上颌神经分布。血液供应极为丰富，主要来自上颌动脉的分支，即眶下动脉、上牙槽后动脉、腭降动脉、翼腭动脉以及面动脉的分支，并相互吻合，故骨折较容易愈合。淋巴引流广泛，可至咽后、下颌下及颈外侧深淋巴结，故炎症、感染容易引流，较少发生骨髓炎。

知识链接

　　1. 牙槽突的结构特点　牙槽突是可变的骨组织，生理情况下，具有受压部位吸收、受牵引方增生的特点。根据这一特性，可以对错位牙施加一定的力量，使其恢复到正常位置，以建立正常的咬合关系和美观性。当牙列缺失时，牙槽突因失去生理性刺激而逐渐萎缩，使其高度逐渐降低而导致义齿修复困难。

　　2. 上颌窦　上颌骨体内的空腔即为上颌窦。上颌窦的底壁，由前向后依次盖过上颌第二前磨牙、上颌第一磨牙、上颌第二磨牙、上颌第三磨牙。以上颌第一磨牙根尖距上颌窦底最近，它们之间仅以较薄的骨板相隔，甚至无骨板仅覆以黏膜，故上述牙的根尖感染可累及上颌窦，引起上颌窦炎症。

二、下颌骨

下颌骨是面部唯一可以活动且最坚实的骨骼，构成面下三分之一的骨性支架，呈蹄铁形，其水平部称下颌体，垂直部称下颌支，下颌支与下颌体相连接的转角处称下颌角（图7-4）。

下颌体上份为牙槽突，内、外骨板均由较厚的密质骨构成，下缘圆钝坚实，中线处可见正中联合。在正中联合的两侧，近下颌体下缘处有一隆起，为颏结节，左右各一。从颏结节沿向后上与下颌支前缘相续的骨嵴称外斜线，为降下唇肌及降口角肌的附着处。下颌骨的外侧面第二双尖牙下方的骨孔为颏孔，距中线 2.0～3.0 cm。有颏神经、血管通过，开口朝向后、上、外方，颏孔注射麻醉时应注意。在下颌骨体的内侧面，近正中线的下端有一对小的突起，称颏棘，

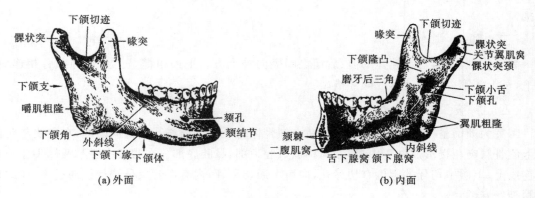

（a）外面　　　　　　　　（b）内面

图 7-4　下颌骨

有颏舌肌和颏舌骨肌附着。颏棘的外下方,左右各有一椭圆形的浅窝,称二腹肌窝,为二腹肌前腹的附着处。自颏棘下方斜向后上与外斜线走向相应的骨嵴为内斜线。或下颌舌骨线,有下颌舌骨肌附着。此线上下有两个凹,分别为舌下腺和颌下腺所在。

下颌升支上方有两个突起,前上方的称喙突,有颞肌与嚼肌附着,后方为髁状突,其下部缩小称髁突颈,有翼外肌下头附着。髁状突是下颌骨的主要生长中心之一,在下颌骨发育完成前,如果遭受损伤或破坏,影响下颌骨的发育,会导致面部畸形。髁状突、喙突之间有下颌切迹,其中心点相当于下关穴。下颌支内面中点稍偏后上方有下颌孔,为下牙槽神经、血管通入下颌管的入口。

下颌骨的血液供应主要来自下牙槽动脉,血运较差,因而骨折愈合较上颌骨缓慢,骨髓炎发生率也较上颌骨多且严重。由于下颌骨较为突出,故正中联合、下颌角、髁状突颈部、颏孔区这些结构较薄弱处易发生骨折。

三、肌肉

颌面部肌肉可分为咀嚼肌及表情肌两类。

（一）咀嚼肌群

咀嚼肌群主要附着在下颌骨的浅面与深面,分为升颌肌群和降颌肌群两组,另外还有翼外肌。肌肉可协调收缩与松弛,完成下颌的下降、上提、前伸、后退与侧向运动。其神经支配均来自三叉神经的运动纤维。

1. 升颌肌群

（1）咬肌　起自颧骨和颧弓下缘,止于下颌角、下颌升支外侧面和喙突,收缩时上提下颌骨向上前方,也参与下颌侧方运动。

（2）颞肌　呈扇形,起自颞下窝与颞深筋膜的深面,穿过颧弓深面止于喙突及下颌支的前缘至第三磨牙远中,收缩时使下颌骨向上并微向后方。

（3）翼内肌　起自翼外板的内面、腭骨锥突和上颌结节,肌束向下止于下颌支与下颌角内面。收缩时上提下颌骨并参与下颌侧向运动。

2. 降颌肌群

（1）二腹肌　前腹,起自下颌骨内面的二腹肌窝;后腹,起自颞骨乳突切迹。前、后腹均在舌骨处止于中心腱,借筋膜附着于舌骨,主要作用是降下颌骨或拉舌骨向前上。

（2）下颌舌骨肌　起自下颌骨的内斜线,止于舌骨体的前面。主要是上提舌骨,当舌骨相对固定时,可降下颌骨。

（3）颏舌骨肌 起自下颌骨的颏棘,止于舌骨体。作用是上提舌骨,当舌骨相对固定时,可降下颌骨。

3. 翼外肌 位于颞下窝,有上、下两头,上头起自蝶骨大翼的颞下面与颞下嵴。下头较大,起自翼外板的外面,分别止于颞下颌关节囊、关节盘和髁状突颈部,在开口运动中,牵拉髁突和关节盘向前,使下颌前伸并下降,同时参与下颌侧向运动。

（二）表情肌群

表情肌群主要有眼轮匝肌、上唇方肌、下唇方肌、口轮匝肌、笑肌、颊肌等。多起于骨壁或筋膜浅面,止于面部皮肤,收缩时牵引面部,表达各种表情。面部表情肌由面神经支配,当面神经受损或麻痹时可致表情肌瘫痪。另外,外伤和手术时由于面肌收缩牵拉皮肤,会引起创面裂开,故切开皮肤后应注意逐层缝合,以免形成内陷瘢痕。

四、血管

（一）动脉

主要来自颈外动脉的分支,包括舌动脉、颌外动脉、颌内动脉、颞浅动脉(图 7-5)。这些分支彼此交织成血管网,使颌面部组织血供丰富。因此,口腔颌面部一方面在外伤或手术时出血比较多;另一方面使颌面部的组织具有较强的抗感染能力和组织修复能力。

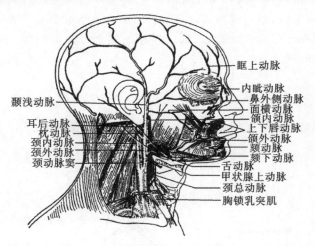

图 7-5 颌面部动脉

舌动脉自颈外动脉平舌骨大角水平发出后,向内上方走行分布于舌、口底和牙龈。因此,舌骨大角常作为寻找舌动脉起始位置或颈外动脉的标志。颌外动脉为面部软组织的主要动脉,在舌动脉稍上方自颈外动脉分出,在相当于嚼肌前缘处可扪到搏动。颞浅动脉在耳屏前方,颧弓根部可扪到搏动,是临床常用的压迫止血部位。颌内动脉位置较深,相当于下颌骨髁状突颈部,自颈外动脉分出后,向前内方走行至颞下凹,分布于上、下颌骨和咀嚼肌。

（二）静脉

颌面部静脉系统分支多且细小,常互相吻合成网状。一般分为深、浅两个静脉网。浅静脉网由面前静脉、面后静脉组成,两者在下颌角附近汇合成面总静脉,横过颈外动脉浅面后,汇入颈内静脉。深静脉网,主要为翼静脉丛,位于颞下凹内,分布于翼外肌的浅面和翼内、外肌与颞肌之间,相当于上颌结节的后上方,通过颌内静脉注入面后静脉(图7-6)。

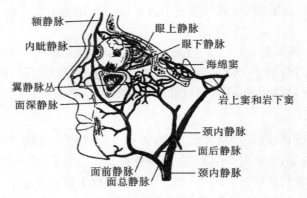

图7-6 颌面部静脉

面部静脉与颅内海绵窦直接或间接相通,且缺乏静脉瓣,故血液可以逆流。因此颌面部感染可扩散至颅内引起海绵窦血栓性静脉炎而危及生命。

知识链接

面部危险三角

临床上将鼻根部和两侧口角连成的三角区称为面部危险三角,因此处静脉无瓣膜或瓣膜较少且薄弱,难以阻挡血液逆流。当面部发生化脓性感染时,若处理不当或挤压,感染源或栓子可经内眦静脉、眼上静脉逆流至颅内海绵窦,引起海绵窦血栓性静脉炎危及生命。

五、神经

口腔颌面部的神经与临床关系密切的主要有面神经、三叉神经、舌下神经、舌咽神经等(图7-7)。

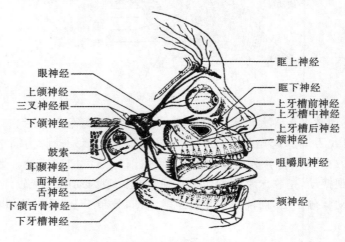

图7-7 面部的神经分布

（一）面神经

第Ⅶ对脑神经，属混合性神经，包括运动神经、感觉神经和副交感神经，其中大部分为运动神经纤维。分别管理舌的味觉，面部表情肌运动及支配舌下腺、下颌下腺和泪腺的分泌。面神经核位于脑桥，分为上、下两部分，上部分受双侧大脑皮质运动区的支配，并发出运动纤维支配同侧颜面上半部的肌肉，核的下半部分仅受对侧大脑皮质的支配，并发出运动纤维支配同侧颜面下半部的肌肉。

面神经由两个根组成，一是较大的运动根，自脑桥小脑角区，脑桥延髓沟外侧部出脑；二是较小的混合根，称中间神经，自运动根的外侧出脑，两根进入内耳门合成一干，穿内耳道底进入与中耳鼓室相邻的面神经管，先水平走行，后垂直下行由茎乳孔出颅，向前穿过腮腺到达面部，在面神经管内有膨大的膝神经节。面神经穿经面神经管及最后穿出腮腺时都发出许多分支。

1. 面神经管内的分支

（1）鼓索　传导味觉冲动及支配下颌下腺和舌下腺的分泌。

（2）岩大神经　也称岩浅大神经，含副交感节前纤维，支配泪腺、腭及鼻黏膜的腺体分泌；味觉纤维，支配腭部的味觉。

（3）镫骨肌神经　支配鼓室内的镫骨肌。如果面神经在此神经以上部位受损，除面瘫外，患者还会发生镫骨肌麻痹和听觉过敏。

2. 颅外分支

面神经出茎乳孔后在进入腮腺前发出三部分：耳后神经，支配枕肌、耳周围肌；二腹肌支，支配二腹肌后腹；茎突舌骨肌支，支配茎突舌骨肌。面神经主干前行进入腮腺实质，在腮腺内发出分支至腮腺前缘，分布于面部诸表情肌。

（1）颞支　经下颌骨髁突浅面或前缘，从腮腺上缘穿出，在皮下组织中越过颧弓后份向前上方走行，分布于额肌、眼轮匝肌上份、耳上及耳前肌。若此神经受损，则同侧额纹消失。

（2）颧支　经腮腺上缘和前缘穿出，分为上、下两部分。上部分支较细，过颧骨浅面分布于眼轮匝肌；下部分支较粗，沿颧弓下方及面横动脉向前，从深面分布于颧大肌及提上唇肌。它与上颌神经的颧神经和睑下支、眼神经的眶上神经和泪腺神经都可有交通。颧支管理眼睑闭合，对保护眼球起重要作用。因此，颧支损伤后会造成眼睑不能闭合，给患者带来痛苦。

（3）颊支　起自颈面干，出腮腺前缘，位于腮腺咬肌筋膜浅面，走向口角。根据它们与腮腺管的位置关系，可分为上支及下支。上支位置较恒定，平行于腺管的上方，下支在口角水平或稍上前行，分布于颧大肌，提上唇肌、笑肌、提口角肌、口轮匝肌及颊肌等。颊支有时相互吻合，不仅在腮腺管的上方和下方与之平行，也可位于腺管的深面及浅面，且与之交叉。

（4）下颌缘支　自颈面干发出，从腮腺前下端穿出，位于颈阔肌的深面，沿下颌骨下缘，由后向前依次越过下颌后静脉、下颌角、面静脉及面动脉的浅面，继而向前上方，分布于降口角肌及降下唇肌，并与颊神经及面神经的颊支、颈支相连通。下颌缘支损伤可导致患侧口角下垂，流口水。

（5）颈支　自腮腺下端穿出后，位于颈阔肌的深面，在下颌角后方及胸锁乳突肌前方走向前下，分布于颈阔肌。此支可与耳大神经，颈横神经相连形成神经袢。颈支有时分出一返支并入下颌缘支。该支受损，口角的微笑活动受到影响。

（二）三叉神经

三叉神经为混合神经，是第Ⅴ对脑神经，也是面部最粗大的神经，含有一般躯体感觉和特殊内脏运动两种纤维。支配脸部、口腔、鼻腔的感觉和咀嚼肌的运动,并将头部的感觉信息传送至大脑。三叉神经由眼支(第一支)、上颌支(第二支)和下颌支(第三支)汇合而成,分别支配眼裂以上、眼裂和口裂之间、口裂以下的感觉和咀嚼肌收缩。三叉神经痛很容易与牙痛相混淆。

1. 眼神经　眼神经在三支中最小,只含有一般躯体感觉纤维,眼神经向前进入海绵窦外侧壁,在近眶上裂处分为泪腺神经、额神经及鼻睫神经等三支,经眶上裂入眶,分布于额顶部、上睑和鼻背皮肤,以及眼球、泪腺、结膜和部分鼻腔黏膜。

2. 上颌神经　一般躯体感觉神经,自三叉神经节发出后,立即进入海绵窦外侧壁,之后经圆孔出颅,进入翼腭窝,再经眶下裂入眶,续为眶下神经。上颌神经分支分布于上颌各牙、牙龈、上颌窦、鼻腔和口腔的黏膜、睑裂间的面部皮肤以及部分硬脑膜。

3. 下颌神经　混合神经,是三支中最粗大的分支。自三叉神经节发出后,经卵圆孔出颅腔达颞下窝,立即分为许多支。其中特殊内脏运动纤维支配咀嚼肌。一般躯体感觉纤维分布于下颌各牙、牙龈、舌前 2/3 和口腔底黏膜以及耳颞区和口裂以下的面部皮肤。

知识链接

上、下颌神经在口腔内的分布

	神经名称	分布位置
上颌神经	鼻腭神经	双侧上颌 123 的腭侧牙龈及黏骨膜
	腭前神经	双侧上颌 345678 的腭侧牙龈及黏骨膜
	上牙槽后神经	双侧上颌 78 及 6 的腭根及远中颊根、牙周膜、牙槽骨及颊侧牙龈
	上牙槽中神经	双侧上颌 45 及 6 的近中颊根、牙周膜、牙槽骨及颊侧牙龈
	上牙槽后神经	双侧上颌 123 及其牙周膜、牙槽骨和唇侧牙龈
下颌神经	颊神经	双侧下颌 5～8 的颊侧牙龈、颊部的皮肤、黏膜
	舌神经	双侧下颌 1～8 的舌侧牙龈、口底及舌前 2/3 的黏膜、舌下腺和下颌下腺
	下牙槽神经	双侧下颌 1～8 及其牙周膜、牙槽骨
	颏神经	双侧下颌 1～4 的唇颊侧牙龈及下唇黏膜、皮肤、颏部皮肤

(三) 舌下神经

舌下神经为舌的运动神经,它起于延髓内的舌下神经核,穿舌下神经管出颅,在颈内动、静脉之间下行,在下颌角水平呈弓形向前至下颌下三角内,舌下神经位于下颌下腺深部及其导管和舌神经的下方,在舌骨舌肌的浅面发出分支分布于除腭舌肌以外的全部舌内、舌外肌。当单侧舌下神经损伤时,会出现同侧舌肌瘫痪或萎缩,伸舌时舌尖偏向患侧;当双侧舌下神经麻痹时,则不能伸舌,且常伴有语言和吞咽障碍。

（四）舌咽神经

舌咽神经为混合性神经，含有四种纤维，分别是：支配茎突咽肌的运动纤维；调控腮腺分泌的副交感纤维；分布于咽、咽鼓管、舌后 1/3、鼓室等处的黏膜、颈动脉窦和颈动脉体的一般感觉纤维；分布于舌后 1/3 味蕾的味觉纤维。

舌咽神经的主要分支如下。①鼓室神经：起于下神经节入鼓室后与交感神经纤维一起形成鼓室丛，由鼓室丛发出分支分布于鼓室、乳突小房及咽鼓管的黏膜。另外，由鼓室丛发出的岩小神经，入耳神经节，其节后纤维经耳颞神经到达腮腺。②颈动脉窦支：为 1~2 支，与迷走神经及颈上节的分支吻合成丛，分布于颈动脉窦的压力感受器和颈动脉体的化学感受器，调节血压、心跳及呼吸。③扁桃体支：为多数小支，分布于腭扁桃体、软腭和咽峡。④咽支：与迷走神经及颈上节的咽支共同形成咽丛，分布于咽黏膜。⑤肌支：分布于茎突咽肌，并接受面神经的交通支。⑥舌支：为舌咽神经的终支，分布于舌后 1/3 的黏膜及味蕾，司一般感觉及味觉功能。舌咽神经损伤会导致患侧舌后 1/3 味觉丧失及咽反射消失。

六、涎腺

涎腺又称唾液腺，由腮腺、颌下腺、舌下腺三对大涎腺以及位于口咽咽部鼻腔和上颌窦黏膜下层的小涎腺组成。口腔的小涎腺按其所在解剖部位分别称为唇腺、颊腺、腭腺、舌腺、磨牙后腺等。具有湿润、消化、杀菌、软化食物等功能。

（一）腮腺

腮腺为纯的浆液性腺体，位于颜面两侧，外耳道前下方，下颌支后方与胸锁乳突肌间的腮腺间隙内，呈不规则楔形，是涎腺中最大的一对。腺体分为深、浅两叶，分别位于面神经主干与分支的浅面和深面，浅面无重要结构，血管神经主要位于腮腺深面，从腮腺边缘呈辐射状走出，腮腺内有面神经、耳颞神经、颈外动脉及其分支颞浅动脉、颌内动脉等穿行。腮腺手术时要避免损伤这些解剖结构。

腮腺导管由腮腺浅叶前缘发出，在颧弓下约 1.5 cm 处，与颧弓平行向前走行，横过嚼肌外侧，在其前缘处呈直角转向内侧，开口于上颌第二磨牙相对的颊黏膜。导管口处的黏膜隆起称为腮腺乳头。该导管在面部投影标志即耳垂到鼻翼和口角连线的中 1/3。在面部手术时，注意不要损伤，以免形成涎瘘。

（二）颌下腺

颌下腺为混合性腺体。位于两侧颌下三角内，在下颌骨体的内侧面，舌骨舌肌和茎突舌骨肌之间，其延长部绕下颌舌骨肌后缘进入口底，伸至舌下腺的后端。颌下腺导管自颌下腺的深部发出，长约 5 cm，管壁较薄，由后下斜向前上走行，开口于舌系带两侧的舌下肉阜。由于导管较长，唾液在导管内运行缓慢，加之导管开口较大，所以常有异物进入，容易形成结石导致颌下腺炎症。

（三）舌下腺

是三大唾液腺中最小的一对，属混合性腺体。位于舌下区，口底黏膜舌下皱襞的深面，下颌舌骨肌的上面。在腺体的上缘有很多短而细小的导管排列，且直接开口于舌下皱襞的表面，若导管口受损或阻塞，则容易使腺液潴留而形成囊肿。大的导管经颌下腺导管外侧，与颌下腺导管共同开口于舌下肉阜或单独开口于舌下肉阜。

第三节　牙及牙周的应用解剖与生理

 要点导航

重点:掌握牙及牙周组织的解剖生理特点。

难点:牙位记录方法。

一、牙

人的一生共有两副牙齿,乳牙和恒牙。乳牙共 20 颗,分为乳切牙、乳尖牙和乳磨牙。恒牙共 28~32 颗,分为切牙、尖牙、前磨牙和磨牙。牙齿的各种形状适用于各种用途,包括撕裂、磨碎食物,参与语言和发音,保持面部的协调美观等。人类语言发音与口中前牙的排列密切相关。

(一) 牙齿的萌出

1. 牙齿萌出的特点　①牙萌出有一定的顺序。②牙萌出有比较恒定的时间性。③左右同名牙同期萌出。④下颌牙萌出略早于上颌同名牙。

2. 牙萌出时间

(1)乳牙婴儿出生后 6 个月左右,乳牙开始萌出,至 2 岁半左右出齐,共有 20 颗。自 6~7 岁开始脱落,被恒牙替换,13 岁左右替换完毕。在此期间口腔内既有乳牙又有恒牙,称为混合牙列期。乳牙是儿童的主要咀嚼器官,对消化、营养的吸收,刺激颌骨的正常发育,引导恒牙的正常萌出都极为重要。

乳牙萌出的顺序依次为乳中切牙、乳侧切牙、第一乳磨牙、乳尖牙、第二乳磨牙。

(2)恒牙是继乳牙脱落后的第二副牙列,共 28~32 颗。自 6 岁左右首先萌出第一磨牙,故第一磨牙又称六龄齿。以后依次萌出中切牙、侧切牙、尖牙、第一前磨牙、第二前磨牙和第二磨牙,有时第一前磨牙较尖牙更早萌出。一般在 13 岁左右 28 颗恒牙全部萌出,乳牙脱落,此期称为恒牙列时期。通常在 18~26 岁之间第三磨牙萌出,又称智齿。由于人类进化,颌骨退化,致使第三磨牙因发育间隙不足,出现萌出困难或位置不正,也有终生不萌出者。恒牙萌出顺序:上颌依次为 6、1、2、4、3、5、7、8;下颌依次为:6、1、2、3、4、5、7、8。

通常我们把切牙、尖牙称为前牙;前磨牙、磨牙称为后牙。由于切牙位于牙弓的前部,所以容易受外伤而松动、折断或脱落,影响面容或发音,修复时应注意人工牙的色泽、形态与面型及邻牙的协调性;尖牙位于口角,牙根长而粗壮,具有支撑口角的作用,不能随意拔除;第三磨牙常因阻生而引起智齿冠周炎。

(二) 牙位记录

临床工作中,为了便于病例记录,而将各个牙采用一定的格式、数字,并结合文字记录下来,称为牙位记录。目前,临床上常用的方法是部位记录法,方法如下。

1. 牙列分区

牙列分区以"十"符号将上、下牙列分为四个区,符号中的水平线区分上、下颌,垂直线表示中线区分左右侧。因此,上下颌区分为四个区:⌐代表右上颌区(A 区);⌐代表左上颌区(B区);⌐代表右下颌区(C 区);⌐代表左下颌区(D 区)。因此,上、下牙弓分为 ABCD 四个区。用罗马数字Ⅰ～Ⅴ依次代表乳中切牙至第二乳磨牙;阿拉伯数字 1～8 依次代表中切牙至第三磨牙。

2. 牙位记录

乳牙常用罗马数字表示。

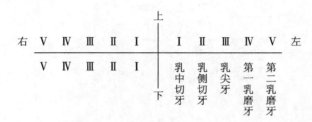

例如:右上颌乳侧切牙写为 Ⅱ|。

恒牙以阿拉伯数字表示。

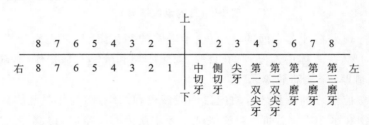

例如:左下第一双尖牙写为 4|。

（三）牙齿的解剖形态和结构

1. 牙齿的形态与功能　从外部观察,牙体由牙冠、牙根和牙颈三部分组成(图 7-8)。

（1）牙冠　牙冠为牙齿暴露于口腔被牙釉质覆盖的部分,是发挥咀嚼功能的主要部分。临床上又将牙冠分为解剖牙冠和临床牙冠。解剖牙冠是指被牙釉质覆盖部分,牙冠与牙根以颈缘为界;临床上牙冠是指暴露于口腔内未被牙龈覆盖的部分,牙冠与牙根以龈缘为界。正常情况下临床牙冠小于解剖牙冠,老年人或患有牙周病的牙,因牙龈萎缩,临床牙冠常大于解剖牙冠。牙冠的形态因功能而不同:前牙牙冠呈楔形,可分为四个面,即唇面、舌面、近中面、远中面。其中切牙切缘锐利,用

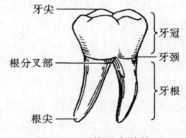

图 7-8　牙的形态结构

于切割食物;尖牙形如锥状,牙尖突显用于撕裂食物。后牙牙冠呈立方形,有颊面、舌面、近中面、远中面及牙合面,共五个面。后牙合面有尖、窝等结构,便于磨碎食物。

（2）牙根　牙齿包埋于牙槽骨内的部分,表面覆盖牙骨质,是牙齿的支持部分。牙根的数

目与形态随功能不同而不同。一般切牙类均为单根,前磨牙为单根或双根,磨牙类根多分叉为两根以上,以增强牙在颌骨内的稳固。牙根的尖端称为根尖,每个根尖都有供牙髓神经、血管通过的根尖孔。

(3) 牙颈 牙冠与牙根交界处呈一弧形曲线的部分称为牙颈。在牙的唇、舌面,牙颈线凸向根尖,而在牙的近、远中面牙颈线凸向切缘或牙合面,并彼此均匀连接成波浪状。

2. 牙齿的组织结构

从牙体的纵剖面观察,牙体组织由三种硬组织(牙釉质、牙本质、牙骨质)和一种软组织(牙髓)四部分组成(图 7-9)。

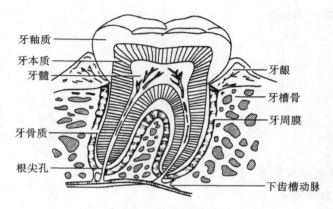

图 7-9 牙的组织结构

(1) 牙釉质 覆盖在牙冠表面的乳白色、半透明的钙化组织,含无机盐类约 96%,有机物约 1%,水 2%~4%,是人体中最坚硬的组织。对牙本质和牙髓有保护作用,缺失后不能再生。牙釉质在牙尖处最厚,牙颈部最薄。

(2) 牙本质 位于牙釉质和牙骨质内层的淡黄色硬组织,围绕牙髓腔构成牙的主体,含无机物 70%,有机物和水 30%,不如牙釉质坚硬。牙本质内有一空腔,称髓腔。牙髓神经末梢深入牙本质小管内,能感受痛觉,故受到刺激时,易产生酸痛感。

(3) 牙骨质 覆盖于牙根表面的一层淡黄色组织,构成和硬度与骨相似。含无机物 40%~50%,有机物和水 50%~55%。牙骨质借助于牙周膜将牙齿固定于牙槽窝内。牙骨质在牙颈部较薄,根尖部及根分叉处较厚。当牙根表面受到损伤时,牙骨质有修复功能,可再生。

(4) 牙髓 充满于髓腔内的疏松结缔组织,其周围被坚硬的牙本质包围。牙髓内有神经、血管、淋巴管、成纤维细胞和成牙本质细胞,主要有营养牙体和形成继发性牙本质的功能。正常牙髓的颜色为粉红色。牙髓神经为无髓鞘纤维,对外界刺激异常敏感,轻度刺激即可引起疼痛,但无定位功能。牙髓的血供主要来自牙周组织,通过根尖孔供给,当牙髓出现炎症时,会使髓腔压力增高,血液循环障碍,导致牙髓坏死。

牙髓有四种基本功能:①成牙本质细胞形成牙本质;②血管系统向牙髓牙本质复合体提供营养成分;③感觉神经纤维传导痛觉;④成牙本质细胞及结缔组织成分对外界刺激的保护性反应。

(5) 牙髓腔 牙体内部容纳牙髓的空腔,形态与牙体外形相似。在牙冠及牙颈部髓腔扩大成室状,称髓室;牙根内髓腔缩窄成管状,称根管;根管在根尖的开口,称根尖孔。牙髓的血管、神经、淋巴管等均经根尖孔与牙周相通。

①髓室 后牙髓室由六个面组成,朝向牙合面者为髓室顶,约位于牙冠的颈 1/3,其上有

与各牙尖相对应的突出部分,称为髓角,做洞时要注意避开以免损伤牙髓;髓室朝向牙根的一面称髓室底,其上有进入根管的入口,称根管口。髓室其他四壁分别与牙冠的唇(颊)、舌(腭)、近中及远中面相对应。

②根管　通常为一个外形较圆的根,一般只有一个根管,根大而又扁者有两个根管。前牙通常只有一个根管;上颌前磨牙有 1～2 个根管;上颌磨牙每根一个根管;下颌磨牙有 3～4 个根管;第三磨牙根管变异较大。根管在牙根表面的开口为根尖孔,根管最狭窄处常在距根尖孔1.0 mm 处,根管治疗时,此处常作为测定根管工作长度的标志。

知识链接

近代观点认为,从胚胎学、组织学及生理学等方面考虑,牙本质和牙髓之间有着极为密切的关系,可视为一个组织或器官,称为牙髓-牙本质器官。从胚胎和组织学方面看,二者均由外间质牙乳头衍生而来,而且在牙本质矿化形成以后,还有牙髓中的造牙本质细胞突起伸入牙本质小管,而突起中所含细胞浆占造牙本质细胞的 3/4,牙本质是牙髓细胞分化成熟的最终产物,构成其外周矿化部分。从生理学角度,牙本质对牙髓起保护作用,而其活力又源自牙髓,一旦牙本质暴露、遭受外界刺激或损伤时,无论其来源、轻重、性质如何,牙髓均将发生相应的应答反应。因此,可以认为牙本质和牙髓组织实质上是作为一个整体而对外界刺激产生反应的,在牙本质上进行的任何预备均是对牙髓外围组织的直接损伤,这一概念对临床有重要意义。

二、牙周组织

牙周组织包括牙周膜、牙槽骨和牙龈,主要功能是保护和支持牙齿。

1. 牙龈　牙龈是覆盖在牙槽骨和牙颈部的口腔黏膜,向内移行于腭及口底,向外续于牙槽黏膜,色粉红,质地坚韧而有弹性。按其与牙齿和牙槽骨的关系,分为游离龈、附着龈和牙间乳头三部分。

(1)游离龈　指牙龈边缘不与牙面附着的部分。色泽较附着龈稍红,游离可动。游离龈与牙面之间有一狭小的空隙,称龈沟,深 0.5～3.0 mm,龈沟底部为结合上皮冠方,内壁为牙面,外壁衬以龈沟上皮。

(2)附着龈　位于游离龈的根方,紧密附着在牙槽嵴的表面。表面有橘皮状点彩。炎症时点彩消失。

(3)牙间乳头　牙龈充填于相邻两牙之间的部分。后牙邻面接触点下牙龈低平凹陷像山谷,称龈谷。龈谷区的牙龈脆弱,不易清洁,易形成菌斑和牙结石,当炎症刺激时较易发生牙龈炎。

2. 牙周膜　牙周膜是介于牙骨质和牙槽骨间的致密结缔组织膜,由细胞、基质和纤维组成。牙周膜中的纤维一端埋入牙骨质,一端埋入牙槽骨中,将牙齿固定于牙槽窝内。

牙周膜内分布感觉神经的触觉感受器和痛觉感受器,前者可传导压力,发挥本体感受功能,而后者可传导痛觉,参与防御反应。当根尖周组织发生炎症时,患者即可感觉到疼痛,也可明确指出患牙。牙周膜的血运较丰富,对于增加根尖周组织的抗病能力和修复能力十分有利。

3. 牙槽骨

牙槽骨是上、下颌骨包埋和支持牙根的部分,亦称牙槽突。骨质疏松,有弹性,是支持牙齿的重要组织。牙槽骨是人体骨骼最活跃的部分,有高度可塑性,可随着牙齿的生长发育,脱落替换和咀嚼压力而改变。在生理状况下,受压的部位常有牙槽骨吸收,而受牵引侧则有牙槽骨增生,牙齿脱落后牙槽骨逐渐萎缩。

(苏本香　马文娜)

直通护考

选择题

A 型题

1. 牙的功能不包括(　　)。

A. 发育时限定了舌的活动范围　　　　　　B. 通过咀嚼可刺激颌骨正常发育

C. 通过咀嚼增进牙周组织健康　　　　　　D. 保持面部形态正常

E. 保持口腔的自洁作用

2. 根据形态和功能特点,恒牙可分为(　　)。

A. 切牙、尖牙、磨牙　　　　　　B. 同形牙与异形牙　　　　　　C. 前牙与后牙

D. 单根牙、双根牙、多根牙　　　　　　E. 切牙、尖牙、前磨牙、磨牙

3. 以下牙齿萌出规律的描述中哪一项是错误的?(　　)

A. 在一定时间内萌出　　　　　　B. 按一定的先后顺序萌出

C. 左右同名牙同期萌出　　　　　　D. 下颌牙萌出的时间略早于上颌牙

E. 男性萌出的时间略早于女性

4. 人一生有哪两副牙?(　　)

A. 前牙、后牙　　B. 切牙、磨牙　　C. 乳牙、恒牙　　D. 尖牙、磨牙　　E. 小牙、大牙

5. 关于部位记录法,下列说法正确的是(　　)。

A. 用两条相互垂直的线将牙弓分为四象限　　B. A 区代表左上颌的牙

C. 用罗马数字表示恒牙　　　　　　D. 用阿拉伯数字表示乳牙

E. 1A 表示左上颌第一前磨牙

6. 用部位记录法表示左上颌第一前磨牙,正确的是(　　)。

A. ⅤA　　　B. BⅤ　　　C. 4 B　　　D. ⅣA　　　E. BⅣ

7. 从外部观察,牙可以分为(　　)。

A. 牙冠、牙根　　　　　　B. 牙冠、牙根、根尖　　　　　　C. 牙冠、根尖、牙颈

D. 牙冠、牙根、牙颈　　　　　　E. 牙根、牙颈、牙髓

8. 不属于牙体组织的结构是(　　)。

A. 牙釉质　　B. 牙骨质　　C. 牙本质　　D. 牙髓　　E. 牙髓腔

9. 下列关于面神经的描述,哪一项是正确的?(　　)

A. 为感觉性神经　　　　　　B. 自棘孔出颅　　　　　　C. 为运动性神经

D. 支配面部表情肌　　　　　　E. 支配咬肌

10. 上颌骨的四个突起分别称为(　　)。

A. 蝶突、颧突、鼻突和腭突　　　　　　B. 颧突、鼻突、上颌突和腭突

C. 额突、颧突、牙槽突和腭突　　　　　　D. 额突、颧突、上颌突和腭突

E. 蝶突、颧突、牙槽突和腭突

11. 关于切牙孔描述错误的是（　　）。

A. 切牙孔也称为腭前孔

B. 向上后通入切牙管

C. 在麻醉腭前神经时，麻醉药物可注入切牙孔或切牙管内

D. 位于上颌中切牙的腭侧，腭正中缝与两侧尖牙连线的交点上

E. 切牙乳头是切牙孔的体表标志

12. 下列关于腭大孔的描述，正确的是（　　）。

A. 腭中神经通过　　　　　　　　B. 腭前神经通过　　　　　　　　C. 腭后神经通过

D. 上颌颧突与腭骨水平部共同构成腭大孔　　　　　　E. 腭中、后神经通过

13. 在颌面骨中唯一能活动的骨为（　　）。

A. 上颌骨　　　　B. 鼻骨　　　　C. 颧骨　　　　D. 腭骨　　　　E. 下颌骨

14. 腮腺导管口位于（　　）。

A. 相对上颌第二磨牙牙冠的颊黏膜上　　　　　　B. 相对上颌第一磨牙牙冠的颊黏膜上

C. 相对上颌第三磨牙牙冠的颊黏膜上　　　　　　D. 相对上颌第一尖牙牙冠的颊黏膜上

E. 相对上颌第二双尖牙牙冠的颊黏膜上

15. 腮腺属于（　　）。

A. 纯浆液性腺　　　　　　　　B. 纯黏液性腺　　　　　　　　C. 混合性腺

D. 以浆液性腺为主的混合性腺　　E. 以黏液性腺为主的混合性腺

16. 口腔唾液腺中最大的是（　　）。

A. 腮腺　　　　B. 舌下腺　　　　C. 颌下腺　　　　D. 腭腺　　　　E. 舌下腺和颌下腺

17. 下面哪一种神经不属于面神经？（　　）

A. 岩浅大神经　　B. 颧神经　　　C. 鼓索　　　　D. 下颌缘支　　　E. 颈支

18. 下列有关舌乳头的描述，哪一项是错误的？（　　）

A. 丝状乳头司一般感觉　　　　B. 菌状乳头司味觉　　　　　C. 轮廓乳头位于界沟前方

D. 叶状乳头位于舌侧缘后部　　E. 舌后 1/3 乳头较少

19. 下列关于解剖牙冠的论述，哪一项是正确的？（　　）

A. 牙齿埋于牙槽窝内的牙体部分　　　　　　B. 牙齿显露于口腔内的牙冠部分

C. 牙齿埋于牙龈内的牙体部分　　　　　　D. 以牙颈为界的牙冠部分

E. 有牙骨质覆盖的牙体部分

20. 硬腭表面解剖标志不包括（　　）。

A. 腭中缝　　　　B. 切牙乳头　　　C. 腭大孔　　　D. 蝶骨翼突沟　　　E. 腭小凹

第八章 口腔科患者的护理概述

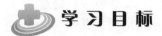

学习目标

知识目标：

1. 掌握口腔科患者的护理评估。
2. 熟悉口腔科常见护理诊断、合作性问题及操作技术。
3. 了解口腔科护理管理。

能力目标：

1. 能对口腔科患者进行护理评估，提出主要护理诊断及合作性问题。
2. 能对实施口腔科常见诊疗技术操作的患者进行有效护理。

第一节 口腔科患者的护理评估、常用护理诊断及合作性问题

要点导航

重点：口腔科患者的护理评估和常用护理诊断及合作性问题。
难点：口腔科患者的护理评估。

一、基本特征

口腔颌面部外伤多，易窒息并发颅脑损伤。口腔颌面部位于人体上部且暴露在外，易遭受损伤。颌面部血液循环丰富且在呼吸道上端，可因水肿、血肿而出现呼吸困难，甚至窒息。如口底、下颌骨等部位损伤，组织水肿反应快而重，损伤后出血较多，易形成血肿。颌面部上接颅脑，尤其是上颌骨与颅底紧密连接，损伤时常合并颅脑损伤，颅底骨折时可有脑脊液鼻漏或耳漏。

口腔颌面部解剖特殊，易感染。口腔颌面部解剖位于消化道和呼吸道的开端，通过口腔和鼻腔与外界相通，生理性窦、腔较多，且温度和湿度适宜细菌的生存和繁殖，另外，颜面部皮肤的毛囊、汗腺和皮脂腺也是细菌常寄生的部位，若与伤口相通易发生感染。口腔疾病产生有害

细菌,通过血液循环可传到身体其他部位,若不及时治疗可引起败血症。

口腔科患者就医心理复杂,依从性差。口腔科患者在不同的疾病阶段心理反应差异较大,如病变初期不愿就诊,发病疼痛时急于求治,治疗时对钻压产生恐惧等。口腔颌面部损伤后对呼吸、咀嚼、吞咽、语言、张口及表情等方面的生理功能均有明显影响,且常有不同程度的面部畸形,可使患者产生自卑心理,出现自我形象紊乱等问题。

口腔科疾病发生与个人不良行为习惯有关。对口腔科患者应加强疾病预防知识的指导。口腔科很多疾病的发生与个人不良的口腔卫生习惯和饮食习惯有密不可分的关系,应强调正确科学的刷牙方法、合理饮食、定期接受口腔检查,做到早发现疾病,早治疗。

案例引导

患者,36岁,夜间急诊,主诉牙齿疼痛剧烈,阵发性疼痛,不能进食,遇凉水疼痛加重,不能指出具体疼痛位置,探诊检查可见左下颌第一磨牙深龋。问题:

1. 根据患者现状,应该如何进行护理评估?

2. 患者可能存在哪些护理问题?

二、护理评估

在对口腔患者进行评估时,口腔科护士应掌握收集资料和体格检查的方法和技巧,要在全面了解患者身体健康状况的同时关心患者的心理、社会、文化和经济等情况,从收集到的资料中发现患者生理、心理、社会等方面的问题,从而为护理诊断及合作性问题、护理计划和护理措施提供系统、完整、可靠的资料。

(一) 健康史及相关资料

1. 现病史　了解患病发病经过,包括诱发因素、起病时的情况、发病时间、主要症状、症状出现的部位、性质、程度、病情的演变等;了解患者发病后精神、食欲、体重、睡眠及大小便有无异常等情况。

2. 既往病史　了解患者既往罹患的疾病,有助于口腔疾病的诊断及治疗提供参考依据。如血液病可导致牙龈出血、口腔黏膜淤点、淤斑;艾滋病常表现为口腔念珠菌病、牙周炎、口腔卡波西瘤等;维生素 B_2 缺乏可引起口角炎。

3. 遗传史　了解患者家族中有无患同样或类似的疾病,有无与遗传有关的疾病等。如侵袭性牙周炎有家族遗传倾向;唇裂和腭裂与遗传因素有关,属多基因遗传疾病。

4. 药物史　了解患者有无药物过敏史及重要药物应用史。许多药物可引起口腔疾病,如:长期滥用抗生素及皮质醇类固醇,可导致口腔念珠菌病;长期服用苯妥英钠、硝苯地平、环孢素等药物可引起牙龈增生等。

5. 生活史　了解患者有无不良的生活习惯,如吸烟、酗酒、喜食甜食、不按时刷牙等,有无口腔不良习惯,如吮指、偏侧咀嚼等。吃甜食多的人易患龋齿;大量吸烟的人易患口腔黏膜白斑;儿童口腔不良习惯是形成错合畸形的主要病因。

(二) 身体状况评估

熟悉口腔科患者常见的临床症状,对口腔科患者进行全面的护理评估是确定护理诊断及合作性问题、制定护理计划、确定护理目标的重要依据。

1. 牙痛　牙痛是口腔科最常见症状和患者就诊的主要原因。引起牙痛的常见原因有以下几种。

（1）牙齿本身疾病　深龋、牙髓充血、各型急慢性牙髓炎、牙根折裂、髓石、牙本质过敏等。

（2）牙周组织的疾病　外伤、坏死性龈炎、龈乳头炎、牙周脓肿、牙槽脓肿、各种急慢性根尖周围炎、冠周炎等。

（3）牙周附近组织的疾病所引起的牵涉痛　急性化脓性上颌窦炎和急性化脓性颌骨骨髓炎，因神经末梢受到炎症的侵犯，可使该神经所支配的牙齿发生牵涉痛。另外，颌骨内或上颌窦内的肿物、埋伏牙等压迫附近的牙根发生吸收，如继发感染亦会出现牙髓炎的疼痛。还有急性化脓性中耳炎、咀嚼肌群的痉挛等均可出现牵涉痛。

（4）神经系统疾病　颞下窝肿物在早期会出现三叉神经第三支分布区的疼痛，翼腭窝肿物的早期由于压迫蝶腭神经节，出现三叉神经第二支分布区的疼痛。因此，颞下窝和翼腭窝肿物压迫三叉神经或三叉神经本身疼痛常以牙痛作为主诉就诊。

（5）全身性疾病　有些全身性疾病如流感、癔症、神经衰弱、月经期和绝经期等可诉有牙痛。高空飞行时，牙髓骨压力增高，可出现航空性牙痛。心绞痛患者亦会反射性地出现牙痛。因不同原因引起的牙痛其性质、部位、持续时间、病程以及与外界刺激的关系，均有所不同。疼痛的特点是自发性剧痛、自发性钝痛、激发痛和咬合痛。疼痛作为一种主观感受，因个体敏感性及耐受性的不同，在评估时须对牙痛患者进行仔细的询问，根据患者的主诉和疼痛的特点，采取进一步检查。最后综合患者病史、主诉和检查结果进行分析，做出正确的评估和诊断。

2. 面痛　主要是指由外周神经系统非器质性疾病引起的以口腔及颌面部疼痛为主要表现的临床综合征，不包括炎症、外伤、肿瘤等器质性疾病引起的继发性疼痛。

3. 牙龈出血　口腔疾病中常见的症状。出血部位可以是全口牙龈或局限于部分牙齿的牙龈组织，多数患者是由局部刺激引起的，也有一些情况在无刺激时自动出血。常见原因如下。

（1）牙龈的慢性炎症和炎症性增生　牙龈出血最常见原因，如慢性龈缘炎、牙周炎、牙尖乳头炎和牙龈增生等。

（2）妊娠期龈炎和妊娠瘤　常开始于妊娠后 3～4 个月，出血可能与牙龈毛细血管受性激素影响而扩张、脆性改变等有关。

（3）维生素 C 缺乏　口腔表现为牙龈出血，可为首发症状，牙龈肿胀，边缘可能见到糜烂及溃疡，全身表现可为坏血症。

（4）血液病　当牙龈有广泛的自动出血，且量多或不易止住时，应及时做血液学检查，由内科医生诊断有无白血病、血友病、血小板减少性紫癜等血液疾病。

（5）肿瘤　有些肿瘤生长在牙龈上，如血管瘤、血管瘤型牙龈瘤、牙龈癌、颌骨癌等。

（6）全身性疾病　肝硬化、脾功能亢进、肾炎后期、系统性红斑狼疮等疾病，因凝血功能低下或严重贫血，可能出现牙龈出血的情况。

4. 牙齿松动　指牙齿的松动度超过了正常的范围，是一种病理现象。正常情况下，牙齿有轻微的生理性动度，约为 0.02 mm，一般不超过 1 mm，几乎不被发觉，且随不同的牙位和一天内的不同时间而变化。引起病理性牙齿松动的常见原因如下。

（1）牙周炎　使牙齿松动甚至脱落的最主要的疾病。牙周袋的形成及长期存在的慢性炎症，使牙槽骨出现吸收，结缔组织附着不断丧失，使牙齿逐渐松动、移位，直至脱落。

（2）牙外伤　主要是前牙受累，因所受外力大小不同，可造成牙周膜撕裂而导致牙齿松动，也可造成前牙折断、脱位甚至全部与牙槽窝脱离。

（3）根尖周围炎　如畸形牙周炎、畸形牙槽脓肿等，均可引起牙齿突然松动，患牙有伸长感，叩痛阳性。

（4）颌骨骨髓炎　成人颌骨骨髓炎多继发于牙源性感染而发生，多见于下颌骨，通常患侧下唇麻木，多个牙齿迅速松动，且有叩痛。

（5）颌骨内肿物　颌骨内的良性肿物或脓肿由于生长缓慢，可压迫牙齿移位或使牙根吸收，因而导致牙齿松动，颌骨内的恶性肿瘤会使颌骨广泛破坏，在较短时间内就会导致多个牙齿松动和移位。

5. 口臭　口腔、鼻或某些全身性疾病均可出现的一种症状，常给患者造成巨大的精神压力。常见原因如下。

（1）口腔疾病　口腔不洁及口腔不良修复体是产生口臭的主要原因，如牙结石、牙垢过多、嵌塞于牙间隙和龋洞内的食物发酵腐败等。常见的疾病有口腔黏膜糜烂、溃疡、牙周病、牙龈炎、龋齿、智齿冠周炎、残根等。另外口腔颌面部蜂窝织炎和放射性颌骨骨髓炎引起的口臭更为严重。

（2）鼻咽部疾病　化脓性上颌窦炎、萎缩性鼻炎、小儿鼻内容物、滤泡性扁桃体炎等会引起口臭。

（3）某些全身性疾病　发热、消化不良、胃肠疾病、支气管扩张、肺部感染、白血病等可引起牙龈和口腔黏膜坏死，糖尿病患者口中会有丙酮气味或烂苹果气味。

（4）味觉异常　患者自我感觉有口臭，经医生检查无臭味。

6. 口腔干燥　可由唾液分泌量减少引起，有的患者唾液量检查正常但自觉口干。常见原因如下。

（1）涎腺疾病　各种原因造成的涎腺破坏或萎缩均可引起口腔干燥，如干燥综合征（舍格伦综合征）。口腔颌面部及鼻咽部恶性肿瘤经放射治疗后两侧腮腺萎缩，唾液分泌量减少，常出现口腔干燥。

（2）神经精神因素　如神经衰弱的患者常自觉口干，多为暂时性的。

（3）更年期综合征　发生在女性更年期，除更年期症状之外，常伴有口干、口腔黏膜糜烂、口腔灼痛和刺痛感。

（4）营养障碍　核黄素缺乏会出现口干、唇炎、口角炎、舌炎等症状，有的还会出现咽部、鼻腔干燥及吞咽困难。

（5）局部因素　因腺样体增生造成习惯性口呼吸者常有口干症状，尤其以晨起时明显。

7. 张口受限　引起此现象的原因主要如下。

1）感染性张口受限

（1）下颌智齿冠周炎　可能会直接累及咀嚼肌和翼内肌，引起肌肉痉挛，造成张口困难。

（2）颌面部间隙感染　颞下窝和翼下颌间隙感染刺激闭口肌群痉挛造成牙关紧闭。

（3）化脓性下颌关节及周围炎　下颌关节及附近的化脓性病灶如中耳炎、外耳道炎等，可引起下颌关节疼痛，开口困难。

（4）破伤风　破伤风杆菌可引起一种以肌肉的阵发性痉挛和收缩为特征的急性特异性感染，累及咀嚼肌时引起张口受限。同时表情肌发生紧缩可使面部表情呈现"苦笑面容"。

2）关节型张口受限　凡是能引起颞下颌关节强直、关节盘脱位、关节炎症及下颌关节功能紊乱的因素均可引起张口受限。

3）肿瘤性张口受限

（1）颞下窝综合征　原发于颞下窝的肿瘤引起的一种综合征。

（2）翼腭窝综合征　为原发翼腭窝的肿瘤引起的综合征，除因肿瘤侵犯翼肌可引起牙关紧闭外，最早出现三叉神经第二分支分布区持续性疼痛和麻木，以后会影响眼眶累及视神经。

（3）上颌窦后部癌　肿瘤破坏上颌窦后壁。

（4）鼻咽癌　鼻咽癌侵犯咽侧壁，破坏翼板，可影响肌群，出现牙关紧闭，并常伴有剧烈头痛、鼻塞、鼻出血、耳鸣、听力障碍及颈部肿块等症状。

4）损伤性张口受限　凡是能引起颌骨、颧骨、颧弓及下颌骨髁状突骨折，或口腔颌面部软组织、颞下颌关节挫伤者均会出现张口困难。

5）其他　癔病性牙关紧闭好发于年轻女性，多由精神因素引起。患者多有癔症史或具有癔症性格，口腔颌面部检查并无引起张口受限的因素，使用暗示疗法可解除。

8. 腮腺肿大　因各种原因引起的单侧或双侧腮腺增生、肥大，可以是腮腺本身的疾病，也可以是全身性疾病的局部表征。常见原因如下。

（1）炎症性　病毒性腮腺炎、化脓性腮腺炎、腮腺区淋巴结炎等。

（2）腮腺区肿瘤及类肿瘤性疾病　腮腺良恶性肿瘤、嗜酸性细胞增多性淋巴肉芽肿等。

（3）症状性腮腺肿大　单纯性腮腺肿大等。

（4）自身免疫性疾病引起的腮腺肿大　如舍格伦综合征。

（三）心理-社会状况评估

1. 延迟就医　口腔疾病患者在症状轻微时往往不认为有病，在出现了疼痛或其他显著症状时还有"牙疼不是病"的观念，因而往往延误治疗时机，导致更为严重的口腔疾病发生。

2. 恐惧　患者畏惧钻牙，担心钻牙产生剧烈的疼痛，而不愿及时就诊或者在就诊时不配合。

3. 求医心切　部分患者在牙痛难忍时，心情烦躁，坐卧不宁，迫切要求医生立即为其解除疼痛。

4. 焦虑　反复交替出现的发作性口腔溃疡、疾病在进食时引起的疼痛、外伤和恶性肿瘤术后可能会引起面容损毁等，由此引起患者焦虑不安。

5. 过高美观要求　口腔疾病治疗范围多在面部，患者往往对治疗后的面容美观有很高的期望，而术后短暂的颜面肿胀或未达到预期效果常会引发患者复杂的心理问题甚至医疗纠纷。

6. 社会交往障碍　口腔疾病常导致口臭、语言不清（唇、腭裂）以及颜面的改变与损毁，患者多不愿意与社会群体接触，而将自己封闭起来，从而导致自我形象紊乱。

7. 社会支持不足　唇腭裂患儿未在婴幼儿时期整容恢复，通常自卑、孤僻，不愿与人交往，害怕受到同龄儿童的歧视。此类患者在手术修复面容后，可能不重视语言的序列治疗或在进行语言序列治疗时难以坚持而终止训练。后期语言训练长，经济费用高，缺乏相关卫生知识等因素，都是唇裂病患儿社会支持不足的原因。

（四）口腔科检查

口腔面部检查是全身检查的一部分。口腔颌面部位于体表，应按一定顺序进行检查：由外向内，先检查颌面部再查口腔内。有些口腔疾病会影响全身，有些全身性疾病也会在口腔出现病症，检查时要有整体观念。

1. 检查前准备

1）环境　诊室安静、整洁、光线充足，室温保持在 20～24 ℃，室内相对湿度在55%～60%。

2）体位　受检者卧于牙椅，调整椅背上缘与患者肩部平齐，头枕置于枕骨下，保持头部固定。根据检查需要调整椅位，检查上颌牙时，调节椅位使患者背部和头部稍后仰，上颌牙列与地面成 45°；检查下颌牙时，调节椅位使患者头颈长轴与躯干一致，下牙列与地面近乎平行。

3）常用器械（图 8-1）

（1）口镜　由口镜柄及口镜头组成。两部分可用螺丝螺母连接，以便更换口镜头。口镜头可有平面和凹面两种，可用于牵引唇、颊或推压舌体等软组织。平面镜可映出检查者视线不能直达部位，凹面镜能放大面积较小的位置（图 8-2）。

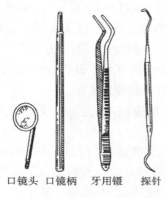

口镜头　口镜柄　牙用镊　探针

图 8-1　常用器械

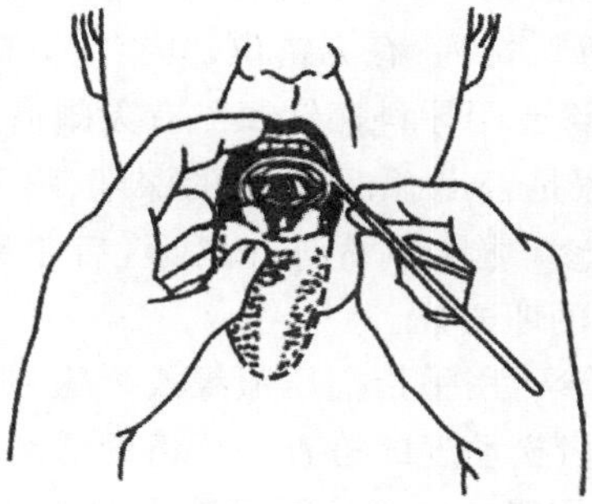

图 8-2　口镜检查

（2）牙用镊　为口腔专用镊子，有工作头和镊柄两部分。用于拿取、传递敷料和药物，夹持牙齿以测定松动度，手术操作时夹持软组织或夹除异物。

（3）探针　头尖细，一端成弧形，另一端成弯角形。用于检查牙体点、缝隙、裂沟、牙体过敏部位、皮肤和黏膜的感觉功能，可探测牙周袋的深度、龈上或龈下是否有结石、填充物的边缘密合度及瘘管的方向。另外，还有一种钝头圆柱形有刻度（以毫米计）的专用于检查牙周袋深度的探针。

2. 口腔检查基本方法

（1）问诊　询问主诉、现病史、既往病史及家族史等情况。

（2）视诊　观察表情、发育等一般情况和主诉部位的颜色、质地、功能性活动等。

（3）探诊　用探针检查病变部位、范围、有无疼痛反应、瘘管方向、牙周袋深度等。

（4）叩诊　用口镜柄或镊子柄垂直或从侧方轻叩牙齿，以检查是否存在根尖周或牙周病变。

（5）触诊（扪诊）　用手指或器械按压或触摸病变的范围、硬度，有无压痛、波动感等。

（6）嗅诊　某些疾病如坏疽性牙髓炎及坏死性牙龈炎有特殊腐败臭味。

3. 一般检查　检查时要由外向内、由表及里，兼顾全身。

（1）唇　检查唇皮肤及黏膜的色泽、形态，有无肿胀、疱疹、脱屑、皲裂、口角糜烂、色素沉着、白斑及增生物等。

（2）颊　检查颊部的色泽、对称性、有无肿胀、压痛、慢性瘘管、感觉障碍与过敏等，颊黏膜的色、形、质的改变，腮腺导管乳头有无充血、水肿、溢脓及扪痛。

（3）牙龈　注意牙龈组织色、形、质的改变。牙龈有无出血、龈缘有无红肿、增生、萎缩、溃疡、坏死和窦道等。

（4）系带　检查时注意其数目、形状、位置及附着情况，对牙位及口腔功能有无影响等。

（5）腭　主要观察有无畸形、缺损、肿块、充血、溃疡、假膜、白色斑块等异常变化。

（6）舌　检查舌苔颜色，舌背有无裂纹，舌乳头有无充血、肿大，舌运动和感觉有无障碍。

（7）口底　检查舌系带是否过短，导管乳头有无红肿，舌下皁有无异常分泌物，口底有无肿胀、包块，其硬度和活动度如何。

4. 牙齿检查　牙齿的检查方法主要包括问诊、视诊、探诊、叩诊、扪诊及牙齿松动度的检查。

（1）视诊　视诊首先检查主诉部位的情况，再检查其他部位。牙齿的数目：是否有额外牙、阻生牙、先天性缺牙或拔出牙。牙齿的形态：有无巨大牙、过小牙、锥形牙、融合牙、畸形中央尖、畸形舌侧窝；切牙是否出现方形、尖形或椭圆形等形态。牙色：有无斑釉牙、釉质发育不全、死髓牙等。排列：有无错位，其错位方向是唇向、颊向、舌向、近中、远中等。

（2）探诊　用牙科探针探测有无龋齿、牙髓的反应及是否有牙髓暴露，探测填充体是否密合；检查牙龈是否出血、牙周袋的深度、龈下结石的分布以及瘘管的方向。

（3）叩诊　检查时先叩正常牙，后叩患牙，观察患者反应，有根尖周炎或牙周炎的患牙多有不同程度的叩击痛。

（4）扪诊　用手指扪压龈缘或牙龈，观察龈缘处有无脓液溢出、有无波动或压痛。

（5）牙齿松动度的检查　牙齿的活动度是检查牙周膜和牙槽骨健康状况的重要指标。检查前牙时可用镊子夹住牙冠做唇舌向摇动，检查后牙时可将镊子尖并起后放于牙合面的中央窝做颊舌（腭）向及近远中向摇动。临床记录方法：Ⅰ度松动，唇（颊）舌向松动，松动度＜1mm；Ⅱ度松动，唇（颊）舌向及近远中向松动，松动度为1～2 mm；Ⅲ度松动，唇（颊）舌向、近远中向及垂直向均松动，松动度＞2 mm。

5. 涎腺检查　主要检查腮腺、颌下腺和舌下腺。两侧对比观察，注意导管开口处有无红肿、分泌物。触诊腮腺时用食指、中指和无名指指腹由后向前揉压腺体及导管，观察分泌物情况。颌下腺和舌下腺用双手触诊导管有无结石，质地如何。必要时进行导管探查。

6. 张口度检查　用卡尺测量最大张口时，上、下切牙切缘间距离，或用手指宽度表示。轻度张口受限：上、下切牙切缘间距离可置入二横指，一般为2～3 cm。中度张口受限：上、下切牙切缘间距离可置入一横指，一般为1～2 cm。中度张口受限：上、下切牙切缘间距离不足一横指，一般不足1 cm。张口过大：张口程度超过4.5 cm。

7. 颌面部检查　注意观察颜面表情与意识状态。颜面部外形与轮廓的对称性、丰满度、颜面皮肤的色泽、皱纹、弹性等。对面部的畸形、缺损、肿块、瘘管及肿胀，应进一步检查病变范围、大小、形态、深度、硬度、温度、能否移动、有无触痛、波动感等以及皮肤和深层组织的关系。

8. 颞下颌关节检查　对比面部左、右两侧发育情况、协调性、对称性、颌部中点是否在正中位；检查髁状突的活动度，有无弹响、摩擦音、压痛等；检查牙合关系有无过早接触，位于正中牙合位时是否协调，正中接触是否平衡；检查前伸及侧向运动有无障碍，充填体、冠桥和托牙是否合适，牙齿的磨损程度等。

9. 常见辅助检查

（1）牙髓活力的检查　常用温度和电流的检查方法测定牙髓生活状况。在正常情况下，牙髓对20～30 ℃之间的温度不发生反应。当炎症发生时，牙髓对温度的刺激反应敏感；当变性坏死时,牙髓对温度的刺激反应迟钝或消失。根据牙髓的这种特征,临床上常用冷试法和热试法两种温度测试方法。冷试法一般可选用冷水、冷气、酒精、氯乙烷、乙醚等棉球测试受检牙齿。热试法可用 50～60 ℃热水喷注患牙或用热牙胶置于受检牙齿上,先测正常的对侧同名牙或邻牙。电流检测可分直流电和感应电两种。直流电的工作端分为单极和双极。检测前擦干牙面,严格隔离唾液。为增加牙面和电极的导电性能,可用小棉球浸生理盐水或清水放于牙面,再开启测验器,从"0"开始逐渐加大至有麻刺感为度,嘱患者举手示意。

（2）X 线检查　分口内牙片、口外摄片及造影等,主要用于牙体、牙周、关节、涎腺和颌骨等疾病,以了解其病变范围、部位及程度;还可用口腔科曲面断层全景摄影一次曝光可将全口牙列、上下颌骨、鼻腔、上颌窦和双侧髁状突显示在一张 X 线片上;还有口腔颌面体层摄影、CT等方法。

（3）局部麻醉检查　可用 2% 普鲁卡因或 2% 利多卡因局部麻醉法协助确定疼痛部位。

三、常用护理诊断及合作性问题

（1）疼痛　与龋齿、炎症、骨折、外伤、肿瘤、溃疡等有关。

（2）组织完整性受损　与温度、机械、化学刺激及放射线治疗等有关。

（3）体温过高　与炎症有关。

（4）焦虑　与环境改变、疾病、产生疼痛时的治疗或检查、担心愈后有关。

（5）有感染的危险　与颌面部软组织损伤、颌骨骨折手术、口腔不易清洁、机体抵抗力降低、营养不足有关。

（6）潜在并发症　如出血,与手术、伤口感染等有关。

（7）营养失调　如低于机体需要量,与颌面部组织损伤、炎症、骨折固定等影响咀嚼和吞咽困难有关,或与食欲降低摄入不足有关,或与患者缺乏营养知识有关。

（8）语言沟通障碍　与炎症引起的局部肿胀、疼痛、张口困难有关;与外伤、颌骨骨折、口内手术及术后禁止发音有关。

（9）婴儿喂养困难　与先天性唇腭裂畸形有关。

（10）口腔黏膜改变　与炎症、溃疡、机械与化学刺激、手术有关;与口腔卫生不佳及唾液分泌减少有关。

（11）恐惧　与担心手术、麻醉意外、惧怕侵入性检查及治疗产生疼痛等有关。

（12）自我形象紊乱　与面神经麻痹、颌面部疾病和手术造成的组织缺损或功能丧失引起的外表变化有关。

（13）知识缺乏　缺乏口腔卫生、保健等知识。

第二节　口腔科护理管理与常用技术操作

一、护理管理

1. 严格执行消毒隔离制度　由于口腔科患者多、周转快、口腔疾病的各种治疗均在口内进行,患者所需器械与物品必须严格消毒。然而口腔是一个有菌环境,就诊的患者中可能有传染病或病原携带者,如果处理不当,就可能造成交叉感染或医源性感染。因此加强门诊管理显得尤为重要。

(1)严格洗手制度　医务人员手污染是造成医院感染的重要途径,因此在进行治疗操作更换患者时要更换手套并洗手。

(2)口腔诊疗科器械必须一人一用一灭菌　提倡使用一次性器械,可循环使用的器械应按程序消毒灭菌处理。

(3)保持环境清洁　诊疗区域和诊疗器械清洗、消毒区域合理分开。对诊室环境及所需物品要定期、按时消毒;诊室物品及空气定期进行清洁消毒、细菌培养检查。

(4)专人负责质量检测　为保证消毒质量,需要设专人负责,定期检查,制定消毒效果监测制度。

(5)卫生　污染后的敷料应装入密封袋,集中焚烧处理。

2. 口腔门诊护理管理

1)开诊前准备

(1)诊疗室应通风、明亮、清洁、整齐、舒适、安静;设备精良、运转正常;备洗手消毒液、毛巾、肥皂。

(2)所需物品与药品齐全,摆放位置固定,消毒弯盘和检查器械充足,调拌出足量的丁香油软膏和糊剂以备用。

(3)对患者初步问诊后进行分诊,优先安排急症、重症患者和年老体弱者、残疾人就诊。维持好候诊室秩序,保持安静,做好指导工作。

2)开诊后护理

(1)热情接待患者,协助患者漱口,认真执行操作规程。核对患者姓名与修复体(矫正器)的姓名,做好有计划的护理。

(2)对检查、诊断、治疗未结束需要复诊的患者给予登记,并嘱患者按时复诊。

(3)及时收捡诊疗器械,按规定清洁、消毒备用。一次性器械集中收集并按规定处理。

(4)掌握口腔门诊小手术的适应证,合理预约时间;注意患者有无心脏病、高血压、药物过敏史,女患者是否处于月经期、妊娠期等情况,做好术前物品和药品的准备;术后向患者指导注意事项和复诊、拆线日期。

(5)做好诊室常用医疗器械、设备的保养和维护,注意机头的消毒和灭菌。下班时将座椅回位、关好门窗等。

3. 口腔颌面部外科病房管理

1)口腔病房管理

(1)保持病室清洁、安静、安全、舒适、美观,为患者营造良好的有利于诊疗与休息的人性化环境。

(2)与患者及其家属建立良好的人际关系,适时向他们进行健康指导,提高患者自护能力,维护患者良好的治疗和护理依从性。

(3)重视患者的心理反应与心理问题,有针对性地及时解决患者存在的心理问题。

(4)监护室、多功能监护仪及抢救车等急救物资应专人管理,保证功能良好。

(5)患者入院时认真进行护理评估并做好记录。

(6)患者住院期间加强口腔专科护理。

（7）患者出院时全面进行护理评价，并针对性地进行健康指导。床单位进行终末处理。

2）口腔科住院患者的护理　口腔科住院患者中大部分以颌面部外科疾病为主，也有少量口腔黏膜患者，因此，住院患者的护理主要是颌面部外科的护理。

（1）术前常规护理如下。

①评估患者的现病史、既往病史、过敏史、饮食习惯、手术麻醉史、营养状况、应对压力的能力等。

②做好心理护理，用适当的方法介绍治疗方案、效果、注意事项，消除患者恐惧、焦虑、疑虑等不良心理状态，争取患者的主动配合。

③改善患者的营养状况，尽可能减少或排除营养缺乏的影响因素，如：指导或帮助患者进食后立即清洁口腔，保持口腔清洁；为唾液减少的患者提供水分含量较多的食物等。

④根据手术需要，要求或帮助患者戒烟、小儿训练使用汤匙或用滴管进食等。教会患者术后的相关活动，如深呼吸、咳嗽等。

⑤口腔护理：术前 3 天开始使用 1：5000 氯己定或 1% 艾里克漱口。清理牙结石、除去口腔病症。

⑥皮肤准备：一般在术前 1 天或手术当天进行。面部手术患者应剃净患侧耳后 3～5 cm 毛发，并剪去鼻毛。

⑦术前 1 天做过敏试验并做好记录。

⑧手术当天护送患者进手术室前，嘱患者取下身上的饰物和义齿、排空膀胱、更换手术衣，并对家属进行心理护理。

（2）手术后常规护理如下。

①全麻术后护理常规。

②麻醉清醒后 4～6 h，如无特殊体位要求，应协助患者取半坐卧位并指导患者有效咳嗽和咳痰。

③伤口护理：密切观察伤口有无渗血、肿胀，有无感染等情况。

④引流管护理：保持引流管的通畅，注意观察引流液的量、颜色、性质等，做好记录。

⑤疼痛护理：认真评估疼痛的部位、性质、程度，由伤口引起的疼痛可采用肌肉松弛法、注意力转移法或遵医嘱给予止痛剂。

⑥口腔护理，防止口腔感染，必要时遵医嘱使用抗生素。

⑦鼓励语言沟通困难的患者用文字或手势进行沟通。

二、常用护理技术操作

（一）口腔科门诊常用材料的调制

1. 磷酸锌黏固剂调制法

1）目的　用于填充窝洞垫底、暂时充填及修复体黏固。

2）用物准备　磷酸锌黏固剂（粉、液）、调拌用的玻璃板、调拌刀、治疗巾。

3）操作步骤

（1）黏固材料使用前，配合医生对窝洞、牙面、修复体进行清洁、消毒、干燥处理，切不可被唾液污染。

（2）将玻璃板和调拌刀平放于治疗巾上，根据治疗需要取适量粉剂置于玻璃板上端，液体滴于玻璃板的下端，两者相距 3～4 cm。粉液比例为（1.2～1.5）g：0.5 mL（根据不同产品调整比例)。

(3) 用调拌刀将粉剂分成数份,调和时左手固定玻璃板,右手持调拌刀,将粉剂逐份加入液体中,用旋转推开法将粉液充分混合,直至调成所需要形状后,用折叠法将材料收集在一起递给医生使用。用于窝洞垫底时调和成面团状;用作暂时封洞时调和成稀糊状;用于修复体黏固时,调和成拉丝状(调和完成的黏固剂用调拌刀从玻璃板上拉起时成丝状,流动性好)。调拌时间为 1 min 左右。

(4) 黏固剂使用后及时用清水清洗调拌用具,消毒备用。

4) 注意事项

(1) 材料调拌的环境应在 23 ℃ 左右。调拌时只能将粉剂逐次加入液体中,反之则不可。

(2) 将材料调制到需要的适宜稠度。若过干,其抗压强度和黏度降低,断面呈渣样不能使用;若过稀,抗压强度亦会降低,影响修复质量。

(3) 合理掌握调拌时间,操作时间过长或过短都会影响材料质量和性能。

(4) 黏固剂取用后应立即拧紧瓶盖,以免材料受潮。

2. 氧化锌丁香油黏固剂调制法

1) 目的　用于充填治疗时,窝洞暂封、深龋垫底和根管充填等。

2) 用物准备　氧化锌粉剂、丁香油、玻璃板、调拌刀、75% 乙醇棉球、治疗巾。

3) 操作步骤

(1) 取适量的氧化锌粉剂和丁香油放在玻璃板上。粉液比例为 $(1.5\sim1.8)$g:0.5 mL。

(2) 用调拌刀将粉末分为三等份,首份为 1/2,第二份为 1/4,第三份为剩下的 1/4。

(3) 调拌时将粉末逐次加入丁香油中,向同一方向旋转调和,调匀一份后再加入第二份,使粉液充分调匀至所需稠度。调拌时间为 1 min 左右。

(4) 根据治疗需要配合医生完成操作。

(5) 材料使用后用 75% 乙醇棉球清洁调拌用具。

4) 注意事项　氧化锌丁香油黏固剂使用后应用乙醇擦拭,不可用清水清洗。

3. 玻璃离子黏固粉剂调制法

1) 目的　用于Ⅲ、Ⅴ类窝洞及乳牙各类窝洞的充填。

2) 用物准备　玻璃离子黏固粉剂(粉、液)、塑料调拌刀、调拌纸、75% 乙醇棉球、密封袋。

3) 操作步骤

(1) 用配套的塑料调拌刀取适量的粉剂置于调拌纸的一端,按比例滴适量的液体于调拌纸的另一端。粉液重量比为 2.5:1;粉液体积比为 1:1。

(2) 左手固定调拌纸,右手固定调拌刀,将粉剂分次加入液体中,用旋转推开法将粉液充分混匀,调拌成糊状或面团状,需 1 min。

(3) 将调拌成的材料递给医生使用时,撕下弃去用过的调拌纸,用密封袋将调拌纸包装保存,以防污染。

(4) 操作完毕后用乙醇棉球擦拭塑料调拌刀,消毒备用。

(二) 龋齿充填术

1. 目的　用具有一定强度的修复材料填入预备的窝洞中,恢复牙体的外形和功能。

2. 用物准备

(1) 器械及用具　检查盘、黏固粉充填器、双头挖器、银汞充填器、各种型号的车针。成形片及成形片夹、咬合纸、橡皮轮、纱团、小棉球等。

（2）修复、垫底材料　银汞合金、复合树脂、玻璃离子体黏固剂、磷酸锌黏固剂、氧化锌丁香油黏固剂等。

（3）药品　25％麝香草酚酊、50％酚甘油、75％乙醇、樟脑酚合剂、丁香油等。

3.操作步骤及护理配合

（1）安置患者　根据患者的需要调节椅位及光源。

（2）制备洞形　协助医生制备洞形，用吸唾器及时吸净冷却液，保持术野清晰。

（3）隔湿、消毒　消毒前协助医生用隔湿棉条隔湿，防止充填时唾液或冲洗液影响充填材料的性能，使填充失败。消毒用物根据龋洞情况及医嘱选用。

（4）调拌垫底和充填材料　为保护牙髓，中龋可选用磷酸锌黏固剂或玻璃离子黏固剂单层垫底；深龋可用氧化锌丁香油黏固剂及磷酸锌黏固剂双层垫底。

知识链接

椅旁护理

椅旁护理是为提高口腔科治疗效率，在医生为患者诊治时，护士进行密切协助配合的护理模式。如：根据治疗部位调整合适的椅位和灯光；准备和检查器械；调拌出质量好数量适当的材料。

（三）窝沟封闭术

窝沟封闭术是利用封闭剂的隔绝作用，使窝沟与口腔环境隔绝，防止细菌、食物残渣及酸性产物等致病因子进入窝沟，从而有效预防窝沟龋。

1.目的　预防窝沟龋，阻止已存在龋的发展。

2.用物准备　治疗盘、漱口杯、棉卷、锥形小平刷、毛刷、吸唾管、光固化灯、37％磷酸、窝沟封闭剂、清洗膏等。

3.操作步骤及护理

（1）协助患者上椅位，系胸巾，调节椅位和光源，解释有关治疗事宜，取得患者信任和配合。

（2）清洁牙面　用锥形小平刷，取适量清洁膏涂于牙面进行刷洗，然后协助医生用高压水枪冲净清洗膏和残留物，及时吸取冲洗液。

（3）酸蚀牙面　备棉卷隔湿，吹干牙面，用毛刷蘸取酸蚀剂，供医生涂于牙齿咬合面上。涂抹范围应大于窝沟封闭剂涂面，一般为牙尖斜面2/3。恒压酸蚀20～30 s。酸蚀剂用量不宜过多，避免损失口腔软组织。

（4）冲洗和干燥　用清水冲洗酸蚀剂后，吹干牙面，防止唾液污染酸蚀面。

（5）涂封闭剂　用毛刷蘸取封闭剂供医生沿沟裂从远中向近中涂布。涂布时避免产生气泡，须将封闭剂深入窝沟内，在不影响咬合情况下尽量涂厚，涂布范围小于酸蚀面。涂布完成后，用光固化等照射1～2 min，使其固化。

（6）用探针检查固化情况，有无涂漏、气泡与牙面结合情况等。

（7）操作结束后，告知患者及家属每半年至一年到医院复诊一次。

（四）拔牙术

1. 适应证

（1）牙体、牙周组织严重破坏而无法治疗修复者。

（2）阻生牙反复引起冠周炎或颌面部间隙感染造成邻牙龋坏者。

（3）因外伤劈裂或折断至牙颈部以下或根折断不能治疗或修复者。

（4）错位牙及多生牙造成牙颌畸形、妨碍咀嚼、影响美观、根据正畸治疗需要拔牙者。

（5）乳牙滞留影响恒牙萌出者。

（6）放射治疗前恶性肿瘤病灶区的患牙或颌骨骨髓炎、上颌窦炎等病源牙。

（7）怀疑为某些全身性疾病的病灶牙（如风湿病等）、坏疽性牙髓炎、慢性根尖周炎等，经过治疗不能将病灶彻底清除者。

2. 禁忌证

（1）重症高血压、心力衰竭、心肌梗死、心绞痛发作频繁者。

（2）患有血友病、血小板减少性紫癜、急慢性白血病、恶性贫血、坏血病等血液病患者拔牙可能会出现出血不止及引起败血症等严重并发症，应尽量避免。

（3）口腔恶性肿瘤患者，常因肿瘤区牙齿松动疼痛而要求拔牙，因拔牙会刺激肿瘤生长，故不宜单独拔牙。

（4）患糖尿病血糖未经控制，并伴有中毒症状者暂缓拔牙。

（5）疲劳过度、饥饿、紧张、女性月经期应暂缓拔牙。

（6）易流产或易早产的孕妇，在妊娠期前 3 个月或后 3 个月最好不拔牙。

（7）严重慢性疾病如肝肾功能损害、活动性肺结核、重症甲亢等患者不宜拔牙。

3. 操作前准备

（1）询问病史　了解患者有无手术禁忌证及药物过敏史。

（2）患者准备　向患者解释操作过程，消除焦虑、紧张情绪。

（3）用物准备　主要器械有拔牙钳、牙挺、牙龈分离器；辅助器械有手术刀、刮匙、骨凿、骨锤、缝针、缝线；0.05％氯己啶漱口液、2％络合碘等。

4. 操作过程中的护理

（1）拔牙前再次核对要拔的牙齿，麻醉生效后开始拔牙。

（2）配合医生保持术野清晰，及时传递器械。

（3）密切观察患者反应，如患者出现晕厥，应及时调整椅位至患者平卧，解开患者衣领，协助医生处理。

5. 术后健康教育　嘱患者术后咬纱卷 30 min，若出血较多可延迟至 1 h，但不宜太久，以免纱卷腐臭，引起感染；术后当日勿漱口或刷牙，避免冲掉血凝块，阻碍伤口愈合；拔牙后不可用舌舔伤口，术后 2 h 可进软食，不可食用过热食物，更不可用患侧咀嚼，以免造成伤口出血；若牙齿出现明显出血、疼痛、肿胀、发热、张口受限等症状应及时复诊；做好用药指导。

（五）口腔四手操作技术

四手操作技术是指在口腔治疗的过程中，医护人员密切配合，各有分工经过医护二人四手共同完成口腔疾病的治疗工作，是国际标准化牙科操作模式。四手操作技术可充分提高口腔门诊工作效率，提高工作人员之间配合度，并减少院内感染情况。该技术在牙科医疗科学技术不断更新发展，诊治设备不断改革升级的前提下逐步得到完善并在全世界范围内推广应用。

由于其治疗质量高、操作效率高等特点而受到了广大口腔医务工作者的认可,目前已得到世界卫生组织(WHO)的认可,并通过世界固有感觉诱导(PD)健康社会科学学会向全世界进行推广。

1. 设备要求

(1) 综合治疗台　牙科综合治疗台是口腔诊治工作的基本设备。治疗台牙椅软硬适中,头靠、背靠和椅面根据治疗需要可进行灵活调节。手术椅助手侧设有吸引器、排痰器和三用喷枪;医生侧设有可移动的综合治疗台、高低速涡轮机、三用喷枪、洁治器和可调式手术灯。

(2) 椅座　椅座是保持医生和护士正常姿势与体位的重要保证。要求椅位能上下调节,护士座椅较医生的高 10~15 cm,底盘宽大稳定,带有可放脚的基底,椅背有一可旋转的放置前臂的扶手。

(3) 固定柜　用于储存不常用的器具,表面可作为写字台面,也可设有汞合金调拌机、洗涤槽等设备。

(4) 活动器械台　四手操作必须具备的设备。工作台可放置治疗时常用的器械和材料,柜内可存放治疗必备的各种小器械、材料和口腔常用药物。

2. 四手操作法中医生、护士、患者的位置(图 8-3)

以钟面图设置医生、护士、患者之间的治疗位置,表盘中 12 点的位置为患者的头部。

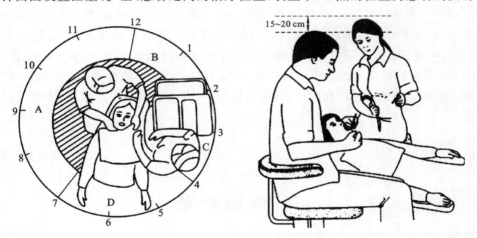

图 8-3　医护患三者位置关系示意图

(1) 医生工作区　位于 7—12 点间的区域。一般位于 11 点处;若手术位置在下颌区,多选用 7—9 点间的区域;若手术位置在前牙区,多选用 12 点处。

(2) 静态区　位于 12—2 点间的区域。

(3) 护士工作区　位于 2—4 点间的区域,通常位于 3 点处。

(4) 传递区　位于 4—7 点间的区域。

3. 四手操作技术对护士的要求

1) 操作前

(1) 将器械、物品按规定摆放整齐,保持治疗区域整洁。

(2) 协助患者完成治疗前的准备工作;调节光源。

2) 操作中

(1) 护士位置　要求护士头顶高出医生 15~20 cm,眼睛比医生高 4 cm。护士椅尽可能靠近患者椅,面向患者并与患者的口腔在同一水平面上,座椅扶手放在肋下区作为身体倾斜位工作的支撑。护士髋部与患者肩部平齐,大腿与地面平行,约与患者身体长轴成45°,足置于护士椅基部脚架上。护士背要挺直,手臂恰能在胸廓下可支撑上部躯体(图8-3)。

(2)保持诊疗部位清晰　及时用吸痰器吸去患者口内的唾液、冲洗液、碎屑、粉末等。吸痰器应放置在手术牙的邻近部位,吸痰时动作应轻柔,切勿将吸痰头接触患者咽部,以免引起患者恶心。

(3)操作要求　了解治疗的工作程序,熟练应用四手操作法,快速、准确、平稳地传递器械、药物及用物,保证治疗顺利实施。传递过程有如下要求:应在患者的颏下与上胸之间传递,护士左手上臂轻贴身体,肘部平行传递器械;禁止在患者头面上部传递器械;当医生将器械离开患者口腔2 cm左右时,提示该器械使用结束,护士应及时准备传递下一步治疗所需器械;用毕器械与待用器械始终保持平行,无污染,无碰撞。

(4)随时进行病情观察,发现情况及时向医生报告,并协助处理。

3)操作后

(1)严格执行保护性医疗制度,做好牙科医疗设备的维护,可用含氯消毒剂进行擦拭;做好有关疾病的健康指导。

(2)对所用物品按其性质进行分类、消毒、灭菌处理,严禁污染的医疗用品重新使用或流向社会。对于一次性口腔器械盒、吸唾器、漱口杯、注射器、手套等,用含有效氯500 mg/L消毒液浸泡30 min进行初步消毒,然后回收毁形,分类装入防漏黄色塑料袋,再装入专用密封桶,最后进行特种医疗垃圾回收无害化处理。对于重复使用的器械,要冲净血液、黏液,然后用含有效氯500 mg/L消毒液或酶清洗液浸泡30 min,再采用超声波清洗或人工清洗,以进一步除去器械上的污染物或加速污物的分解,最后用自来水冲洗,去离子水漂洗,干燥,打包封装,消毒灭菌。

(马文娜　江一铃)

 直通护考

选择题

A型题

1. 导致牙齿松动与脱落最主要的疾病是(　　　)。

A. 牙外伤　　　　B. 牙髓炎　　　　C. 牙周炎　　　　D. 龋病　　　　E. 根尖周炎

2. 以下叩诊时的操作哪项是错误的?(　　　)

A. 不宜用力过猛　　　　B. 先叩病牙,后叩健牙　　　　C. 可用口镜柄叩

D. 可用镊子柄叩　　　　E. 包括垂直和侧方叩诊

3. 视诊时应首先检查的部位是(　　　)。

A. 面部　　　　B. 全口牙齿　　　　C. 口腔黏膜　　　　D. 舌苔　　　　E. 主诉部

4. 镊子的作用不包括(　　　)。

A. 夹持敷料　　　　B. 检查牙松动度　　　　C. 叩诊

D. 检查皮肤　　　　E. 夹异物

5. 口腔科检查适宜的室内温度和湿度是(　　　)。

A. 10～16 ℃,55%～60%　　　　　　　B. 20～24 ℃,55%～60%

C. 20～24 ℃,45%～50%　　　　　　　D. 10～16 ℃,45%～50%

6. 牙齿Ⅰ度松动的松动度是(　　　)。

A. 松动度<1 mm　　　　　　　　　　B. 松动度为1～1.5 mm

C. 松动度为1.5～2 mm　　　　　　　D. 松动度>2 mm

7. 用卡尺测量最大张口时上、下切牙切缘间距离,中度张口受限是(　　　)。

A. 2～3 cm　　　　　　　　　　　　B. 1～2 cm

C. 不足1 cm　　　　　　　　　　　　D. 张口度超过4.5 cm

8. 拔牙后患者纱卷应咬(　　　)。

A. 10 min　　　B. 15 min　　　C. 20 min　　　D. 25 min　　　E. 30 min

9. 检查上颌牙时,调节椅位,使上颌牙列与地面的角度成(　　　)。

A. 150°　　　　　B. 30°　　　　　C. 45°　　　　D. 60°　　　　E. 90°

10. 四手操作时,护士座椅高度应该是(　　　)。

A. 较医生的高5～10 cm　　　　　　　B. 较医生的高10～15 cm

C. 较医生的高15～20 cm　　　　　　　D. 较医生的高20～25 cm

E. 和医生座椅一样高

11. 四手操作时,护士工作区位于(　　　)。

A. 12—2点　　　B. 6—8点　　　C. 4—6点　　　D. 2—4点　　　E. 8—12点

X型题

1. 下列哪些情况属于牙龈出血的原因?(　　　)

A. 血液病　　　　B. 肝硬化　　　C. 牙龈炎　　　D. 牙周炎　　　E. 严重贫血

2. 口腔不良习惯包括(　　　)。

A. 吮指习惯　　　　　　　B. 咬物习惯　　　　　　　C. 单侧咀嚼习惯

D. 舌习惯　　　　　　　　E. 唇习惯

3. 常用的牙科辅助检查有(　　　)。

A. 牙髓活力检查　　　　　B. 口内片　　　　　　　　C. 造影

D. 活组织检查　　　　　　E. 叩诊

第九章　口腔科患者的护理

第一节　牙体硬组织疾病患者的护理

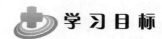 学习目标

知识目标：

1. 掌握龋病的概念及病因。
2. 掌握龋病的预防措施。
3. 熟悉龋病的分类及临床表现。
4. 了解龋病的治疗方法。

能力目标：

1. 能结合症状及体征判断龋病的类型及程度。
2. 能配合医生完成填充术。
3. 能指导正确刷牙。

龋病

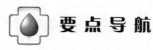 要点导航

重点：1. 龋病的护理评估和护理措施。

　　　2. 龋病的健康教育。

龋病是在以细菌为主的多种因素作用下，牙齿硬组织发生慢性进行性破坏的一种疾病。它是口腔科的常见病及多发病，对人类口腔危害很大。在人类所患的各种疾病中，它的患病率排在前几位。患龋病的牙齿称为龋齿。我国人群的平均患龋齿率在 $40\%\sim60\%$，龋齿均数为 $2\sim3$ 个。牙齿硬组织遭到破坏后，缺乏修复和自愈能力，而在发病初期不易引起主观症状，因此，一旦发现，常常已发展到比较严重的程度。龋齿再向纵深处发展，可引起牙髓炎、根尖周炎、牙槽脓肿等。因此，早期检查、早期发现、早期治疗，在预防和保健方面均有着重

要意义。

龋病发生的病因及机制至今尚未完全明确。目前被普遍接受的龋病病因学说是四联因素论。这个理论是 Keyes 根据 Miller 以及许多学者的研究成果在 1962 年提出来的。它比较全面地阐述了龋病发生的基础和根本原因,把龋齿发生归结为细菌、食物、宿主和时间共同作用的结果。

1. 细菌 大量证据表明,细菌的存在是龋病发生的主要条件。无菌动物或未与细菌接触的人体牙齿是不会发生龋齿的。致龋菌主要是能产酸的菌属,如乳酸杆菌、变形链球菌。变形链球菌必须在牙面有牙斑菌时才能产生龋病。牙斑菌是寄居在牙齿的以细菌为主体的生态环境。由于菌斑深处缺氧,糖类的代谢不完全,产生乳酸、醋酸、丙酸和其他低级脂肪酸,在这些酸的作用下,牙齿硬组织就发生了脱矿,形成龋齿。

2. 食物 与龋齿发生关系最密切的食物是糖类,尤以蔗糖及其他低分子质量糖的作用最明显。许多调查资料都说明龋病的发生与进食的蔗糖量直接相关。欧洲在新石器时代患龋率只有 28.39%,而现代则达到 99%。世界各地都有报告,以渔猎为主的人,一旦改为现代饮食,患龋率会猛然上升。

3. 宿主 这里提出的宿主概念是指人体,特别是牙齿对龋病的敏感性或抗龋能力与是否发生龋齿密切相关。牙齿的形态、结构、成分、排列与龋病的发生均有关。窝、沟、邻面、牙颈部等处易形成菌斑,而且不易去除,是龋的好发部位。牙齿接触不良、错位都能造成"滞留区"并成为龋齿的发病条件。牙釉中微量元素的含量对牙齿的抗酸性也有很大影响,已证实氟与牙齿的羟磷灰石结合能提高牙齿抗酸溶解性能,因而可预防龋病。蛋白质、维生素、矿物盐对牙齿发育极为重要,在很大程度上能决定其抗龋能力。唾液的分泌、性质及成分与龋病的发生也有关。

4. 时间 龋病发生的每一个过程都需要一定时间才能完成。从儿童牙齿上一个可以勾住探针的早期损害发展为一个临床洞,平均需要 18 个月左右。2～14 岁这段时间是乳、恒牙患龋的易感期。另外,菌斑从形成到具有致龋力也需要一定时间,这一点对预防工作有着重要意义。龋病的主要变化是硬组织脱矿。脱矿后的有机物受各种酶的作用而分解,使牙齿原有的结构破坏,随着咀嚼食物时的碰撞,唾液的冲洗,最终组织崩解而形成龋洞。这种破坏的过程是由表向里缓慢进行的。

早期牙釉质龋采用药物治疗的方法抑制龋病发展,常用的药物有 75% 氟化钠甘油糊剂和 10% 硝酸银。其方法是将其涂布于患处,使病变终止或消失。当牙体组织破坏形成龋洞时,则需采用修复性治疗的方法即填充术。

 案例引导

王某,女性,16 岁,本人主诉:右上后牙遇冷热不适 1 周余。之前未接受任何牙科治疗,无过敏史。检查:右上第二磨牙窝沟深染色,可探入,稍敏感,质软,深达牙本质浅层。冷热法测验对照牙,冷水入洞稍敏,叩痛(一),松(一),牙龈(一)。余牙未见明显异常。诊断:右上第二磨牙中龋。问题:

对该患者可给予哪些治疗和护理?

【护理评估】

（一）健康史

了解患者口腔卫生及饮食习惯,尤其是小孩应询问其有无睡前吃甜食的嗜好。

（二）身体评估

龋病最常好发于牙齿的窝沟,其次是牙齿的邻接面。其病变是由牙釉质或牙骨质表面开始,由浅入深逐渐累及牙本质,呈连续破坏过程。临床上为了便于诊断和治疗,根据龋损程度分为浅龋、中龋及深龋(图 9-1)。

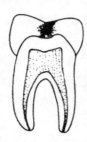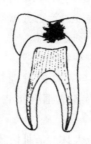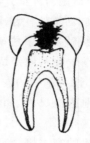

图 9-1　龋损程度示意图

（1）浅龋　龋蚀只限于牙齿的表层即牙釉质或牙骨质。初期在牙表面可脱钙而失去固有光泽,呈白垩色点或斑。继之成黄褐色或黑色,患者无自觉症状。探诊有粗糙感或有浅层龋洞。

（2）中龋　龋蚀已发展到牙本质浅层,形成龋洞,洞内除了病变的牙本质外还有食物残渣、细菌等。患者对冷、热、酸、甜等刺激较为敏感,尤其是对冷的刺激更为敏感。但外界刺激去除后,症状即可消失。

（3）深龋　龋蚀已发展到牙本质深层,形成较深的龋洞。由于深龋病变接近牙髓,所以对温度变化及化学刺激敏感,食物嵌入洞内压迫发生疼痛。探查龋洞时酸痛明显,说明龋蚀已接近牙髓组织,但无自发性痛。

（三）心理-社会评估

龋病初期患者无自觉症状,常常不会知道自己已患有龋病。当牙齿出现龋洞,食物嵌塞引起疼痛时患者才来院就医。有的患者因认为"牙痛不是病"而放弃治疗,造成牙髓炎、根尖周炎、牙槽脓肿等严重口腔疾病。患者普遍对钻牙存在恐惧心理,这也是不愿到医院就医的原因之一。

（四）辅助检查

（1）X 线检查　可借助 X 线摄片检查有无邻面龋或颈部龋,了解龋洞的深度。

（2）透照检查　用光导纤维装置进行透照检查,能直接看到龋损部位及病变深度及范围。

（3）牙髓活力测试　了解深龋的牙髓状况,以确定治疗方案。

【护理诊断及合作性问题】

（1）组织完整性受损　无效的口腔卫生或不良的饮食习惯等原因致牙体硬组织缺损。

（2）舒适改变　对冷热酸甜刺激敏感。

（3）知识缺乏　缺乏龋病的预防知识,对早期治疗的重要性认识不足。

（4）潜在并发症　如牙髓炎、根尖周炎等,与龋病治疗不及时、病变进行性发展、患者抵抗力下降有关。

【护理目标】

通过护理计划的实施达到了如下目标：①患者能积极配合医生治疗，修复缺损的牙体；②患者减少了冷热酸甜刺激，减轻了不适感；③患者养成了良好的口腔卫生习惯和饮食习惯，学会了正确的刷牙方法；④患者无并发症发生或发生时能被及时发现。

【护理措施】

1. 心理护理　热情接待患者，耐心解释病情，介绍治疗方法，消除患者对钻牙的恐惧心理，使其能积极配合医生完成治疗。

2. 药物治疗的护理　进行药物治疗时遵医嘱备好所需药物，协助医生牵拉口角，隔湿、吹干牙面。操作时边协助边指导，涂布氟化钠时嘱患者切勿吞入，以免中毒。用硝酸银涂布时，需使用还原剂，使其生成黑色或灰色沉淀，该药有强的腐蚀性，操作时注意切勿损伤患者的口腔黏膜。

3. 修复性治疗的护理　填充术是指用手术的方法去除龋坏组织，制成一定洞形，然后选用适宜的修复材料修复缺损组织，恢复牙齿的形态和功能。充填术一般包括两个步骤：第一步是牙体手术，即洞形制备，医生先用牙钻将牙体硬组织的病变组织去除并将洞按要求做成一定形状；第二步是填充，即选用适当的填充材料填入洞内，恢复牙齿的形态及功能。在填充过程中护士应进行如下配合。

（1）术前准备　①器械及用物：检查盘、黏固粉充填器、双头挖器、银汞充填器、各种类型车针、成形片及成形片夹、咬合纸、橡皮轮、纱团和小棉球。②药品：25%麝香草酚酊、50%酚甘油、75%酒精、樟脑酚合剂、丁香油。③修复垫底材料：银汞合金、复合树脂、玻璃离子体黏固粉、磷酸锌黏固粉、氧化锌丁香油黏固粉、氢氧化钙黏固粉。

（2）术中配合　①安排患者取合适体位：根据治疗的需要调节椅位及光源，做好解释说明，消除患者恐惧、焦虑的心理。②制备洞形：医生制备洞形时协助牵拉口角，用吸唾器及时吸取冷却液，保持术野清晰。如使用的电钻牙钻机无冷却装置，可用水枪对准钻头缓慢滴水，以防止因产热刺激牙髓而引起疼痛。③隔湿、消毒：填充时如洞壁有唾液或冲洗液均会影响填充材料的性能，甚至使填充失败。故在消毒前应协助医生用棉条隔湿，准备窝洞消毒的小棉球，消毒用物根据龋洞情况及医嘱选用。④调拌垫底及填充材料：浅龋不需要垫底，中龋用磷酸锌黏固粉或玻璃离子黏固粉单层垫底，深龋则用氧化锌丁香油黏固粉及磷酸锌黏固粉双层垫底。遵医嘱调拌所需垫底材料，再选用永久性填充材料填充。后牙可采用银汞合金，前牙可选用复合树脂或玻璃离子黏固粉。⑤填充完成后，清理用物，将所有车针、器械等消毒后备用。

（3）术后指导　协助医生完成填充后，告知患者注意事项。银汞合金填充的牙齿 24 h 内不能咀嚼硬食物，以免填充物脱落。深龋填充后如有疼痛应及时到医院复诊。

4. 健康指导　向社区居民和患者宣传预防龋病的有关知识，增强人们的健康意识。

（1）保持口腔卫生　龋病的发生与口腔卫生状况密切相关，因此应养成饭后漱口、早晚刷牙的习惯。尤其是睡前刷牙更为重要，这样可以减少菌斑及食物残渣的滞留时间。

（2）正确刷牙　正确的刷牙方法是防龋的一项重要措施。应使用保健牙刷采用上下竖刷法。拉锯式的横刷法会导致牙龈萎缩及楔形缺损。

（3）定期进行口腔检查　根据需要及客观条件而定时限，一般 2～12 岁半年一次，12 岁以上一年一次，以便早期发现龋病，及时治疗。

（4）采取特殊的防护措施　可在饮水、饮食中加含氟的药物防龋，或使用含氟牙膏。

（5）限制蔗糖的摄入　实验表明,龋病的发生与甜食密切相关。要教育儿童和青少年养成少吃零食、建立合理饮食的习惯,尤其是在临睡前不能进食甜食。

> **知识链接**
>
> 如何正确刷牙?
>
> 　　1. 选择合适的牙刷　牙刷刷头宜小,刷毛软硬适中,排列疏密恰当,便于在口中转动,易将牙齿洗刷干净。一般牙刷使用期限约为 3 个月,发现牙刷的刷毛有弯曲或外翻时应及时更换。
>
> 　　2. 采用科学的刷牙方法　食物残渣主要沉积在牙缝中,横刷牙齿,刷毛难以进到牙缝,不能清除牙缝中的食物残渣。正确的刷牙方法应该是顺牙缝竖刷法,此法清齿效果较好。具体为,牙刷刷毛置于牙齿与牙龈的交界处,刷毛与牙齿成 45°角,顺着牙缝上下刷动。上牙自上向下,下牙自下向上。
>
> 　　3. 安排合理的刷牙时间　每天清晨起床后及晚上临睡前各刷一次,餐后及时漱口。

（江一铃　苏本香）

直通护考

选择题

A 型题

1. 龋病的病因是（　　）。

A. 细菌　　　　　　　　　　　B. 蔗糖　　　　　　　　　　　C. 牙发育不良

D. 唾液过少　　　　　　　　　E. 细菌、食物、宿主和时间的共同作用

2. 目前认为人类主要致龋菌是（　　）。

A. 乳酸杆菌　　　　　　　　　B. 唾液链球菌　　　　　　　　C. 溶血性链球菌

D. 变形链球菌　　　　　　　　E. 轻链球菌

3. 人类主要致龋的糖类是（　　）。

A. 葡萄糖　　　B. 淀粉　　　C. 蔗糖　　　D. 麦芽糖　　　E. 乳糖

4. 深龋的诊断依据应排除（　　）。

A. 有龋洞　　　　　　　　　　B. 有轻度自发痛　　　　　　　C. 有食物嵌塞痛

D. 有冷热酸甜等激发痛　　　　E. 龋洞达牙本质深层

5. 龋齿缺损的治疗方法是（　　）。

A. 填充治疗　　　B. 自行修复　　　C. 药物涂擦　　　D. 离子导入　　　E. 再矿化疗法

6. 深龋受外界刺激时患者会感觉（　　）。

A. 无任何症状　　　　　　　　B. 明显一过性疼痛　　　　　　C. 酸痛

D. 持续性疼痛　　　　　　　　E. 阵发性跳痛

7. 患者,女性,27 岁,右下牙遇冷水痛 2 周,平时无不适。查:右下第一磨牙咬合面龋洞,探痛明显,无叩痛,冷水入洞痛。该患者应诊断为（　　）。

A.浅龋　　　　B.中龋　　　　C.深龋　　　　D.牙髓炎　　　　E.根尖周炎

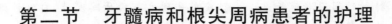

第二节　牙髓病和根尖周病患者的护理

学习目标

知识目标：

1. 掌握急性牙髓炎的疼痛特点及护理评估。

2. 熟悉急性根尖周炎的护理评估。

3. 熟悉急性牙髓炎、急性根尖周炎的应急处理。

4. 了解慢性根尖周炎的病变类型。

能力目标：

1. 能协助医生紧急处理急性牙髓炎患者的疼痛。

2. 能对牙龈炎和牙周炎患者进行合理的健康指导。

一、牙髓病

要点导航

重点：急性牙髓炎的护理评估和应急处理。

牙髓病包括牙髓充血、牙髓炎、牙髓变性和牙髓坏死等，其中以牙髓炎最为常见。主要表现为剧烈的难以忍受的疼痛。此类疾病的介绍以牙髓炎为例。

牙髓炎多由感染引起，深龋是引起牙髓感染的主要途径。龋洞内的细菌可通过牙本质小管侵入牙髓组织或经龋洞直接进入牙髓而引起牙髓炎。其次是牙周病，因牙周袋感染经根尖孔进入髓腔引起的逆行感染称为逆行牙髓炎。另外，创伤、化学药物及物理因素如温度、电流刺激亦可引起牙髓炎。

由于牙髓组织处于四壁坚硬的髓腔中，仅借狭窄的根尖孔与牙周组织相通，缺乏侧支循环系统，故发炎时不易建立适当的引流。一旦发生炎症，髓腔压力就会急剧增加，不但引起剧烈疼痛，也使牙髓循环发生障碍，牙髓组织缺氧，容易导致牙髓坏死。

对于牙髓炎尽量采取各种麻醉措施，减轻患者的疼痛；尽量保存活髓，如对于年轻的恒牙且炎症只波及冠髓或部分冠髓，常采用盖髓术或冠髓切断术，保存活的根髓；如不能保存活髓应尽量保存患牙，可行根管治疗和牙髓塑化治疗等，根管治疗适用于急慢性牙髓炎、牙髓坏死及各种类型的根尖周炎。还可进行保存牙髓的治疗：保存牙髓的方法有盖髓术、活髓切断术。保存牙体：有牙髓塑化治疗和根管治疗等。

案例引导

患者,女性,37岁。4个月前发现左下颌后牙遇冷热或食物嵌塞而疼痛,疼痛逐渐加重,持续时间逐渐延长。2天前,突然出现左下后牙阵发性、自发性疼痛,呈针刺样,不能确定患牙,自觉夜间疼痛加重,口含冷水可以缓解。查左下第一磨牙牙合颌面可见一个龋洞,深达牙本质深层,腐质较多,探针可探及穿髓孔,探痛明显,冷热水试验阳性,无叩痛,牙齿不松动。诊断:左下第一磨牙急性牙髓炎。问题:

如何缓解患者的疼痛?

【护理评估】

（一）健康史

患者是否有龋齿及牙周病,患牙近期有无受到物理及化学药物刺激,询问疼痛的性质、发作方式和持续时间。

（二）身体评估

牙髓炎按其临床经过分为急性牙髓炎与慢性牙髓炎。

（1）急性牙髓炎　疼痛特点为自发性、阵发性剧烈疼痛。夜间加重,可能与体位有关。冷热刺激可激发疼痛或使疼痛加剧。当牙髓化脓时对热刺激极为敏感,而遇冷刺激则疼痛缓解。呈放射性痛,疼痛沿三叉神经分布区放射到同侧的上牙、下牙或面部,患者往往不能准确指出患牙。由龋病引起的,检查时常可发现深龋洞,探痛明显。由于患者不能正确指出患牙部位,所以需借助温度试验或电活力器测验来确定患牙部位。

（2）慢性牙髓炎　临床表现轻重不一,一般疼痛较轻,为隐痛、钝痛或胀痛。疼痛呈间歇发作,时常反复。温度刺激或食物嵌入龋洞时可产生较剧烈的疼痛,去除刺激后常持续较长时间方可止痛。患者常觉患牙咬合不适,检查时可见穿髓孔或牙髓息肉,有轻微叩痛。

（三）心理-社会评估

牙髓炎多由深龋引起,疼痛症状不明显时,患者常常不重视,忽视对龋齿的治疗。当急性牙髓炎发作出现难以忍受的疼痛时,患者才认识到其严重性。疼痛使患者坐卧不安,饮食难进,夜间疼痛加重,难以入睡,十分痛苦,心情极其烦躁。常以急诊就医,就医时迫切要求医生立即为其解除疼痛,求治心切,但又惧怕钻牙。

（四）辅助检查

用电活力器测牙髓活力、温度试验及叩诊有利于确定患牙;X线摄片有助于龋齿的检查。

【护理诊断及合作性问题】

（1）疼痛　牙痛是由炎症引起血管扩张、渗出物增加压迫神经所致。

（2）焦虑　与疼痛反复发作有关。

（3）睡眠型态紊乱　与疼痛使患者无法获得充足休息有关。

（4）知识缺乏　缺乏早期治疗牙病的相关知识。

【护理目标】

通过护理计划的实施达到如下目标:①疼痛缓解甚至消失;②安慰患者,减轻其焦虑;③积极缓解疼痛,保证充足睡眠;④患者及家属了解治疗的目的,积极配合治疗。

【护理措施】

1. 应急处理的护理 急性牙髓炎主要症状是难以忍受的疼痛,故应先止痛。

(1)药物止痛 医嘱备丁香油或樟脑酚棉球置于龋洞内以暂时止痛,同时口服止痛药。

(2)开髓减压 止痛最有效的方法。在局麻下,用牙钻或探针迅速刺穿牙髓腔,使髓腔内的炎性渗出物得以引流,以减小压力,缓解疼痛。开髓前,应对患者进行心理安慰,稳定情绪,向其说明钻牙的目的,消除恐惧心理,以取得患者的合作。开髓后可见脓血流出,护士抽吸温热生理盐水协助冲洗髓腔,备丁香油或牙痛水小棉球供医生置于龋洞内,开放引流。待疼痛缓解后再进行相应处理。

2. 保存牙髓治疗的护理 牙髓炎疼痛缓解后,应进行根本治疗。对于年轻恒牙或炎症只波及冠髓或部分冠髓的牙,常采用盖髓术和活髓切断术,保存全部生活牙髓,也可以只保存生活的根髓。操作步骤及护理配合以活髓切断术为例介绍如下。

(1)用物准备 术前护士准备好各种无菌器械、局麻药剂、消毒剂及暂封剂等。

(2)对患牙进行麻醉 抽取局麻药供医生进行局部传导麻醉或浸润麻醉。

(3)除去腐质 待麻醉显效后,备挖器或大圆钻供医师除去窝洞内腐质,并准备 3％过氧化氢水溶液,清洗窝洞。

(4)隔离唾液、消毒窝洞 协助医生用橡皮或棉条隔湿,备 75％酒精或樟脑酚合剂小棉球消毒牙面及窝洞,防止唾液污染手术区。

(5)揭髓室顶、切除冠髓 医生用牙钻揭开髓室顶,护士协助用生理盐水冲洗髓腔,再一次消毒窝洞,用锐利挖器切除冠髓,如出血较多备 1％肾上腺素棉球止血。

(6)放盖髓剂、暂封 除净冠髓后,遵医嘱调制盖髓剂覆盖牙髓断面。调拌用具必须严格消毒,无菌操作。盖髓完成后,调制氧化锌丁香油黏固粉暂封窝洞。术中避免温度刺激及加压。

(7)永久填充 预约患者 1～2 周复诊,无自觉症状后遵医嘱调制磷酸锌黏固剂垫底,银汞合金树脂进行永久性填充。

3. 保存牙体治疗的护理 牙髓炎晚期无条件保存活髓的牙齿可选择保存牙体的治疗。治疗方法有牙髓塑化治疗和根管治疗。根管治疗参见根尖周病的有关部分。本节主要介绍牙髓塑化治疗。

塑化治疗的适应范围与根管治疗相似,常多用于多牙根。治疗原理是将未聚合的液态塑化液注入根管内,使其与管内残存的牙髓组织及感染物质共同聚合,固定成为无害物质留于根管中,并严密封闭根管,使根尖周组织的慢性炎症逐渐消除,使组织得以恢复。

(1)治疗配合 ①物品准备:除填充术使用的器械外,另备拔髓针、塑化剂(常用酚醛树脂液)和 2％氯亚明,协助医生进行消毒、隔湿、窝洞冲洗,保持术野清晰。②遵医嘱配制塑化剂:塑化剂为三种液体,在进行塑化治疗时,用注射器抽取第一、第二液单体各 0.5 mL 加入第三液催化剂 0.12 mL,摇匀至发热,呈红棕色时即可使用。往髓腔送塑化剂,注意防止液体外溢,避免烧伤口腔黏膜及软组织。若发现有塑化剂流失到髓腔外,应立即协助医生用干棉球擦除或进行冲洗,并用碘甘油棉球涂敷患处。③塑化后,调制氧化锌丁香油黏固粉、磷酸锌黏固粉双层垫底,再用银汞合金或复合树脂永久填充。

（2）注意事项　①塑化上颌牙时，调整椅位使患者接近平卧位，头略后仰，便于塑化液进入根管。②塑化上颌邻面洞时，对远中壁已缺损者应协助医生用暂封材料做假壁后再塑化。③上颌牙塑化要防止器械掉入咽喉部和药液流向咽喉部等事故的发生。④用注射器盛塑化液时，所用注射器使用前应干燥，以免影响塑化剂质量。用后立即冲洗干净，以免塑化剂凝固，使注射器内管无法抽出。⑤所配塑化液应用棕色瓶分别存放，各液滴管口径大小要一致，否则将使调配比例不当，影响塑化效果。

4. 健康教育　利用患者就诊机会，向患者讲解牙髓炎的发病原因、治疗方法和目的，以及牙病早期治疗的重要性。让患者了解，牙髓炎早期如能得到及时正确的治疗，活髓可能得到保存。如牙髓死亡，牙体将失去代谢而变性，使其变得脆而易折，极易导致牙齿缺失。因此，预防龋齿及牙髓病，对保存健康牙齿有十分重要的意义。

【护理评价】

经过治疗和护理，评价患者能否达到：①通过治疗疼痛缓解甚至消失；②安慰患者，使其减轻焦虑；③积极缓解疼痛，保证睡眠充足；④患者及家属了解治疗的目的，积极配合治疗。

二、根尖周病患者

 要点导航

重点：急性根尖周炎的处理和慢性根尖周炎的病变类型。

根尖周病是指牙齿根尖部及周围组织，包括牙骨质、牙周膜和牙槽骨发生病变的总称。根尖周组织的炎症性病变统称为根尖周炎。根尖周炎多数是牙髓炎的继发病，而根尖周炎又可能继发颌骨及颌周组织炎。临床上将根尖周炎分为急性根尖周炎和慢性根尖周炎，以慢性居多。

常见的病因有如下几种。①感染：根尖周炎最常见的原因是感染，髓室及根管中的炎症牙髓、坏疽牙髓、细菌或毒素通过根尖和副根尖孔刺激根尖周组织，引起发炎。②创伤：急剧外力冲击如跌倒碰撞，或根管治疗时器械超过根尖孔等造成根尖周围组织创伤，都可引起根尖周炎。③化学刺激：牙髓治疗时如封药时间过长，药物渗出根尖孔，也能引起化学性根尖炎。

 案例引导

患者，男性，30岁，右上后牙近几日咬合痛，并有患牙发麻浮出感觉，咬紧患牙，疼痛可缓解，检查发现右上第一磨牙近中邻牙合面龋坏，叩痛（＋＋），冷热诊（－），探诊无反应。诊断：右上第一磨牙急性根尖周炎。问题：

该患者主要存在哪些护理问题？应如何护理？

【护理评估】

（一）健康史

患者是否患过牙髓炎，有无牙髓病治疗史。

（二）身体评估

急性根尖周炎：大多数为慢性根尖周炎急性发作所致,按其发展过程可分为浆液期与化脓期。炎症初期,患者自觉患牙牙根不适,发胀轻度钝痛。患牙有浮起感,嚼咀时疼痛加重,患者能指出患牙。检查时有叩痛。当形成化脓性根尖周炎时有跳痛,牙齿有明显伸长感,颌下区域性淋巴结肿大。若病情加重。颌面部相应区域肿胀,疼痛剧烈,可伴有体温升高。当脓肿达骨膜及黏膜下时,可扣及波动感。脓肿破溃或切开引流后,急性炎症可缓解,而转为慢性根尖周炎(图 9-2)。

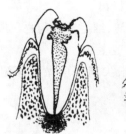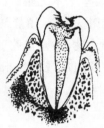

图 9-2　根尖周炎

慢性根尖周炎根据其病变性质不同,表现出三种形式:根尖肉芽肿、根尖周囊肿、慢性根尖脓肿。一般无明显自觉症状,或症状较轻,常有反复肿胀疼痛的病史。口腔检查可发现患牙龋坏变色,牙髓坏死,无探痛,但有轻微叩痛,根尖区牙龈可发现窦道孔。

（三）辅助检查

慢性根尖周炎因牙髓坏死,牙髓活力检查无反应,X 线片显示根尖区有稀疏阴影,或圆形透射区。

（四）心理-社会评估

急性根尖周炎患者因患牙疼痛剧烈,其心理表现也"相似"。慢性根尖周炎患者自觉症状不明显,常被忽视,当患牙出现脓肿及窦道时,患者才就诊,患者对治疗过程缺乏了解,总认为一次治疗就能解决问题,往往缺乏治疗耐心。

【护理诊断及合作性问题】

（1）疼痛　如牙痛、颌面部疼痛,与根尖周炎急性发作、牙槽脓肿引流或引流不畅有关。

（2）口腔黏膜改变　由慢性根尖周炎引起的窦道所致。

（3）焦虑　与咀嚼不适、疼痛及牙体颜色改变有关。

（4）知识缺乏　患者缺乏疾病病因及治疗知识。

【护理目标】

通过护理计划的实施,患者能够：①疼痛缓解甚至消失；②积极配合医生完成治疗,使口腔黏膜恢复正常；③安慰患者,使其减轻焦虑；④患者了解了根尖周炎的发病原因,重视疾病的早期治疗。

【护理措施】

急性根尖周炎应首先缓解疼痛,然后进行根管治疗及牙髓塑化治疗。

1. 开髓减压的护理配合　控制急性根尖周炎的首要措施。医生打开髓腔,使根尖周渗出物通过根尖孔向根管引流,达到止痛、防止炎症扩散的目的。护士备齐所需用物,医生开放髓腔,拔除根髓后,抽吸3%过氧化氢水溶液及生理盐水,供医生冲洗髓腔。吸净冲洗液,吹干髓腔及消毒纸吸干根管,备消毒酚棉球及短而松的棉捻供医生置入髓腔内,以免食物堵塞根管。窝洞不封闭,以利引流。

2. 骨膜下或黏膜下脓肿切开　对急性根尖周炎骨膜下及黏膜下脓肿,除根管引流外,同时切开排脓,才能有效地控制炎症。切开脓肿前,护士协助医生对术区进行清洁、消毒隔湿准备。骨膜下脓肿多用阻滞麻醉,黏膜下脓肿可用2%丁卡因表面麻醉或氯乙烷冷冻麻醉。按医嘱准备麻醉药物。若用氢乙烷喷射麻醉,嘱患者闭合双眼,以免药物进入眼内。切口处放置橡皮引流条,一日更换一次,直至基本无脓时撤出。

3. 全身治疗　遵医嘱服用抗生素、镇静剂、维生素等药物。嘱患者注意适当休息,高热患者多饮水,进食流质及半流质食物,注意口腔卫生。

4. 预防感染　急性炎症控制后或慢性根尖周炎应做牙髓塑化治疗或根管治疗,消除感染,防止根尖周组织再发感染。

知识链接

根 管 治 疗

根管治疗是治疗晚期牙髓炎、牙髓坏死及各种类型根尖周炎的一种治疗方法。其原理是用机械和化学方法彻底清除髓腔内,尤其是根管内的感染源,再用根管填充剂严密封闭空的根管,防止根尖再感染,促进根尖病变逐渐修复。流程如下。

1. 器械准备　除填充术使用的器械外,另备各种规格的根管扩挫针、拔髓针、光滑髓针、根管锉、根管填充器、根充材料、消毒棉捻等。

2. 操作步骤及护理配合

(1)根管预备　开髓与拔髓:因牙髓坏死,术前不必进行麻醉或失活处理,医生用牙钻揭开髓室顶后,暴露根管口,用拔髓针拔除牙髓,用3%过氧化氢水溶液冲洗根管。预备根管:包括机械预备根管和化学洗涤根管。先用根管扩锉针从细到粗反复扩锉管壁,去除管壁感染物质和软化牙本质,然后用2%氯亚明和3%过氧化氢水溶液交替冲洗,最后再用生理盐水冲净余液。

(2)根管消毒　根管经预备后,将蘸有消毒药液的棉捻置于根管内,用氧化锌丁香油糊剂暂封窝洞,待复诊检查时根管内取出的棉捻无分泌物,根管内不臭、无叩痛时才可进行根管填充。

(3)根管填充　根管治疗的最后一个步骤,其意义在于消除手术后遗留下的死腔,杜绝再发感染的可能。整个过程应坚持无菌原则。

根管治疗常用的填充材料有氧化锌丁香油糊剂、碘仿糊剂。其方法是,先将根管充填材料调成糊状送入根管内,再将消毒后的牙胶尖插入根管内,直达根尖孔,以填满根管为度,用加热后的填充器,去除多余牙胶,最后做永久填充。

在以上操作中,护士按其操作步骤,及时准确地为医生提供所需器械及其他用物,抽吸冲洗液及备消毒药物,遵医嘱调制各类填充材料,与医生进行密切配合。

5. 健康教育 使患者了解根尖周病的发病原因、治疗过程及可能出现的问题。急性根尖周炎的患者应向其说明开髓减压及脓肿切开仅为应急处理，应急处理之后必须采取根除病源的治疗方法，即根管治疗或牙髓塑化治疗，如根管治疗失败，还应考虑拔除患牙。

【护理评价】

经过治疗和护理，评价患者能否达到：①疼痛缓解甚至消失；②积极配合医生完成治疗，使口腔黏膜恢复正常；③安慰患者，减轻其焦虑；④了解根尖周炎的发病原因，重视疾病的早期治疗。

（江一铃　苏本香）

直通护考

选择题

A 型题

1. 导致牙髓炎最常见的原因为(　　)。

A. 龋病　　　　　　　　　B. 理化因素刺激　　　　　　C. 牙外伤

D. 咬合创伤　　　　　　　E. 逆行感染

2. 急性牙髓炎最有效的应急止痛方法是(　　)。

A. 药物止痛　　　　　　　B. 拔除患牙　　　　　　　　C. 针刺止痛

D. 开髓减压　　　　　　　E. 冰水含漱

3. 感染经根尖孔引起的牙髓炎称为(　　)。

A. 可复性牙髓炎　　　　　B. 逆行性牙髓炎　　　　　　C. 急性牙髓炎

D. 不可复性牙髓炎　　　　E. 慢性牙髓炎

4. 不属于急性根尖周炎临床表现的是(　　)。

A. 疼痛不能定位　　　　　　　　　　　B. 炎症初期患牙有浮动感

C. 化脓时跳痛　　　　　　　　　　　　D. 脓肿到达骨膜时可触及波动感

E. 检查患牙有明显叩痛

5. 急性牙髓炎、根尖周病的病因是(　　)。

A. 化学性　　　　　　　　B. 细菌性　　　　　　　　　C. 创伤性

D. 物理性　　　　　　　　E. 咬合性

6. 患者，男性，42 岁，左侧牙咬物时感不适 2 周冷水引起疼痛。近两天来疼痛加剧，夜间痛，并引起同侧头面部痛，痛不能定位。查：左侧第二磨牙深龋洞。该患者最可能被诊断为(　　)。

A. 慢性牙髓炎急性发作　　B. 急性冠周炎　　　　　　　C. 牙龈炎

D. 三叉神经痛　　　　　　E. 中耳炎

第三节　牙周病患者的护理

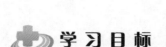

学习目标

知识目标：

1. 掌握牙龈炎的健康史及临床表现。

2. 掌握牙龈炎的健康指导。

3. 熟悉牙周炎的临床表现。

4. 了解牙周病的治疗。

能力目标：

1. 能结合症状及体征区分牙龈炎和牙周炎。

2. 能给牙龈炎患者进行合理的健康教育。

3. 能指导正确刷牙的方法。

牙周组织病指牙齿支持组织，包括牙龈、牙周膜、牙槽骨及牙骨质等发生的慢性、非特异性、感染性疾病。其中以牙龈炎和牙周炎为最多见。在口腔疾病中，牙周病与龋病一样，是人类的一种多发病和常见病。据统计，牙周病发病率可达 80%～90%。

一、牙龈炎

要点导航

重点：牙龈炎的健康史及健康指导。

牙龈炎是指炎症只局限于龈乳头和龈缘，严重时可累及附着龈。牙龈炎的病变是可逆的，一旦病因去除，炎症消退，牙龈便可恢复正常；但部分牙龈炎如果病因未及时去除，炎症未被控制，牙龈炎可发展为牙周炎。因此，积极防治牙龈炎，是减少牙周病发病率的重要措施。

牙龈炎主要因口腔卫生不良，如牙菌斑、牙垢、牙结石以及其他刺激因素，如食物嵌塞、不良修复体及牙颈部龋等所引起。此外，有口呼吸习惯的患者可因上前牙区的唇侧长期暴露在空气中而致该区发生牙龈肥大，妊娠期由于性激素水平的改变也可使原有的慢性龈炎加重和改变特性。

案例引导

患者，男性，29 岁，饮食以肉类为主，主诉平日反复牙龈出血。检查发现：上下前牙龈乳头消失，并凹陷，呈反波浪形，牙龈间乳头颊舌侧分离，可从牙面翻开，下方有

牙结石、牙垢,触之牙龈易出血。诊断:牙龈炎。问题:
　　该患者存在有哪些护理问题?

【护理评估】

（一）健康史

了解患者身体状况及口腔卫生情况,如有无口呼吸习惯等。

（二）身体评估

一般无明显自觉症状,部分患者偶有牙龈痒胀感。多数患者往往因牙龈受到机械刺激,如刷牙、咀嚼、说话、吸吮等引起出血而来院就诊。

口腔检查发现患者牙龈有色、质及形的改变,即牙龈充血、红肿,呈暗红色,质地松软,点彩消失(图 9-3)。口腔卫生不良,牙垢堆积可有口臭。牙垢压迫区出现溃疡糜烂面,探查出血明显,严重的波及附着龈。炎症刺激牙龈缘及牙龈乳头,可导致龈乳头肥大,向牙冠方向增生覆盖,形成假性牙周袋。袋内可有炎性分泌物溢出。但牙齿无松动、牙槽骨无覆盖,无真性牙周袋形成。

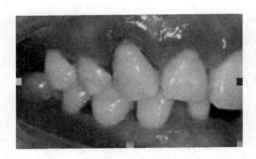

图 9-3　牙龈病理改变

（三）心理-社会评估

牙龈炎一般无自觉症状,不易引起患者的注意,当出现牙龈充血、口臭而影响人际交往时,易产生孤独、焦虑或自卑心理。

【护理诊断及合作性问题】

（1）口腔黏膜改变　与炎症引起牙龈乳头充血、红肿、点彩消失有关。

（2）社交障碍　与说话时牙龈出血、口臭有关。

（3）知识缺乏　与患者缺乏口腔卫生保健知识有关。

【护理目标】

①通过药物治疗患者的牙龈组织恢复正常;②通过积极治疗使牙龈出血、口臭等症状缓解;③患者掌握了正确的刷牙方法和正确使用牙线的方法,保持口腔良好的卫生。

【护理措施】

1. 去除致病因素　去除致病因素对治疗牙龈炎具有极为重要的意义。口内有不良修复体者,协助医生取下,消除食物嵌塞。

2. 局部冲洗　抽吸 3% 过氧化氢水溶液与生理盐水供医生交替冲洗龈沟,涂布碘甘油。病情严重者,指导患者遵医嘱服用抗生素及维生素。

3. 龈上洁治术和龈下刮治术　去除牙结石和菌斑的基本手段。其方法是使用器械或超声波洁牙机去除龈上、龈下牙结石,消除结石和菌斑对牙龈的刺激,以利于炎症和肿胀消退。以上两种手术的操作步骤及护理配合如下。

(1) 术前准备　①向患者说明手术的目的及操作方法,取得患者合作。②根据患者情况,必要时做血液检查,如出凝血时间、血常规、血小板计数等。如有血小板减少性紫癜等疾病或局部急性炎症,均不宜进行手术。③准备好消毒的洁治器械或超声波洁牙机。龈上洁治器包括镰形器、锄形器,龈下刮治器包括锄形器、匙形器、锉形器。另备磨光用具,包括电机、低速手机、橡皮磨光杯、磨光粉或脱敏糊剂。

(2) 术中配合　①调节椅位:治疗上颌牙时,使患者颌平面与地面成 45°角;治疗下颌牙时,颌平面与地面平行,便于医生操作。②嘱患者用 3％ 过氧化氢水溶液或 0.1％ 洗必泰溶液含漱 1 min,用 1％ 碘酊消毒手术区。③根据洁治术的牙位及医生使用器械的习惯,摆放好所需的洁治器。④术中协助牵拉唇、颊及口角,保证手术区视野清晰。出血较多者可用肾上腺素棉球止血。⑤牙结石去净后,备橡皮杯蘸磨光粉或脱敏糊剂打磨牙面,龈下刮治则用锉形器磨光根面。⑥备纱团及小棉球拭干手术区,用镊子夹持碘甘油置于龈沟内。全口洁治应分区进行,以免遗漏。

4. 健康教育

(1) 向患者介绍合理的刷牙和漱口方法及其他保持口腔卫生的措施,如牙线及牙签的正确使用,宣传早、晚及饭后刷牙的重要性,养成良好的口腔卫生习惯。

(2) 让患者了解牙龈炎是可以预防的,关键是要坚持每天彻底地清洁牙菌斑。患了牙龈炎要及时治疗,如发展到牙周炎将会对口腔健康带来严重的危害。

(3) 告知患者通过以上治疗后,牙龈炎症及出血症状将会逐渐消失,口臭症状也将随之好转。

【护理评价】

经过治疗和护理,评价患者能否达到:①通过药物治疗使患者的牙龈组织恢复正常;②牙龈出血、口臭等症状得到缓解;③患者掌握了正确的刷牙方法和正确使用牙线的方法,能保持口腔良好的卫生。

二、牙周炎

重点:牙周炎的护理措施。

牙周炎是侵犯牙龈和牙周支持组织的一种慢性破坏性疾病,表现为牙龈、牙周膜、牙骨质及牙槽骨均有改变。除有牙龈炎的症状外,牙周袋的形成是其主要临床特点。常见的牙周炎有成人牙周炎、青少年牙周炎、快速进展性牙周炎等。一旦患了牙周炎,现有的治疗手段可以使牙龈的炎症消退,疾病停止发展,但已被破坏的牙周支持组织则不能完全恢复到原有水平,其危害远大于牙龈炎。

牙周炎的病因基本上与牙龈炎相同。牙龈炎如未能及时治疗或者由于致病因素增强,机体抵抗力下降,则牙龈炎可能发展为牙周炎。

局部刺激因素如菌斑、牙结石,尤其是龈下结石危害性最大。全身因素尚不明了,可能与营养代谢障碍、内分泌紊乱、精神因素、自主神经精神紊乱等有关。

【护理评估】

（一）健康史

了解患者全身健康状况。妇女在妊娠期、糖尿病患者及全身抵抗力下降时,可使牙周炎症状加重。

（二）身体评估

（1）牙龈红肿出血　　一组牙齿（如前牙）或个别牙齿的牙龈充血、水肿、颜色深红、点彩消失,在刷牙、进食、说话时牙龈出血。

（2）牙周袋形成　　由于牙周膜破坏,牙槽骨逐渐吸收,牙龈与牙根面分离,龈沟加深而形成牙周袋。用牙周探针探到龈沟深度常超过正常深度的 2 mm 以上。

（3）牙周袋溢脓及牙周脓肿　　由于牙周袋内细菌感染,出现慢性化脓性炎症。轻压牙周袋外壁,有脓液溢出,并伴有口臭。当机体抵抗力下降或牙周袋内的炎性渗出液排流不畅时,可出现急性炎症,形成牙周脓肿。表现为近龈缘处局部呈卵圆形突起,红肿疼痛,严重病例可出现全身不适,体温升高,常伴有区域性淋巴结肿大等症状。

（4）牙齿松动　　牙周膜破坏,牙槽骨吸收,牙齿支持功能丧失,可导致牙齿松动,咀嚼功能下降或丧失。

（三）心理-社会评估

牙周炎是一种慢性疾病,早期因程度较轻,牙齿尚不松动,仅有牙龈红肿和刷牙、进食时出血,常未引起患者重视。当疾病进一步发展,出现牙周脓肿、牙齿松动、咀嚼无力或疼痛时,才来就诊,此时松动牙常需拔除。牙缺失后,严重影响咀嚼功能及面容,患者表现出焦虑情绪。由于口臭较明显,常影响患者的社会交往,使其产生自卑心理。

（四）辅助检查

X 线片显示牙槽骨呈水平式吸收,牙周膜间隙增宽,硬骨板模糊,骨小梁疏松等。

【护理诊断及合作性问题】

（1）口腔黏膜改变　　与牙周组织炎症造成牙龈充血、水肿、色泽改变有关。

（2）自我形象紊乱　　与牙齿缺失、口臭影响正常的社会交往有关。

（3）知识缺乏　　与患者对牙周病的预防与早期治疗的重要性认识不足,所学知识局限有关。

【护理目标】

（1）配合完成治疗,使炎症消退,病变停止发展。

（2）改善口臭情况,恢复自我形象。

（3）明确坚持早晚刷牙、饭后漱口的重要性,定期复查口腔,养成良好的卫生习惯。

【护理措施】

1. 指导患者加强营养　　增加维生素 A、维生素 C 的摄入,均可提高机体的修复能力以利于牙周组织的愈合。

2. 全身及局部用药　　近年来研究认为菌斑是牙周病的主要致病原因,临床上常用螺旋霉素、甲硝唑等抗生素来杀灭细菌,控制感染。嘱患者按医嘱服药。局部用药常用 3% 过氧化氢水溶液冲洗牙周袋,拭干后用探针或镊子夹取少许碘甘油或碘酚置于袋内。使用碘酚时,应避免烧灼邻近黏膜组织。用 0.1% 洗必泰溶液漱口或用蘸有 1% 过氧化氢水溶液的棉签擦洗,也可减少菌斑形成。

3. 去除局部刺激因素 龈上洁治术或龈下刮治术是清洁牙结石、减缓牙周袋形成的重要手段,操作步骤及护理配合见牙龈炎有关部分。

4. 消除牙周袋 经局部治疗,牙周袋仍不能消除者,可行牙周手术清洁牙周袋。常用的手术方法有牙龈切除术及牙龈翻瓣术。牙龈切除术是用外科手术消除增生肥大的牙龈组织或牙周袋,重新建立新的龈缘和正常龈沟;牙龈翻瓣术是将黏膜与其下层组织分离,暴露病变区,彻底消除病理组织至根面光滑后再将龈瓣复位缝合,希望牙体与龈瓣附着。护理配合的内容以牙龈翻瓣术为例简介如下。

(1)器械准备 外科手术刀、牙周探针、骨膜分离器、眼科弯头尖剪刀、刮治器、小骨锉、局麻器械、缝针、缝线、持针器、调拌用具、消毒药品、无菌包。另备牙周塞治剂及丁香油。各类器械消毒后备用。

(2)术中配合 ①术前用0.1%洗必泰液漱口,75%酒精消毒口周皮肤,铺无菌巾;②备局麻药进行术区麻醉;③医生做翻瓣术切口时牵拉口唇,协助止血,及时传递手术器械,用生理盐水冲洗创面,吸去冲洗液,用纱球拭干术区,保持术野清晰;④医生缝合时协助剪线。缝合完毕,调拌牙周塞治剂,将其调成长条状,置于创面,用棉签蘸水轻轻加压,使其覆盖整个术区,保护创面。

(3)术后护理 嘱患者注意保护创口,24 h内不要漱口刷牙,进软食。必要时按医嘱服抗生素1周。术后5~7天拆线,6周内勿探测牙周袋,以免影响愈合。

4. 健康教育 牙周炎治疗成功与否,一是在于医生周密的治疗计划和细致、精湛的技术,二是在于患者需坚持良好的自我菌斑控制。后者较前者更为重要,因为它能使牙周炎症状得到改善,保证牙周治疗的顺利进行,且能防止牙周病的复发。因此卫生指导的内容除与牙龈炎有关部分相同外,还要向患者特别强调牙周炎的治疗效果与患者口腔卫生习惯密切相关,尤其是在牙周治疗后更应经常保持口腔卫生,除早晚刷牙外,午饭后应增加1次,每次不得少于3 min。经常进行牙龈按摩,定期接受医生的检查和指导,以巩固疗效,阻止疾病发展。

【护理评价】

经过治疗和护理,评价患者是否达到:①配合完成治疗,使炎症消退,病变停止发展;②口臭情况得到改善,自我形象恢复;③明确了坚持早晚刷牙、饭后漱口的重要性,能定期复查口腔,养成了良好的卫生习惯。

(江一铃 苏本香)

直通护考

选择题

A型题

1. 牙周炎的表现是( )。

A.牙齿松动   B.牙槽骨破坏   C.牙周袋形成   D.牙龈红肿   E.以上均有

2. 下列哪一项不是牙龈炎的表现?( )

A.牙龈出血   B.牙槽骨吸收   C.龈沟变深   D.假性牙周袋   E.红肿

3. 牙龈炎、牙周炎最常见的病因是( )。

A.牙颈部龋坏　　　　　　　B.食物嵌塞　　　　　　　C.牙菌斑、牙垢、牙结石

D.不正确的刷牙方法　　　　E.患者偏爱甜食

4.患者,男性,30岁,近半年来刷牙时经常出血,无其他不适。查:全口较多结石、牙龈肿胀、暗红色,探查出血明显,牙齿无松动。该患者可能出现了(　　　)。

A.牙周炎　　　　　　　　　B.急性根尖周炎　　　　　　C.慢性根尖周炎

D.牙龈炎　　　　　　　　　E.龋病

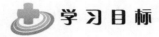

第四节　口腔黏膜患者的护理

学习目标

知识目标:

1. 掌握复发性口疮和口腔念珠菌病的临床表现及特点。

2. 熟悉口腔念珠菌病及口腔黏膜白斑的护理措施。

3. 了解口腔黏膜病的相关原因。

能力目标:

1. 能正确区分复发性口疮、口腔念珠菌病及口腔黏膜白斑。

2. 能对口腔黏膜患者进行正确、全面的护理及健康指导。

口腔黏膜病是发生在口腔黏膜和软组织上的疾病。这类疾病种类繁多,但其发病率与龋病、牙周病相比要低得多。口腔黏膜病中,除有些疾病是由局部引起的外,大多数疾病均与全身因素有关,有的甚至是全身或系统疾病在口腔的表征。有的主要发生在口腔黏膜上,并可合并出现在机体其他部位的黏膜上;还有的同时发生了皮肤病损,但是同一种疾病的临床表现却有明显差异。口腔黏膜临床病损主要表现为斑、疹、疱、溃疡、结节、肿瘤、皲裂、坏死等。现介绍几种常见的口腔黏膜病。

一、复发性口疮

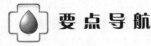

要点导航

重点:复发性口疮的护理评估及护理措施。

复发性口疮又称复发性阿弗他溃疡,是一种口腔黏膜中最常见的溃疡类疾病,患病率高达20%,居口腔黏膜病首位。本病呈周期性复发但又有自限性,为孤立的圆形或椭圆形浅表性溃疡。

本病的病因和发病机制目前尚不清楚。临床上常发现有多种不同的诱因可引起发病,如消化不良、便秘、肠道寄生虫、睡眠不足、疲劳、感冒、精神刺激等,女性月经期或更年期也常伴

发此病。近年来,也有学者认为本病是一种自身免疫性疾病。早期局部黏膜可形成上皮内疱,伴随炎细胞反应而形成溃疡,溃疡表面有纤维素性渗出物形成假膜或坏死组织覆盖。局部炎性细胞大量浸润,溃疡周围毛细血管扩张。

 案例引导

　　患者,女性,26岁。口内溃疡剧痛2天就诊。患者主诉:下唇及舌前破溃,进食疼痛。检查:下唇及舌前部可见小米粒大小的浅表溃疡10余个,溃疡中心微凹,周围红晕,散在分布。双侧颌下淋巴结肿痛。问诊得知,患者以往类似发作每年均有多次,但溃疡数目较本次少,且不治自愈。诊断:复发性口疮。问题:
　　该患者目前存在哪些护理问题?应该实施哪些护理措施?

【护理评估】

（一）健康史

询问患者有无消化道不适、过度疲劳及上呼吸道感染等诱因。

（二）身体评估

临床上将此病分为三种类型:轻型、重型和疱疹样溃疡(图9-4)。

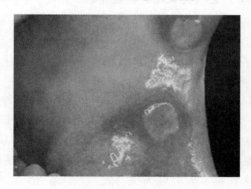

图9-4　复发性口疮

　　（1）轻型复发性口疮　　最常见,约占复发性口疮的80%,好发于口腔黏膜未角化或角化程度低的部位,如唇、颊、舌尖、舌缘前庭沟等处。发作时溃疡有"红、黄、凹、痛"特征,即溃疡中央凹陷,基底软,周边呈现约1 mm的充血红润带,表面覆有浅黄色假膜,灼痛明显。发作有规律性,可分为发作期、愈合期和间歇期。开始口腔黏膜充血、水肿,有烧灼感,随机出现单个或多个粟粒大小的红点或疱疹,很快破溃成圆形或椭圆形溃疡,直径为2～4 mm,中央稍凹陷,表面覆以灰黄色假膜,周围红晕,有自发的烧灼痛。常出现新生上皮,溃疡底变平,疼痛减轻,愈合后不留瘢痕。一般无明显全身症状。

　　（2）重型复发性口疮　　又称腺周口疮。发作时溃疡大而深,似"弹坑"。直径可达10～30 mm,并向深层发展,累及黏膜下层直至肌层。周边红肿隆起,扪之基底较硬,但边界整齐清晰。具有与轻型阿弗他溃疡相似的发作规律,但病程长,可持续数月之久,也有自限性,愈后有瘢痕。

（3）疱疹性复发性口疮　又称阿弗他口炎。溃疡小而多，散在分布在黏膜任何部位，直径小于 2 mm，可达数十个之多，似"满天星"。邻近溃疡可融合成片，黏膜充血，疼痛较重，可伴有疼痛、低热、全身不适、局部淋巴结肿大。具有与轻型阿弗他溃疡相同的发作规律，不留瘢痕。

（三）心理-社会评估

复发性口疮因溃疡是此起彼伏、新旧交替的反复发作过程，一般虽然没有明显的全身症状和体征，但患者感到十分痛苦。溃疡发作期间，因进食使疼痛加剧，患者常惧怕进食。

【护理诊断及合作性问题】

（1）疼痛　口腔灼痛，与口腔黏膜病损、食物刺激有关。

（2）口腔黏膜改变　由口腔黏膜充血、水肿、破溃引起。

（3）焦虑　与溃疡反复发作，难以根治有关。

【护理目标】

①患者能配合医生治疗，使口腔溃疡愈合，疼痛发作频率减少至消失。②避免过度疲劳，注意营养均衡，提高免疫力，使口腔黏膜症状改善。③患者焦虑减轻。

【护理措施】

1. 消炎防腐

（1）局部用口腔溃疡药膜（由抗生素、激素、止痛药等组成）贴敷，每日数次。也可用 1%～2%龙胆紫或 2.5%金霉素甘油糊剂涂布。

（2）中药散剂局部敷撒，常用养阴生肌散、锡类散、冰硼散等。

（3）单个溃疡用 10%硝酸银或 50%三氯醋酸等烧灼。烧灼时护士协助隔离唾液、压舌，切勿使药液超出溃疡面，以免伤及周围正常黏膜。

2. 止痛　常用 0.5%盐酸达克罗宁液或 1%丁卡因溶液在疼痛难忍和进食前用棉签涂布溃疡面，可迅速麻醉止痛。对经久不愈或疼痛明显的轻型阿弗他溃疡可选用曲安奈德混悬液或醋酸泼尼松龙混悬液加等量 2%利多卡因进行黏膜下封闭。食物宜清淡，不可过热，以减轻对溃疡的刺激。

3. 全身治疗　对于严重患者，可使用糖皮质激素。对免疫功能减退者，可选用转移因子。适当补充维生素 C 和 B 族维生素。

4. 健康教育　向患者介绍疾病的病程及治疗目的，让其了解本病有自限性，不经治疗 7～10 天溃疡也会自愈，减轻患者焦虑情绪；失眠、疲劳、精神紧张等因素可能与口腔溃疡的发生有关。让患者注意调整生活节律，调整情绪，均衡饮食，少吃刺激性食物，避免和减少诱发因素，防止复发。

【护理评价】

经过治疗和护理，评价患者能否达到：①能配合医生治疗，口腔溃疡愈合，疼痛发作频率减少甚至消失；②避免过度疲劳，营养均衡，免疫力提高，口腔黏膜症状得到改善；③焦虑症状减轻。

二、口腔白色念珠菌病

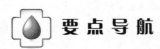

重点：口腔白色念珠菌病的健康教育。

口腔白色念珠菌病是真菌中的念珠菌属感染引起的口腔黏膜疾病,可发生于任何年龄的人。其中以哺乳期婴幼儿及体弱儿童最为多见,呈现局部急性假膜性改变,亦称雪口病或鹅口疮。近年来,抗生素和免疫抑制剂的广泛使用导致的菌群失调或免疫力降低,使被真菌感染者日益增多,口腔黏膜念珠菌感染的发病率也相应增高,且发病部位、表现形式出现了一些新的变化。

口腔白色念珠菌为病原菌,正常人带菌率口腔最高,其次是肠道、阴道、咽部和皮肤。一般情况下不致病,但当宿主防御功能降低或长期大量使用广谱抗生素及免疫抑制剂时,机体可被感染。白色念珠菌群能否使机体发病,取决于该菌的毒力、数量、入侵途径与机体的适应性、机体的抵抗力及其他相关因素。白色念珠菌对口腔黏膜上皮有较强的黏附性,这是它致病作用的"立足点"。婴儿常在分娩过程中被阴道念珠菌感染,被念珠菌污染的哺乳器及母亲乳头也可使婴儿感染。

口腔白色念珠菌病常采用全身和局部结合的原则治疗,去除或改善可能的诱发因素,如停用抗生素等,严重者可含化口服制霉菌素、克霉唑片含化口服。如反复发作、症状严重者,要考虑是否有免疫缺陷,可试用转移因子 2~4 mL 上臂内侧皮下注射,每周 1~2 次。

局部用 2%~4% 碳酸氢钠溶液清洗口腔,因碱性环境不利于念珠菌生长,也可用每毫升含 10 万单位制霉菌素溶液,或用甘油局部涂布,亦可涂 5% 克霉唑软膏。

【护理评估】

（一）健康史

了解患者的健康状况,是否患有慢性疾病,有无长期大量使用抗生素、免疫抑制剂的病史。对婴幼儿应询问母亲的身体状况及哺乳卫生情况。

（二）身体评估

鹅口疮好发于婴幼儿的颊、舌、软腭、唇等黏膜区域。损害区黏膜充血,有散在微凸的色白如雪的柔软小斑点,不久即融合成白色或蓝白色丝绒状斑片,并可继续扩大蔓延,严重者波及扁桃体、咽部。小斑片继续相互融合可形成大的白色凝乳状斑块。斑块略为凸起,附着不十分紧密,稍用力擦除,暴露出红的黏膜糜烂面及轻度出血。患儿常烦躁不安、啼哭、拒食,偶有低热,全身反应轻。当病损波及喉部时可能出现呼吸、吞咽困难。成人念珠菌口腔炎的患者先出现味觉异常或味觉丧失、口腔干燥、黏膜灼痛。慢性唇炎一般发生于下唇,表现为唇黏膜呈鲜红色糜烂面或下唇肿胀,唇红皮肤交界处有散在突出的小颗粒,可同时有念珠菌口炎或口角炎。念珠菌口炎具有湿白糜烂的特征,同时可伴有舌炎、唇炎、阴囊炎或外阴炎。

（三）心理-社会评估

口腔念珠菌病表现形式多样,典型临床症状出现前,全身和局部常被一些非特异性症状所误导,增加患者的心理压力。

（四）辅助检查

涂片或培养时,显微镜下可见致病菌丝和孢子。

【护理诊断及合作性问题】

（1）口腔黏膜改变　与真菌引起黏膜充血、糜烂有关。

（2）吞咽困难　与病损波及喉部有关。

（3）知识缺乏 如患儿家属缺乏该病的防治知识及婴幼儿的保健知识,与信息来源不足有关。

【护理目标】

①口腔黏膜充血、水肿及糜烂得到修复;②喉部症状缓解,呼吸困难减轻;③患儿家属掌握了疾病的病因及防治原则。

【护理措施】

1. 指导患儿家属 在哺乳前用2%～4%碳酸氢钠溶液洗涤患儿口腔,以消除能分解产酸的残留凝乳或糖类,使口腔呈碱性环境以抑制白色念珠菌的生长繁殖。患者接触的衣物、食具等物品应常消毒或洗晒,防止二次接触感染。

2. 患处消毒 患处用消毒纱布清洗后,涂擦 0.05%龙胆紫,每日 3～4 次,以治疗婴幼儿鹅口疮和口角炎。

3. 重症患者 遵医嘱给予抗真菌药物,临床上常用制霉菌素。婴幼儿要注意防止脱水。

4. 健康教育 让患儿家属及患者了解疾病的发病原因及预防知识。哺乳期间注意妇幼卫生,常用温开水洗涤婴幼儿口腔,哺乳用具应煮沸消毒并保持干燥。母亲乳头在哺乳前最好用 1：5000 盐酸洗必泰溶液清洗,再用冷开水拭净。儿童在冬季宜防护口唇干裂并改正舔唇等不良习惯。长期使用抗生素与免疫抑制剂者应警惕白色念珠菌感染的发生,必要时考虑停药。

【护理评价】

经过治疗和护理,评价患者能否达到:①口腔黏膜充血、水肿及糜烂得到修复;②喉部症状得到缓解,呼吸困难减轻;③患儿家属掌握了疾病的病因及防治原则。

（江一铃 苏本香）

直通护考

选择题

A 型题

1. 口腔白色念珠菌感染,局部使用( )。

A.3%过氧化氢溶液　　　　B.消炎漱口水　　　　C.抗菌药物

D.龙胆紫　　　　E.2%～4%氢氧化钠

2. 复发性口疮临床表现的特征是( )。

A.龈缘组织坏死　　　　B.白色白斑　　　　C.白色网状条纹

D.孤立的小溃疡　　　　E.黏膜糜烂

3. 患儿,女性,3 个月,1 周来口腔黏膜出现白色凝乳状斑点及斑块,可擦掉,患儿啼哭,哺乳困难。怀疑为( )。

A.口腔念珠菌病　　　　B.复发性口疮　　　　C.克罗恩病

D.球菌性口炎　　　　E.口腔黏膜白斑

第五节　口腔颌面部感染患者的护理

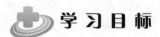

学习目标

知识目标：

1. 掌握口腔颌面部感染、智齿冠周炎的护理评估。
2. 掌握智齿冠周炎的护理措施。
3. 熟悉智齿冠周炎的病因及临床表现。

能力目标：

1. 能够对口腔颌面部感染进行护理评估。
2. 对智齿冠周炎患者实施相应的护理措施和科学的健康指导。

　　口腔颌面部位于消化道与呼吸道的起端，通过口腔和鼻腔与外界相通。由于口腔、鼻腔、鼻窦的腔隙，牙、牙龈、扁桃体的特殊解剖结构和这些部位的温度、湿度均适宜于细菌的寄生、滋养与繁殖，所以正常情况下就有大量的微生物存在。此外，颜面皮肤的毛囊、汗腺与皮脂腺也是细菌最常寄居的部位。这些部位受到损伤可导致内源性或外源性感染的发生。

　　颜面及颌骨周围存在较多相互连通的潜在性筋膜间隙，其间隙含疏松的结缔组织，形成感染易于蔓延的通道，加之颜面部血液循环丰富，鼻唇部静脉又常无瓣膜，致使在鼻根至两侧口角区域内发生的感染易向颅内扩散，因而称为面部的"危险三角区"。

　　面部具有丰富的淋巴结，口腔、颜面及上呼吸道感染，可顺相应淋巴引流途径扩散，发生区域性淋巴炎，特别是儿童淋巴结发育尚不完善，感染易穿破淋巴结膜，形成结外蜂窝织炎。

智齿冠周炎

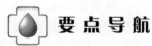

要点导航

重点：智齿冠周炎的护理评估和护理措施。

　　智齿冠周炎又称为冠周炎，是智齿萌出不全或阻生时牙冠周围软组织发生的炎症。临床上以下颌智齿冠周炎多见，上颌第三磨牙冠周炎发生率较低，且临床症状较轻，并发症少，治疗相对简单。本节主要介绍下颌智齿冠周炎。

　　人类种系在发展和演变过程中，食物种类的变化导致咀嚼器官的退化，造成下颌骨的牙槽骨长度与下颌牙列的位置不适应，第三磨牙萌出受阻，而远中牙龈瓣未能及时退缩，与覆盖下的牙冠间形成较深的盲袋，有利于食物残渣的隐藏和细菌的增生，加上来自咀嚼的机械性损伤，使龈瓣及附近组织易受感染。当机体抵抗力下降、局部细菌毒力增强时，可引起冠周炎急性发作。智齿冠周炎主要发生在18～30岁智齿萌出期的青年人和阻生智齿萌出不全的患者。

案例引导

　　患者,男性,23岁,右下后牙区胀痛,进食、吞咽加重,同时伴有低热、头痛、张口受限。检查:右下颌角区颊部肿胀,触痛明显,张口2cm,右下第三磨牙近中阻生,牙龈红肿、充血,龈袋溢脓,颊侧前庭沟充血、压痛,咽侧壁充血。诊断:右下颌智齿冠周炎。问题:
　　该患者主要存在哪些护理问题?应如何护理?

【护理评估】

（一）健康史

注意询问患者的口腔卫生习惯,如早晚是否刷牙;了解有无牙痛、张口受限等病史。

（二）身体评估

智齿冠周炎常以急性炎症出现。初期一般无明显的全身症状,患者自觉患侧磨牙后区胀痛不适,在进食咀嚼、吞咽、开口活动时疼痛加重（图9-5）。病情继续发展,局部可呈自发性疼痛,并可反射至耳颞区,炎症侵及咀嚼肌时则开口受限。如炎症未得到及时控制,全身症状逐渐明显,可出现发热、畏寒、头疼等症状。

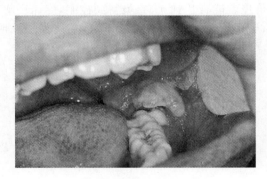

图9-5　智齿冠周炎

口腔局部检查时,多数患者可见下颌智齿萌出,冠周软组织红肿、糜烂、触痛明显。探针可探及阻生牙并可从龈瓣内压出脓液。病情严重者可形成脓肿或感染向邻近组织扩散,患侧颌下淋巴结肿胀、压痛。

（三）心理-社会评估

发病初期症状轻微,常被患者忽视,而当出现严重症状时炎症已发展,甚至出现严重的并发症。患者因疼痛、张口受限、进食困难而感到十分痛苦和焦虑。阻生牙需拔出时患者因惧怕手术疼痛而产生恐惧心理。

【护理诊断及合作性问题】

（1）疼痛　如口腔颌面部疼痛,与牙冠周围急性感染有关。

（2）语言沟通障碍　与疼痛、张口受限导致交往障碍有关。

（3）潜在并发症　如颌面部间隙感染,与患者机体免疫力下降、细菌毒力强、未及时治疗有关。

（4）知识缺乏　患者对疾病的早期诊断和治疗的重要性认识不足。

【护理目标】

①感染得到控制,疼痛缓解;②语言交流障碍得到改善;③患者懂得加强营养补充,劳逸结合,防止并发症出现;④患者及家属明确早诊断早治疗的必要性和重要性。

【护理措施】

（1）局部冲洗　用3‰过氧化氢水溶液和生理盐水反复冲洗病所,直到溢出液清亮为止。擦干局部后用探针蘸取碘甘油或碘酚送入龈袋中,每日1～3次。

（2）保持口腔清洁　用温盐水或含漱剂漱口,每日数次。

（3）切开引流　对龈瓣附近脓肿者,协助医生及时切开引流。

（4）全身支持疗法　局部炎症及全身反应较重者,按医嘱使用抗生素。嘱患者注意休息,进流质饮食,不吃刺激食物,治疗期戒烟戒酒。

（5）龈瓣切除　急性炎症消退后,对于萌出位置足够且牙为正常的位置的智齿,协助医生在局麻下切除智齿冠周龈瓣,以消除龈瓣盲袋。

（6）健康教育　冠周炎可能引起间隙感染,也可能成为其他全身性疾病的病灶,应向患者宣传冠周炎的发病原因及早期治疗的重要性,对无保留价值的阻生牙、病灶牙待急性炎症消退后应及时拔除,防止复发。

【护理评价】

经过治疗和护理,评价患者能否达到:①感染得到控制,疼痛缓解;②语言交流障碍得到改善;③患者懂得加强营养,劳逸结合,防止并发症出现;④患者及家属明确早诊断早治疗的必要性和重要性。

（江一铃　苏本香）

直通护考

选择题

A型题

1. 智齿冠周炎是指什么牙位发生的炎症？（　　）

A. 下颌第一磨牙　　　　　　B. 下颌第二磨牙　　　　　　C. 下颌第三磨牙

D. 上颌第一磨牙　　　　　　E. 上颌第三磨牙

2. 智齿冠周炎一般不出现（　　）。

A. 冠周牙龈红肿　　　　　　B. 张口受限　　　　　　C. 发热乏力

D. 冷热刺激痛　　　　　　　E. 面部肿胀

3. 智齿冠周炎的疼痛表现为（　　）。

A. 自发性跳痛　　　　　　　B. 向对侧放射　　　　　　C. 磨牙区肿痛不适

D. 疼痛不影响咀嚼　　　　　E. 疼痛时无张口受限

4. 面部危险三角区内的感染处理不当会引起（　　）。

A. 急性根尖周炎　　　　　　B. 鼻前庭炎　　　　　　C. 尖牙凹感染

D. 角膜炎　　　　　　　　　E. 海绵窦血栓静脉炎

第六节　口腔颌面部损伤患者的护理

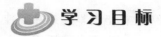

知识目标：

1. 掌握口腔颌面部损伤的现场急救。
2. 掌握口腔颌面部损伤的护理措施。
3. 熟悉口腔颌面部损伤的特点。
4. 了解口腔颌面部损伤的分类。

能力目标：

能够对口腔颌面部损伤患者实施现场抢救，给出相应的护理措施。

重点：1. 口腔颌面部损伤的现场急救及护理措施。

　　　　2. 口腔颌面部损伤的特点。

口腔颌面部居人体显露部位，易遭受损伤，多因工伤、交通事故和生活中的意外所致，战时则以火器伤为主。因此临床上口腔颌面部损伤较为常见。由于损伤原因和部位不同，所以临床症状和体征的轻重程度差别较大，轻者不留后患，重者可丧失生命。

一、损伤的特点

人体遭受损伤后，受伤部位出现肿胀、疼痛、出血、功能障碍和相应的全身反应，这是损伤的共同特点。口腔颌面部由于解剖生理特点及功能的要求，损伤后还有其特殊性。同时，急救措施也有特点。

1. 易并发颅脑损伤　颜面骨骼与颅骨毗邻，尤其是上颌骨与颅骨紧密连接，上颌骨或面中 1/3 损伤时常同时并发颅脑损伤，包括脑震荡、脑挫伤、颅内血肿和颅底骨折。

2. 易发生窒息　口腔颌面部在呼吸道上端，外伤后可因软组织移位、水肿、舌后坠、血凝块和分泌物的阻塞而影响呼吸或发生窒息。

3. 口腔颌面部血液循环丰富在损伤时的利弊　由于颌面部血运丰富，血管吻合支多，加之静脉瓣缺乏，所以伤后易引起大量出血。而且颌面部皮下组织疏松，筋膜间隙多，伤后易形成组织内血肿，易继发感染和纤维化形成瘢痕。但因其血运丰富，组织的愈合能力和抗感染能力均较强，创口易于愈合。

4. 发生感染　口腔颌面部腔窦多，如口腔、鼻腔、上颌窦等，在这些腔窦内存在大量的病原菌。外伤后，创口易与腔窦相通，异物的污染与残留易导致感染。

5. 易致功能障碍和颜面部畸形 颌面骨折或颞下颌关节损伤均可影响咀嚼功能,而且口腔颌面部也是呼吸道及消化道的入口,对呼吸、咀嚼、吞咽、语言及表情等方面有重要生理功能。损伤后引起的组织移位、缺损和面神经损伤,都可造成颜面部畸形和功能障碍,给患者生活上带来不便,精神上带来极大痛苦。

二、损伤的急救与处理

口腔颌面部损伤的患者可能出现危及生命的并发症,如窒息、出血、休克及颅脑损伤等,应及时抢救。

1. 窒息的急救 防治窒息的关键在于及早发现和处理,把急救工作做在窒息发生之前。如已出现呼吸困难,更应分秒必争。外伤性窒息的原因大致分为两种:一为阻塞性窒息;二为吸入性窒息。阻塞性窒息:患者可因异物、血凝块、移位的组织瓣,以及下颌骨颏部双侧骨折及粉碎性骨折造成舌后坠或上颌骨骨折、软腭下后坠,阻塞咽腔而发生窒息,也可因鼻腔及口腔组织肿胀导致呼吸道阻塞而引起窒息。吸入性窒息多因患者昏迷,血液、分泌物、呕吐物等被吸入气管而引起窒息。

窒息的前期症状有烦躁不安、出汗、口唇发绀、鼻翼扇动和呼吸困难,严重时出现"三凹"体征,随之发生脉弱、脉数和血压下降、瞳孔散大等危象,直至死亡。急救措施如下。

(1) 解除阻塞 用手指或器械伸入口腔咽喉部,迅速取出阻塞物。用口吸橡皮管或用吸引器吸出分泌物、血液、血凝块等。有舌后坠时,先托双侧下颌角向前上方,立即用穿好粗丝线的大弯针在舌尖约 2 cm 处贯穿舌体,将舌拉出口外,缝线固定于外衣扣上或颈部绷带上。无缝合针线时,可用大别针如上法操作。上颌骨水平骨折,软腭向下后坠落压于舌背时,在清除异物后,用筷子或压舌板、铅笔横放于双侧前磨牙部位,将上颌骨向上提吊,并将两侧固定于头部绷带上。

(2) 改变患者体位 先解开患者颈部衣扣,并使头偏向一侧或采取俯卧位,便于唾液及分泌物自然流出。采用俯卧位时,需垫高患者的前额。

(3) 放入通气管 对因肿胀压迫呼吸道的患者可经口鼻插入通气管,以解除窒息。对下颌体前部粉碎性骨折或双侧骨折的患者,需运送时,即使患者神志清醒,亦应放通气管。

(4) 环甲膜穿刺或气管切开 以上方法都不能使呼吸道畅通时,应迅速用粗针头,由环甲膜刺入气管内,或行紧急环甲膜切开术,暂时解除窒息。随后,再改行常规气管切开术。而对吸入性窒息,一旦确诊,应立即行气管切开术。

2. 出血的急救 口腔颌面部损伤后出血较多,如伤及较大血管,处理不及时,可导致死亡。应根据损伤部位、出血的来源和程度(动脉、静脉或毛细血管)及现场条件采用相应的止血方法。

(1) 压迫止血 ①指压止血法:用手指压迫出血部位供应动脉的近心端,可达到暂时止血的目的。如颞部、头顶、前额部出血,可压迫耳屏前的颞浅动脉;颜面出血,可压迫下颌角前切迹处之颌外动脉;头颈部大出血,在紧急时,可在胸锁乳突肌前缘,以手指触到搏动后,向后压迫于第六颈椎横突上。②包扎止血法:用于毛细血管、小静脉及小动脉出血。将移位的组织瓣复位后,包扎稍加压力,即可止血。③填塞止血法:开放性或洞穿伤创口或口底出血,可用纱布填塞,外面再用绷带加压包扎。在填塞纱布时应注意保持呼吸道通畅,防止发生窒息。

(2) 结扎止血 对较大的止血点,可用血管钳夹住做结扎止血或连同止血钳包扎后转送。

(3) 药物止血 局部应用云南白药、吸收性明胶海绵及止血粉等。全身性止血药物亦可应用,如酚磺乙胺、维生素 K、仙鹤草素等。

3. 休克的急救　口腔颌面部严重的复合伤,可引起出血性休克或创伤性休克,要注意休克早期和休克期的全身变化。休克的处理原则为安静、镇静、止血和输液,可用药物协助恢复和维持血压。对失血性休克,则以补充血容量为根本措施。

4. 合并颅脑损伤的急救　由于口腔颌面部与颅脑邻近,颌面伤员伴发颅脑损伤比例较大,须加以注意。凡有颅脑损伤的患者,应卧床休息,严密观察神志、脉搏、呼吸、血压及瞳孔的变化,减少移动,暂停不急需的检查或手术。当鼻或外耳道有脑脊液外流时,禁止做耳、鼻内填塞与冲洗,以免引起颅内感染。对烦躁不安的患者,可给予适量的镇静剂,但禁用吗啡,以免抑制呼吸,影响瞳孔变化及引起呕吐,增加颅内压。如有颅内压增高现象,应控制入水量,并静脉推注或滴注 20％甘露醇 200 mL 或静脉注射 50％葡萄糖 40～60 mL,每日 3～4 次,以减轻脑水肿,降低颅内压。地塞米松对控制脑水肿亦有良效。如病情变化,颅内有血肿形成,应及时请有关专科会诊。

5. 预防和控制感染　口腔颌面部损伤的创面,常被细菌和尘土等污染,甚至有异物嵌入组织内,因此感染对患者的危害性,有时比原发损伤更为严重。所以预防和控制感染,也是急救治疗中的重要问题。在条件允许时,应尽早进行清创缝合术;如条件不允许,应早期包扎创口,防止细菌侵入。为了预防破伤风,伤后应及时注射破伤风抗毒素,及早使用广谱抗生素。

6. 包扎和转运

(1)包扎　急救过程中不可缺少的治疗措施,能起到压迫止血、暂时固定骨折、保护并缩小创面、减少污染或唾液外流等。常用的包扎方法如下。

①四尾带包扎法:将绷带撕(剪)成四尾形,颏部衬以棉垫,将左、右后两尾结在头顶前,左、右前两尾结在枕骨结节下,然后再将两尾末端结扎于头顶部起包扎和制动作用。

②"十字"绷带包扎法:用绷带先围绕额枕部缠绕 2～3 圈后,自一侧反折由耳前区向下绕过颏部至对侧,再由耳前区向上越过顶部呈环形包绕,如此反复数次,末端用胶布固定。

(2)运送　运送患者时应保持呼吸道通畅。昏迷患者可采用俯卧位,颈部垫高,使鼻腔悬空,以利于唾液外流和防止舌后坠。一般患者可采取侧卧位或头侧向位,避免血凝块及分泌物堆积在口腔部。运送途中,应随时观察伤情变化,防止窒息或休克。推动疑有颈椎损伤的伤员,应 2～4 人同时搬运,有一人稳定头部并加以牵引,其他人则以均衡的力量将患者平直滚抬到担架上,颈上应放置小枕固定,防止头摆动。

三、损伤的分类与护理

口腔颌面部损伤的类型很多,临床上以软组织损伤、牙和牙槽骨损伤、颌骨骨折为常见。

【护理评估】

(一)身体评估

(1)口腔颌面部软组织损伤　分为闭合性损伤与开放性损伤。前者常见的有挫伤和血肿,表现为皮肤变色及皮下淤血、疼痛、肿胀等。后者常见的有擦伤、刺割伤、撕裂或撕脱伤、咬伤、火器伤等。损伤部位有不同程度的伤口出血、肿胀、疼痛,甚至出现咀嚼功能障碍等。严重的头皮撕脱或撕裂伤可出现休克症状。

(2)牙和牙槽骨损伤　多发生在前牙区,常因碰撞、打击、跌倒或咀嚼硬物而引起。轻则牙体松动,重则发生牙脱位(图 9-6)、牙折断,造成伴发牙槽骨骨折。牙槽骨骨折时常伴唇和牙龈的肿胀和撕裂伤。骨折段移位,引起咬合紊乱。

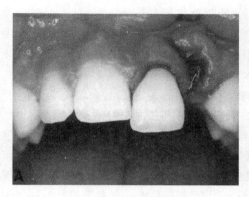

图 9-6　牙脱位

（3）颌骨骨折　包括上颌骨骨折、下颌骨骨折及上下颌骨联合骨折等。由于下颌骨位于面部最突出的部分，因而下颌骨骨折远较上颌骨常见。

下颌骨骨折，骨折线易发生在解剖结构较薄弱的部位，如颏部、颏孔区、下颌角部、髁突等处。由于下颌骨周围有强大的开、闭合肌肉附着，因此骨折时，一般均有错位、咬合关系紊乱等。其主要表现为局部肿胀、疼痛、出血和骨折处压痛、咬合错乱。下颌骨骨折伴有下牙槽神经损伤时，会出现下唇麻木。

（二）心理-社会评估

日常生活中，颌面部损伤多为突如其来的外伤、暴力，常给患者及家属带来重大打击，受伤后常有不同程度的面部畸形，从而加重了患者的心理负担，使患者出现不同程度的恐惧与焦虑情绪。

（三）辅助检查

X线片显示骨折部位及骨折片移位情况。

【护理诊断及合作性问题】

（1）疼痛　与外伤导致的皮肤黏膜破损、骨折有关。

（2）口腔黏膜改变　与损伤、下颌制动致口腔护理障碍有关。

（3）吞咽困难　与疼痛、咬合错乱、咀嚼功能障碍、下颌制动有关。

（4）恐惧　与突发的伤害及手术有关。

（5）潜在并发症　如出血、感染、窒息等，与外伤本身及手术创伤引起的伤口渗血、伤口暴露而被污染、口内凝血块未及时清除而引起的局部肿胀等有关。

（6）营养失调　如低于机体需要量，与张口受限、咀嚼及吞咽困难有关。

【护理目标】

通过护理措施使患者能够：①疼痛减轻或缓解；②口腔黏膜恢复正常；③患者恢复正常咬合关系及咀嚼功能；④患者接受了现实，恐惧、焦虑心理减轻；⑤避免了并发症的发生；⑥无明显体重下降。

【护理措施】

1. 一般护理　口腔颌面部损伤的患者，一般发病急，病情变化快，常因窒息、出血、休克及合并颅脑损伤等而使病情加重。因此，在口腔颌面部损伤患者的急救和治疗工作中，护理工作十分重要。

（1）观察生命体征　测量体温、脉搏、呼吸、血压，密切观察患者神志及瞳孔的变化。

（2）遵医嘱做皮试　如青霉素、普鲁卡因、破伤风抗毒素等皮肤试验，及时注射破伤风抗毒素。

（3）根据伤情准备急救用品　如氧气、吸引器、气管切开包、急救药品、输液架等。

（4）清创缝合　经急救处理，患者情况好转后，协助医生及早对局部创口进行清创。

（5）治疗护理　按医嘱及时输血、输液，全身应用抗生素。

（6）保持患者呼吸道通畅　及时清除口和鼻腔分泌物、呕吐物、异物及血凝块以防窒息。

（7）应急处理　必要时行气管插管或气管切开术，缺氧患者及时给氧。

（8）患者体位　患者一般取仰卧位头偏向一侧，以利口内液体自行流出。出血不多及合并颅脑损伤的患者，可采取半卧位，以利血液回流减轻局部组织水肿。

（9）局部观察　颌骨骨折用夹板或丝线固定的患者，应定期检查，发现丝线松动或刺伤黏膜时及时报告医生，根据病情进行调整。

（10）口腔的护理　颌间固定的患者不但进食困难，也会因无法咀嚼而失去口腔自洁作用，食物残渣很易积聚于间隙内，这类患者保持口腔卫生十分重要。在每次进食后，都应进行口腔的清洗，并用漱口剂含漱。

（11）心理护理　根据患者不同的心理问题加以疏导，鼓励患者说出使其不安及担忧的问题，给予耐心解释及安慰，使其树立战胜伤痛的信心和勇气。

（12）健康指导　对口腔颌面部损伤，全身状况良好者，鼓励患者早期下床活动和及时进行功能训练，以改善局部和全身的血液循环。颌骨骨折患者，应指导其掌握张口训练的时机和方法，逐渐恢复咀嚼功能，减少并发症的发生。

2. 饮食护理　口腔颌面部损伤的患者，由于张口受限、局部创口疼痛及咬合错乱等原因，不能咀嚼食物，特别是做颌间固定的患者，正常摄食多很困难。所以合理饮食，对减少患者体内消耗，促进创伤恢复非常重要。

（1）饮食的性质和种类　根据医嘱，可给流质、半流质、软食或普食。根据病情需要，可用高蛋白质、高热量及维生素含量丰富的饮食。特殊患者应由医生特殊制定饮食方案，如腮腺或颌下腺损伤，患者在治疗期不应摄取酸性饮食；而腮腺导管损伤后，经导管再造术治疗期间，应让患者多食酸性饮食，以促使导管畅通。

（2）进食方法　根据伤情轻重及口腔情况而有所不同。对伤情较重、不宜经口腔进食者，可采用鼻饲法或静脉补充营养。如患者的唇、腭部有损伤，不能吸吮时应进行喂食。可在小壶嘴上套一条橡皮管，将橡皮管另一端插入口内，缓慢喂入流质。另外，也可采用吊筒喂食法，即将筒挂在输液架上，用橡皮管的一端接在吊筒上，另一端放在患者口内舌背上，食物借重力流入，或另接一橡皮球加压，使食物流入口内。这种方法可由患者用手控制流量，避免呛食。此法可进食流质或半流质饮食。在喂食过程中，应耐心仔细，顺着伤员吞咽的节奏，慢慢喂入，切勿过速，并注意饮食的温度。

【护理评价】

经过治疗和护理，评价患者能否达到：①疼痛减轻或缓解；②口腔黏膜恢复正常；③患者恢复正常咬合关系及咀嚼功能；④患者接受现实，恐惧、焦虑心理减轻；⑤避免并发症发生；⑥无明显体重下降。

（江一铃　苏本香）

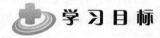 **直通护考**

选择题

A 型题

1. 颌面部损伤的伤员若不及时处理,会马上造成生命危险的主要原因是(　　)。

A. 出血　　　　B. 感染　　　　C. 休克　　　　D. 窒息　　　　E. 疼痛

2. 常发生牙折的牙位是(　　)。

A. 上前牙　　　B. 下前牙　　　C. 单尖牙　　　D. 前磨牙　　　E. 后磨牙

3. 颌骨骨折最常见的临床体征是(　　)。

A. 咬合错乱　　　　　　　B. 张口受限　　　　　　　C. 骨折端活动异常

D. 局部肿痛　　　　　　　E. 血流不止

4. 患者因外伤致上颌骨骨折,骨折块向下移位,现场预防窒息的急救处理应是(　　)。

A. 紧急气管切开　　　　　　B. 使用呼吸兴奋剂

C. 维持患者头低足高位　　　　D. 紧急从鼻腔气管插管,保持呼吸道通畅

E. 复位上颌骨块,用压舌板做上颌固定

第七节　先天性唇裂与腭裂患者的护理

学习目标

知识目标:

1. 掌握先天性唇裂和腭裂的症状和体征、护理措施。

2. 熟悉先天性唇裂和腭裂的病因。

3. 了解先天性唇裂和腭裂的治疗原则。

能力目标:

1. 能够识别先天性唇裂和腭裂,给出相应的护理措施。

2. 对先天性唇腭裂患者及其家属进行正确的健康指导,强调在合适时间接受治疗的必要性。

有些新生儿,一生下来上嘴唇就是裂开的,同一侧或两侧、部分或完全裂开,使上唇成为二瓣或三瓣,这就是俗称的"兔唇",医学上叫唇裂。如果上牙膛、小舌头也裂开,俗称"狼咽",医学上叫腭裂。这两种病合称唇腭裂。唇腭裂是口腔颌面部最常见的先天性畸形,平均每生700个婴儿中就有1个患唇腭裂。唇腭裂不仅严重影响面部美观,还因口、鼻腔相通,直接影响发育,经常招致上呼吸道感染并发中耳炎。小孩因吮奶困难导致明显营养不良,在儿童和家长的心理上造成严重创伤。目前,唇裂和腭裂是口腔颌面部最常见的先天性畸形,其发病率为

1‰。根据我国出生缺陷测验中心 1987 年调查,新生儿唇腭裂的患病率为 1.8‰,近年来呈上升趋势。唇腭裂患者常有不同程度的功能障碍和外貌缺陷,对患者的治疗主要是采取手术整复的方式,以达到恢复外形和重建功能的目的。手术治疗是修复唇腭裂的唯一手段。手术效果的优劣受多种因素影响,目前国际上多采用综合序列治疗的方案,即在唇裂修复手术之前,特别是针对严重完全性唇裂伴有腭裂及鼻畸形的患者,术前先进行正畸治疗,利用矫正器恢复腭裂患者的牙弓形态,改善或减轻患侧鼻小柱过短或鼻翼塌陷,为唇裂修复手术尽可能创造有利的条件。初次手术后,遗留的鼻、唇部继发畸形,应根据继发畸形的程度,选择适当的时机进行第二次手术。

一般认为,进行单侧唇裂修复术最合适的年龄为 3~6 个月,体重 6~7 kg。早期手术可尽快恢复上唇的正常功能和外形,并可使瘢痕组织减少到最低程度。双侧的唇裂修复术比单侧手术复杂,术中出血相对较多,手术时间也较长,一般宜在患儿 6~12 个月的时候实行手术。此外手术的年龄还应该根据患儿全身健康情况及生长发育情况而定,如患儿血红蛋白过低、发育欠佳等均应推迟手术。

一、唇裂

重点:唇裂的临床表现和护理措施。

唇裂是颌面部最常见的一种先天性畸形,少部分人还有其他部位的畸形并存。唇裂会造成唇部外形缺陷和吸吮、咀嚼、语言、表情等功能障碍。唇裂可通过手术治疗的方法恢复接近正常的外形和功能。

唇裂是胎儿在发育过程中,受到某些因素的影响使上颌突与球状突未能融合而发生的裂隙。导致胚胎发育障碍的因素有很多,多为几种因素复合作用的结果。大量研究表明,唇裂的发生可能与遗传和妇女妊娠期间的营养、感染、损伤、药物、物理、烟酒和内分泌有关。

　案例引导

　　患者,8 个月,女性,出生时发现左上唇完全裂开。患儿吸吮困难,营养状况差。其母在其出生前有吸烟史和常喝浓咖啡的习惯。诊断:先天性唇裂。问题:
　　对该患者应予以哪些帮助?

【护理评估】

(一) 健康史

了解患儿的全身状况,发育是否正常,有无先天性疾病,如先天性心脏病、胸腺肥大等。询问有无过敏史及传染病史,有无家族遗传史。

(二) 身体评估

唇裂分为单侧唇裂和双侧唇裂。根据裂隙的程度分为 3 度。Ⅰ度唇裂:仅限于红唇部裂开。Ⅱ度唇裂：上唇部分裂开，但未裂至鼻底。Ⅲ度唇裂：整个上唇乃至鼻底全部裂开（图9-7）。患儿因唇部缺隙，吸吮和进食均有一定的困难，加之唇部裂开，冷空气直接进入口咽部，患儿极易患呼吸道感染，常影响患儿的生长发育。

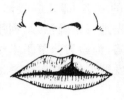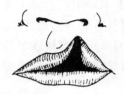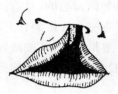

图 9-7　唇裂分度示意图

（三）心理-社会评估

先天性唇裂患儿如未在婴幼儿期进行修复者，常有自卑心理，性格孤僻，不愿与人交流，常会受到同龄儿童的歧视。患儿父母也会受到极大的心理创伤，担心孩子的智力是否会受到影响，担心患儿的前途。

【护理诊断及合作性问题】

（1）妥协性家庭应对　与父母对疾病的认识不足及缺乏正确的喂养方法有关。

（2）组织完整性受损　因先天性畸形导致。

（3）潜在并发症　伤口裂开、感染。

【护理目标】

通过护理措施达到以下目标：①患儿家长对该疾病有充分认识，掌握正确的喂养方法；②通过手术恢复组织完整；③减少并发症的发生，避免伤口裂开及感染发生。

【护理措施】

1．术前护理

（1）对患儿进行全身检查，包括体重、营养状况、心肺情况。血红蛋白、白细胞、出血时间及凝血时间都应在正常范围。当有明显的发育不良或面部有湿疹、疥疮、其他皮肤病时，为了预防感染，应推迟手术。

（2）心理护理　让患儿及其父母了解到，先天性唇裂患儿智力一般都正常；向患儿及家属介绍唇裂的预后，使他们增强信心，消除自卑感和心理创伤；积极鼓励患儿参与社会活动和与人交往。

（3）术前教育　向患儿家长介绍术前注意事项，指导家属注意给患儿保暖，衣着厚薄恰当，防止受凉感冒而影响手术，指导患儿父母改变喂养方式，术前3日停止母乳和奶瓶喂养，开始训练用汤匙或滴管喂养，以适应术后进食方式。

（4）术前1日　做局部皮肤的准备，用肥皂水清洗上、下唇和鼻部，并用生理盐水棉球擦拭口腔。如为成人，应剪鼻毛及剃须、洁牙、清除病灶，并用含漱剂漱口。

（5）术前4h　婴幼儿应在术前4h给予10%葡萄糖或糖水100～150 mL口服，随后必须禁食。

2．术后护理

（1）术后患儿麻醉未清醒前，应使患儿取平卧位，头偏向一侧，以免误吸。麻醉醒后，取屈膝侧卧位，头偏向一侧。

（2）可用护臂夹板固定双臂或戴手套，以免患儿搔抓唇部创口。

（3）患儿清醒后 4 h，可给予少量糖水，若无呕吐，可开始哺乳或流质饮食，示范并指导患儿家属用滴管或小汤匙喂饲。喂食时汤匙置于健侧，尽量不接触伤口，以免引起伤口感染。术后 10 日方可吸吮母乳或奶瓶。

（4）观察患儿术后有无脱水、高热等症状，一旦发现应及时处理。注意保暖，防止感冒，以免引起创口糜烂甚至裂开。

（5）术区在术后 1 日内可加压包扎，防止伤口出血，术后 2 日即可使局部创口暴露，每日以 0.9% 生理盐水清洗创口，切忌用手擦拭。

（6）张力较大时使用唇弓固定，唇弓松紧度适度。使用唇弓期间注意观察皮肤对胶布有无过敏现象，如有应及时拆除。

（7）遵医嘱给予适当的抗生素，以预防感染。如创口愈合较好，可在术后 5~7 日拆去缝线；如提前拆除，应行清洁换药和加强减张固定。术后或拆线后，需提醒患儿家属防止患儿跌倒及碰撞唇部，容易导致已愈合的裂口再次裂开。

3. 健康指导　教会患儿父母清洁唇部及牙槽骨的方法。术后 3 个月内复诊，如发现唇部或鼻部的修复仍有缺陷，可考虑 12 岁或适当时间实行二次手术。

【护理评价】

经过治疗和护理，评价患者能否达到：①患儿家长对该疾病有充分认识，掌握了正确的喂养方法；②通过手术恢复组织完整；③减少并发症的发生，避免伤口裂开及感染发生。

二、腭裂

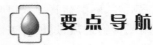

重点：腭裂的术后护理。

腭裂可单独发生，也可与唇裂同时伴发。腭裂不仅有软组织畸形，大部分腭裂患者还可能伴有不同程度的骨组织缺损和畸形。患者在吸吮、进食及语言等生理功能障碍方面远比唇裂严重。由于颌骨生长发育障碍，还常导致面中部塌陷，严重者呈蝶形脸，咬合错乱。因此，腭裂畸形造成的多种生理功能障碍，特别是语言功能障碍和牙咬合错乱对患者的日常生活、学习、工作都带来不利影响，也容易造成心理障碍。

腭裂和唇裂一样，是胎儿在发育过程中，因某些因素影响，使面部各突起的相互连接受到阻挠而形成的裂隙。绝大多数畸形的发生是遗传与环境两种因素共同作用的结果。此外，妇科疾病或经常接触放射线等，也可能导致胎儿发生畸形。手术修复腭裂是治疗的关键。关于腭裂修复的时间问题，国内外尚有争议，归纳起来有两种意见：一种是主张早期手术，以在 18 个月内为宜，这种观点目前已得到国际上多数学者的认可；另一种意见则认为在学龄前，即 5~6 岁时。除进行手术修复外，还需采用一些非手术治疗，如正畸治疗、缺牙修复、语音训练及心理治疗等，使患者达到身心健康。

【护理评估】

（一）健康史

患者有无其他疾病及过敏史。

（二）身体评估

因腭裂造成口鼻相通，使吸吮、进食、发音等功能障碍。进食时食物易从鼻腔溢出，发音时呈橄榄音。又因鼻腔失去对空气过滤和加温作用,易发生上呼吸道感染,患者亦可有上颌骨发育不全,面中 1/3 塌陷,呈蝶形脸(图 9-8)。

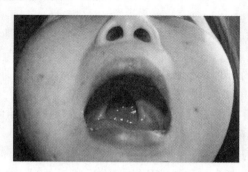

图 9-8　腭裂

(三) 心理-社会评估

腭裂患者除了具有与唇裂患者相同的社会心理问题外,腭裂不仅发音不清,而且在饮食、吞咽、呼吸等方面也有严重的障碍,尤其是语言功能障碍,这些缺陷或障碍对儿童的心理产生了不良的影响,抑制了儿童阶段的天真活泼,可导致患者性格孤僻,不愿与人交往。患者及家属对手术的效果表示担忧或期望过高。

【护理诊断及合作性问题】

(1) 焦虑　与患者(包括家属)担心手术效果有关。

(2) 有窒息的危险　与全麻术后呕吐、麻醉插管导致口咽部组织水肿及喂养不当有关。

(3) 有损伤的危险　与患儿哭闹或食物过热、过硬有关。

(4) 语言沟通障碍　与腭裂造成生理缺陷致说话不清有关。

【护理目标】

通过护理措施使患者能够:①患者及家属焦虑程度降低;②术后不发生窒息;③手术切口无感染,愈合良好;④语言功能得到改善。

【护理措施】

1. 术前护理

(1) 腭裂手术与唇裂手术一样,术前需对患儿进行全面的健康检查。此外,腭裂手术时间长,出血较多,应做好输血准备。

(2) 向患儿及家属介绍同种疾病的患者治愈后的情况,以缓解患儿及家属的焦虑情绪。

(3) 注意口、鼻、咽部是否有感染病灶,有无扁桃体炎。增殖腺肥大并给予对症治疗。

(4) 指导患儿家属采取正确的喂养方法,即用汤匙或滴管喂饲,以适应术后的进食方式。并告知患者及家属,术后应保持安静,不能大声哭笑和喊叫,不吃过硬的和过热的食物,以免影响术后切口的愈合。

(5) 裂隙较大者术前 1 周制作腭护板,并试戴合适,以备术后用于创口保护。

(6) 术前 3 天开始用 1∶5000 呋喃西林溶液漱口,用呋喃西林麻黄碱液滴鼻,每天 3 次,保持口鼻清洁。

(7) 术前 6 h 禁饮、禁食。

2. 术后护理

1) 全麻者　按全麻术后常规护理,去枕平卧,头偏向一侧,严密观察生命体征的变化,保持呼吸道通畅,给氧,及时吸出口腔内分泌物,防止呕吐物或血液流入气管内而引起窒息。

2)术后应密切观察伤口渗血情况,如果出现大量渗血,应立即处理,必要时通知医生重新缝合;观察患者有无喉头水肿。

3)饮食护理　唇裂患儿术后清醒6～8 h后可给予少量葡萄糖,若无呕吐、可开始用滴管或汤匙喂乳,如患儿因伤口疼痛而拒食,可适当补充液体以保持水、电解质平衡。成人患者进流质饮食1周,后由半流质逐步改为软食;腭裂患者术后2～3周为流质饮食,再改为半流质饮食1周,以后逐步变为软食,并坚持用汤匙喂食。每次饭后用漱口水清洁口内食物残渣,保持口腔清洁,并进行语音训练。

4)一般护理　术后病室应注意保暖、预防感冒,除注射抗生素预防感染外,唇部伤口每天用双氧水、盐水清洁2～3次,鼻腔内可用呋喃西林溶液、麻黄素溶液或氯霉素液滴入,每天3～4次,以减少鼻腔内分泌物,保持创面清洁干燥,防止创口糜烂。勿让患儿大声哭闹,唇裂患儿可用唇弓固定。家长应防止患儿触摸,碰撞伤口或将手指或玩具塞入口内,避免用吸管饮水,以防造成伤口裂开。

5)伤口护理　如伤口愈合良好,唇裂术后5～7天拆去缝线,如使用唇弓,至少应于术后10天才能去除;腭裂术后口内的碘仿纱条可于7～12天抽除,如无出血可不再继续填塞,腭部口腔缝线,于手术后2周拆除。

6)并发症的观察　①咽喉部水肿:表现为呼吸和吞咽困难,其至发生窒息。气管内插管的压迫和手术咽部损伤,都可导致咽喉部水肿,可给予超声雾化吸入以减轻或防止其发生。②出血:表现为有鲜红色的血液从鼻腔或(和)口腔内流出或涌出,腭裂患者较多见。如发现出血,先要查明准确部位和出血原因,如为渗血,可用明胶海绵或止血粉止血;如出血在鼻腔侧创面,可滴入1%麻黄素溶液或用滴有麻黄素溶液的纱条填塞止血;如大量出血可给予相应的止血剂,必要时输新鲜血。

7)心理护理　由于先天缺陷,大多数患者有自卑心理,常会产生失落感和孤独感,护理人员应使用护理程序解决患者的心理问题,及时采取相应的护理措施:①建立良好的护患关系,在与患者交往时,通过良好的言语、表情、态度和行为去影响患者的感受和认识,改变其心理状态;②做好家属工作,共同配合给予心理支持;③对患者术后产生的各种心理问题及时予以心理疏导,增加患者的康复信心及安全感,并帮助他们建立有利于治疗与康复的最佳心理状态,使其积极配合治疗和护理,以期早日康复出院。

8)语音训练　腭裂整复术后为正确发音创造了解剖条件,但一般仍需进行一段时间的功能训练后,才可能获得较正确的读音;而对年纪较大或成年时才进行手术的患者,发音效果往往不能令人满意,在这种情况下,语音训练便成为整个腭裂治疗中极其重要的环节。腭裂整复术后1～2个月开始进行语音训练。

(1)确定语音训练计划　语音训练前,熟悉患儿病史,对语音情况进行全面检查,以明确诊断,确定训练计划。语音训练是一个较长的治疗过程,一般分为三个阶段。第一阶段:练习音素、音节、双声词的发音,直到能正确发音,练习3～4个月。第二阶段:练习短语、短文,让患儿唱歌谣、讲故事,以慢而发音准确为原则,练习2～3个月。第三阶段:逐渐向正常语速过度,最终形成正常交流的标准语音。在整个训练过程中,要求患儿来院接受训练,1～2次/周,每次1 h左右;在家中训练,1次/天,每次1 h以上。

(2)与患儿建立良好的伙伴关系　激发患儿参与语音训练的兴趣:由于腭裂患儿固有的病态心理,在语音训练前必须采取激励措施激发患儿的兴趣,如结合手术治疗情况鼓励、表扬患儿在其过程中的勇敢表现与良好配合;与患儿玩游戏;赠送小礼品等。与之建立良好的伙伴关系,以便更好地进行有效的语音训练。

(3)设置趣味、娱乐性训练课程　要获得正常语音,需较长的语音训练过程。其动作单调、重复,使患儿难以坚持,故应融入趣味、娱乐的训练活动,以提高患儿的兴趣。首先,强化腭咽闭合功能的训练:吹羽毛、棉花、纸片等轻质物品,比谁吹得高,为增加美或适宜于童心,可将材料染成各种颜色;吹火柴、蜡烛,看谁吹灭的数量多;用吸管吹水或肥皂泡;进行吹气球、口琴、口哨等比赛,以提高患儿的兴趣。其次,进行唇舌运动的练习。唇的练习:涂口红法,用口红涂双唇,张大口将唇印在纸上,看谁的嘴印最大;闭唇练习,双唇互相挤压,屏气咬住一纸片或布条,看谁能咬紧,使纸片或布条不能被抽取下来为胜;噘嘴唇吹口哨等。对于舌的练习,可将患儿喜欢吃的食物涂在嘴唇或两侧嘴角,嘱其用舌舔食。嘱患儿舔食棒棒糖、冰淇淋等。

(4)诱导患儿发音　语音训练场所放置儿童喜欢的玩具或图书,最大限度地接近儿童生活环境,减少患儿对环境的陌生感。用字或词组对玩具或图书中的事物进行命名,开展游戏或看图讲故事,以刺激、诱发患儿发出练习的字或词。如练发"bo"音,训练者展示出患儿喜欢的玩具并取名为"bo～bo"(波波),并围绕波波展开故事,当患儿进入故事情节或游戏状态时,就易被诱发出"bo～bo"音。

(5)适时鼓励患儿树立信心　训练者注意捕捉患儿口语练习中的细微进步,及时加以鼓励,使患儿对自己的进步充满信心,提高其主动参与的积极性。

【护理评价】

经过治疗和护理,评价患者能否达到:①患者及家属焦虑程度降低;②术后不发生窒息;③手术切口无感染,愈合良好;④语言功能得到改善。

(江一铃　苏本香)

直通护考

选择题

A型题

1.下列不能引起先天性唇腭裂的因素是(　　)。

A.遗传　　　　　　　　　　B.营养障碍　　　　　　　　　C.产道感染或损伤

D.产道钳伤　　　　　　　　E.孕期惊吓

2.单纯唇裂术的最好整复时间是(　　)。

A.出生后　　　　　　　　　B.1～3个月　　　　　　　　　C.3～6个月

D.1年后　　　　　　　　　E.5岁后

3.腭裂的手术整复时间最好是(　　)。

A.1岁内　　　　B.1～2岁　　　C.2～3岁　　　D.5岁前均可　　E.5岁后

4.唇裂患儿术后麻醉清醒回到病房,应采取的卧位是(　　)。

A.头高侧卧位　　　　　　　B.屈膝侧卧位头偏向一侧　　　C.半卧位

D.俯卧位　　　　　　　　　E.仰卧位

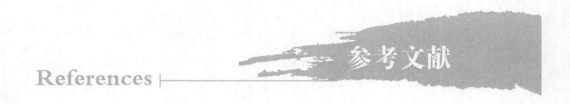

References | 参考文献

[1] 黄健,苏艳青,杨林.眼耳鼻咽喉口腔科护理技术[M].武汉:华中科技大学出版社,2014.

[2] 桂平,张爱芳.眼耳鼻咽喉口腔科护理学[M].北京:人民卫生出版社,2016.

[3] 范真.五官科护理[M].北京:中国中医药出版社,2015.

[4] 牛卫东.眼耳鼻咽喉口腔科护理学[M].北京:人民军医出版社,2012.

[5] 周平,潘松林.眼耳鼻咽喉口腔科护理学[M].陕西:第四军医大学出版社,2013.

[6] 李敏.眼耳鼻咽喉口腔科护理学[M].北京:人民卫生出版社,2012.

[7] 席淑新.眼耳鼻咽喉口腔科护理学[M].3版.北京:人民卫生出版社,2015.

[8] 王宇鹰.眼耳鼻咽喉口腔科护理学[M].2版.北京:人民卫生出版社,2014.

[9] 田勇泉.耳鼻咽喉头颈外科学[M].7版.北京:人民卫生出版社,2009.

[10] 蒋双庆.眼耳鼻咽喉口腔科护理学[M].北京:人民军医出版社,2007.

[11] 韩德明.耳鼻咽喉头颈外科学[M].北京:高等教育出版社,2005.

[12] 郭剑,张龙禄.五官科护理学[M].上海:同济大学出版社,2007.

[13] 王斌全,龚树生.眼耳鼻咽喉口腔科学[M].6版.北京:人民卫生出版社,2010.

[14] 黄选兆.实用耳鼻咽喉头颈外科学[M].北京:人民卫生出版社,2008.

[15] 高翔.风险管理在口腔护理管理中的应用体会[J].现代护理,2013,12(8):528.

[16] 刘畅,曾丽,郝晓鸣.四手操作技术在口腔科门诊中的应用[J].齐鲁护理杂志,2014,20(8):60~61.

[17] 王鸿,郭红丽.风险管理在口腔科护理管理中的应用[J].中国卫生产业,2016,13(7):161~163.

[18] 马红飞.某市口腔专科四手操作技术的应用现状调查[J].重庆医学,2012,41(35):3739.

[19] 杨晓晖,陈淑仪.风险管理在口腔护理管理中的应用[J].当代医学,2011,17(16):121~122.

彩　图

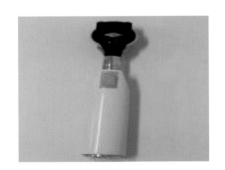

彩图 1　直接检眼镜

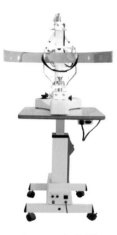

彩图 2　视野计

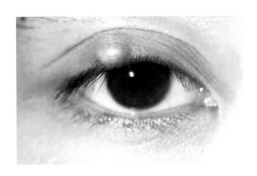

彩图 3　外睑腺炎

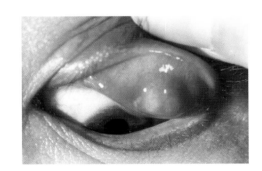

彩图 4　内睑腺炎

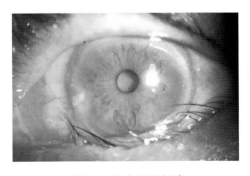

彩图 5　睑内翻及倒睫

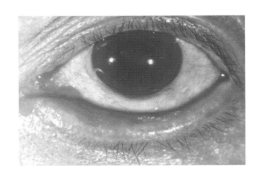

彩图 6　睑外翻

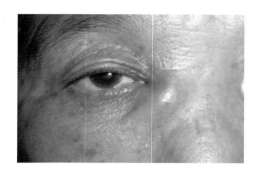

彩图 7　泪囊炎

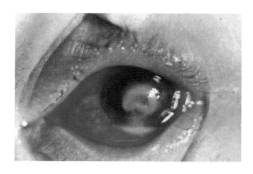

彩图 8　匐行性角膜溃疡

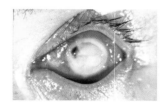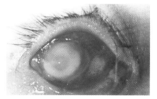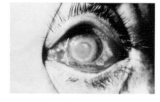

彩图 9　铜绿假单胞菌性角膜溃疡

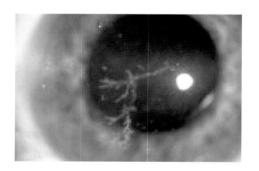

彩图 10　树枝状角膜炎

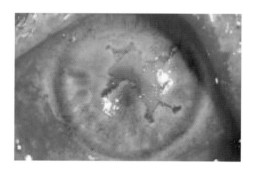

彩图 11　地图状角膜炎

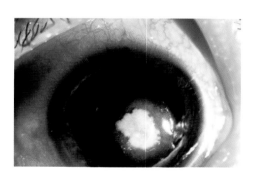

彩图 12　真菌性角膜炎（免疫环）

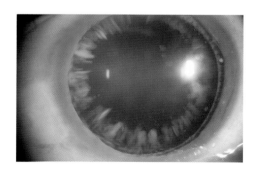

彩图 13　白内障初发期

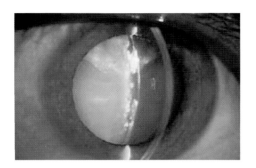

彩图 14　白内障膨胀期

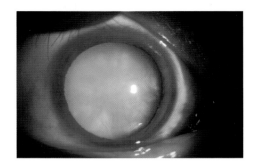

彩图 15　白内障成熟期

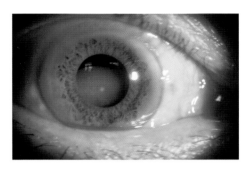

彩图 16　白内障过熟期

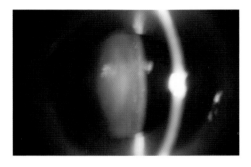

彩图 17　核性白内障

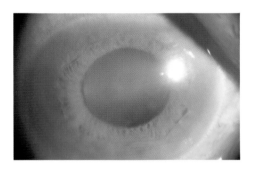

彩图 18　急性闭角型青光眼急性发作期

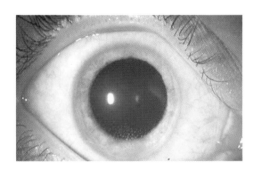

彩图 19　角膜后壁沉着物（羊脂状）

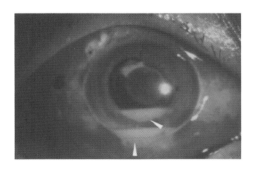

彩图 20　虹膜睫状体炎（前房积脓）

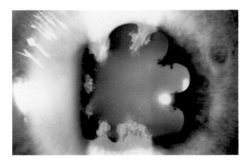

彩图 21　梅花样瞳孔

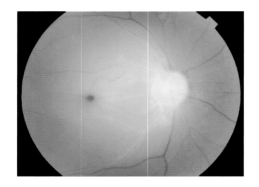

彩图 22　视网膜分支动脉阻塞

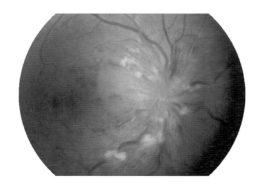

彩图 23　视网膜中央静脉阻塞

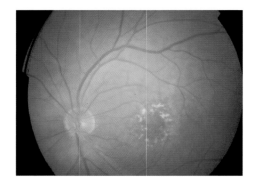

彩图 24　高血压性视网膜病变

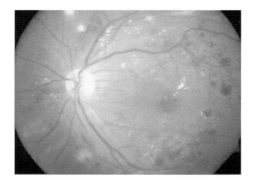

彩图 25　糖尿病眼底改变

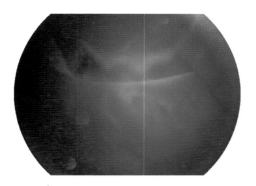

彩图 26　视网膜脱离

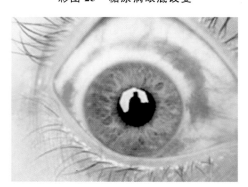

彩图 27　眼钝挫伤

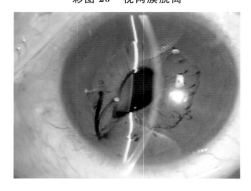

彩图 28　眼球穿通伤

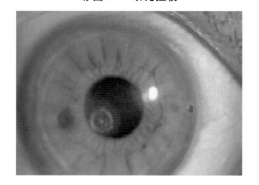

彩图 29　角膜异物

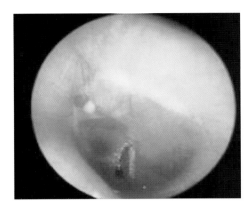

彩图 30　外伤性鼓膜穿孔

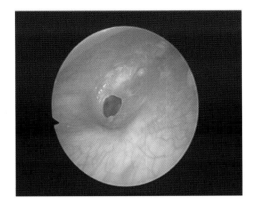

彩图 31　中耳炎鼓膜穿孔

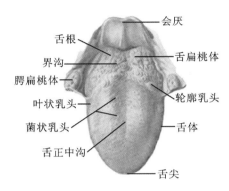

彩图 32　舌的结构